全国高职高专药学类专业规划教材（第二轮）

中药学

（第2版）

（供药学类、中药学类专业使用）

主　编　李　淼　郑小吉
副主编　王育虎　卢健敏
编　者（以姓氏笔画为序）
王育虎（山东医药技师学院）
卢健敏（泉州医学高等专科学校）
李　淼（漳州卫生职业学院）
李大炜（惠州卫生职业技术学院）
宋亚芳（首都医科大学）
杨春花（长春医学高等专科学校）
郑小吉（广东江门中医药职业学院）
郭景丽（兴安职业技术学院）
蔡秋梅（漳州卫生职业学院）

中国健康传媒集团
中国医药科技出版社

内容提要

本教材是“全国高职高专药学类专业规划教材（第二轮）”之一，全书主要包括总论、各论及实训三部分。总论主要介绍中药的起源与发展、中药的产地和采集、中药的炮制、中药的性能和中药的应用等基础理论知识。各论分章节对药物来源、性味归经、功效、应用及配伍、用法用量、使用注意等项进行介绍。实训部分突出体现实践操作和应用。文后附目标检测参考答案及主要参考书目。

本教材为书网融合教材，即纸质教材有机融合电子教材、教学配套资源（PPT、微课、视频、图片等）、题库系统、数字化教学服务（在线教学、在线作业、在线考试）。

本教材主要适用于高职高专中医学、针灸推拿、中药学、中药生产与加工等专业使用，也可作为学习中药学知识的参考书。

图书在版编目（CIP）数据

中药学 / 李淼，郑小吉主编 . —2 版 . —北京：中国医药科技出版社，2019. 7

全国高职高专药学类专业规划教材（第二轮）

ISBN 978-7-5214-0918-5

Ⅰ. ①中…　Ⅱ. ①李…　②郑…　Ⅲ. ①中药学-高等职业教育-教材　Ⅳ. ①R28

中国版本图书馆 CIP 数据核字（2019）第 115923 号

美术编辑　陈君杞

版式设计　易维鑫

出版　**中国健康传媒集团** | 中国医药科技出版社

地址　北京市海淀区文慧园北路甲 22 号

邮编　100082

电话　发行：010-62227427　邮购：010-62236938

网址　www.cmstp.com

规格　889×1194mm $\frac{1}{16}$

印张　$20\frac{3}{4}$

字数　452 千字

初版　2015 年 8 月第 1 版

版次　2019 年 7 月第 2 版

印次　2024 年 1 月第 5 次印刷

印刷　三河市万龙印装有限公司

经销　全国各地新华书店

书号　ISBN 978-7-5214-0918-5

定价　58.00 元

获取新书信息、投稿、为图书纠错，请扫码联系我们。

数字化教材编委会

主　编　李　森　郑小吉

副主编　王育虎　卢健敏

编　者（以姓氏笔画为序）

王育虎（山东医药技师学院）

卢健敏（泉州医学高等专科学校）

李　森（漳州卫生职业学院）

李大炜（惠州卫生职业技术学院）

宋亚芳（首都医科大学）

杨春花（长春医学高等专科学校）

郑小吉（广东江门中医药职业学院）

郭景丽（兴安职业技术学院）

蔡秋梅（漳州卫生职业学院）

出版说明

“全国高职高专药学类专业规划教材”于2015年8月由中国医药科技出版社出版，自出版以来得到了各院校的广泛好评。为了进一步提升教材质量、优化教材品种，使教材更好地服务于院校教学，同时为了更好地贯彻落实《国务院关于加快发展现代职业教育的决定》及《现代职业教育体系建设规划（2014—2020年）》等文件精神，在教育部、国家药品监督管理局的领导下，在上一版教材的基础上，中国医药科技出版社组织修订编写“全国高职高专药学类专业规划教材（第二轮）”。

本轮教材编写，坚持以药学类专业人才培养目标为依据，以岗位需求为导向，以技能培养为核心，以职业能力培养为根本，体现高职高专教育特色，力求满足专业岗位需要、教学需要和社会需要，着力提高药学类专业学生的实践操作能力。在坚持“三基、五性”原则基础上，强调教材的针对性、实用性、先进性和条理性。坚持理论知识“必需、够用”为度，强调基本技能的培养；体现教考结合，密切联系药学卫生专业技术资格考试（药士、药师、主管药师）和执业药师资格考试的要求；重视吸收行业发展的新知识、新技术、新方法，体现学科发展前沿，并适当拓展知识面，为学生后续发展奠定必要的基础。本轮教材建设对课程体系进行科学设计，整体优化；对上版教材中不合理的内容框架进行适当调整，内容上吐故纳新；建设书网融合教材，配套丰富的数字化教学资源。

本套规划教材（27种），其中24种为新修订教材（第2版），适合全国高职高专药学类、中药学类及其相关专业使用，也可供医药行业从业人员继续教育和培训使用。本轮教材的主要特色如下。

1. 理论适度，强化技能　教材体现高等教育的属性，使学生需要有一定的理论基础和可持续发展能力。教材内容做到理论知识“必需、够用”，强化技能培养。给学生学习和掌握技能奠定必要的、足够的理论基础，不过分强调理论知识的系统性和完整性。教材中融入足够的实训内容，将实验实训类内容与主干教材贯穿一起，体现“理实”一体。

2. 对接岗位，教考融合　本套教材体现专业培养目标，同时吸取高职教育改革成果，满足岗位需求，内容对接岗位，注重实践技能的培养。充分结合学生考取相关职业（药士、药师）资格证书和参加国家执业药师资格考试的需要，教材内容和实训项目的选取涵盖了相关的考试内容，满足考试的要求，做到教考、课证融合。

3. 工学结合，突出案例　每门教材尤其是专业技能课教材，在由教学一线经验丰富的老师组成编写团队的基础上，吸纳了部分具有丰富实践经验的企业人员参与编写，确保工作岗位上先进技术和实际案例操作内容写入教材，更加体现职业教育的职业性、实践性和开放性。本套教材通过从药品生产到药品流通、使用等各环节引入的实际案例，使其内容更加贴近岗位，让学生了解实际岗位的知识和技能需求，做到学以致用。

4. 优化模块，易教易学　教材编写模块生动、活泼，在保持教材主体框架的基础上，通过模块设计增加教材的信息量和可读性、趣味性。其中，既包含有利于教学的互动内容，也有便于学生了解相关知识背景和应用的知识链接。适当介绍新技术、新设备以及科技发展新趋势，为学生后续发展奠定必要的基础。将现代职业发展相关知识，作为知识拓展内容。

5. 书网融合，增值服务 全套教材为书网融合教材，即纸质教材与数字教材、配套教学资源、题库系统、数字化教学服务有机融合。通过“一书一码”的强关联，为读者提供全免费增值服务。按教材封底的提示激活教材后，读者可通过PC、手机阅读电子教材和配套课程资源（PPT、微课、视频、动画、图片、文本等），并可在线进行同步练习，实时反馈答案和解析。同时，读者也可以直接扫描书中二维码，阅读与教材内容关联的课程资源（“扫码学一学”，轻松学习PPT课件；“扫码看一看”，即刻浏览微课、视频等教学资源；“扫码练一练”，随时做题检测学习效果），从而丰富学习体验，使学习更便捷。教师可通过PC在线创建课程，与学生互动，开展在线课程内容定制、布置和批改作业、在线组织考试、讨论与答疑等教学活动，学生通过PC、手机均可实现在线作业、在线考试，提升学习效率，使教与学更轻松。此外，平台尚有数据分析、教学诊断等功能，可为教学研究与管理提供技术和数据支撑。

编写出版本套高质量的规划教材，得到了药学专家的精心指导，以及全国各有关院校领导和编者的大力支持，在此一并表示衷心感谢。希望本套教材的出版，对促进我国高职高专药学类专业教育教学改革和药学类专业人才培养做出积极贡献。希望广大师生在教学中积极使用本套教材，并提出宝贵意见，以便修订完善，共同打造精品教材。

中国医药科技出版社

2019年6月

全国高职高专药学类专业规划教材（第二轮）

建设指导委员会

杨元娟（重庆医药高等专科学校）
杨文章（山东医药技师学院）
杨丽珠（漳州卫生职业学院）
何　丹（四川中医药高等专科学校）
张　虹（长春医学高等专科学校）
张　清（山东医药技师学院）
张　晶（山东医药技师学院）
张　瑜（山东医药技师学院）
张建海（重庆三峡医药高等专科学校）
张承玉（天津医学高等专科学校）
张炳盛（山东中医药高等专科学校）
张淑芳（长春医学高等专科学校）
张琳琳（山东中医药高等专科学校）
陈　文（惠州卫生职业技术学院）
陈育青（漳州卫生职业学院）
陈美燕（漳州卫生职业学院）
林美珍（漳州卫生职业学院）
郑小吉（广东江门中医药职业学院）
单松波（漳州卫生职业学院）
侯　沧（山东医药技师学院）
贾　雷（淄博职业学院）
徐传庚（山东中医药高等专科学校）
黄金敏（荆州职业技术学院）
商传宝（淄博职业学院）
彭裕红（雅安职业技术学院）
靳丹虹（长春医学高等专科学校）
魏启玉（四川中医药高等专科学校）
魏国栋（山东中医药高等专科学校）

前　言 / PREFACE

本教材是根据全国高职高专药学类专业规划教材建设指导委员会精神及全国高职高专药学类专业规划教材（第二轮）修订指导思想和原则要求，并结合高职高专药学类相关专业人才需求和发展方向编写而成的。

本教材在上一轮教材建设的基础上进行编写和修订。编写和修订过程中坚持以高职高专药学类专业人才培养目标为依据，以岗位需求为导向，以技能培养为核心，以职业能力培养为根本，体现高职高专教育特色，力求满足专业岗位需要、“学教”需要和社会需要，着力提高药学类专业学生的实践操作能力。在坚持“三基、五性”原则的基础上，强调教材的针对性、实用性、先进性和条理性，强调基本技能的培养；体现教考结合，密切联系药学职业（药士、药师）资格考试和执业药师资格考试的要求，为学生后续发展奠定必要的基础。

本次修订充分参考上版教材编写的经验，弥补编写的不足，确保概念准确、内容完整、叙述精炼、知识点结合完备，以利于学生学习、掌握和应用。针对培养目标和培养对象，优化构建教材内容，对上版教材中不合理的内容框架结构进行纠正、修改和调整；对上版教材中存在的文字错误进行勘误；在内容（含法律法规、药典、标准及相关学科知识、方法与技术等）上吐故纳新，吸收行业发展的新知识、新技术、新方法，体现学科发展前沿，并适当拓展知识面。同时，增加数字化资源，通过扫描书中二维码或者登陆平台的方式在线学习浏览，做题巩固所学内容，建设书网融合的立体化教材。

修订后全书主要包括总论、各论及实训三篇。总论主要介绍中药的起源与发展、中药的产地和采集、中药的炮制、中药的性能和中药的应用等基础理论知识。各论分章节对药物来源、性味归经、功效、应用及配伍、用法用量、使用注意等项进行介绍，每章节后增加药物功用归纳小结表，便于识记。实训部分突出体现实践操作和应用。文后附目标检测参考答案及参考文献。主要适用于高职高专中医学、针灸推拿、中药学、中药生产与加工等专业使用，也可作为学习中药学知识的参考书。

本教材修订和编写过程中，得到了漳州卫生职业学院、广东江门中医药职业学院、山东医药技师学院、泉州医学高等专科学校、长春医学高等专科学校、首都医科大学、惠州卫生职业技术学院和兴安职业技术学院等院校领导的大力支持，以及有关专家的指导和帮助，同时参考了相关教材和部分学者的研究成果，在此一并表示衷心感谢！

本教材虽经集体讨论，共同编写和审定，但由于编写水平和时间有限，书中难免有疏漏和不妥之处，恳请同行专家和读者多提宝贵意见，以便今后不断完善和提高。

编　者

2019 年 3 月

目　录 / CONTENTS

上篇　总　论

中篇 各 论

下篇 实训

上篇

总　论

扫码“学一学”

第一章

中药的起源和中药学的发展概况

学习目标

1. 掌握中药与中药学的概念。
2. 熟悉各个历史时期学术发展及具有代表性的本草著作。
3. 了解中药的起源和中药学的发展。

中药，是我国传统药物的总称，是指在中医药理论指导下认识和应用的药物。在我国辽阔的大地和海域中，分布着种类繁多、产量丰富的天然药材资源，包括植物药、动物药和矿物药等。这些宝贵资源的开发和有效利用，已有悠久的历史，也是我国医药学发展的物质基础。几千年来，中药作为我国防治疾病和养生保健的主要工具，为保障人民健康和促进民族繁衍昌盛起到了非常重要的作用。

中药的认识和使用是以中医药理论为基础，具有独特的理论体系和应用形式，充分反映了我国历史、文化、哲学、自然资源等方面的特点。中药主要来源于天然药及其加工品，由于植物类药材居多，使用也较普遍，自古以来把中药称为“本草”，把记载中药的典籍称为“本草学”，本草典籍和文献资料非常丰富，记录着我国人民发明和发展中医药学的智慧和贡献，成为中华民族优秀文化宝库的重要组成部分。

中药学，是研究中药基本理论和各种中药的品种来源、采集、炮制、性能、功效及临床应用等知识的一门学科，是祖国医药学的一个重要组成部分，也是中医药各类从业人员必备的专业基础知识。

第一节　中药的起源

中药起源于古代人民的生产、生活和医疗实践。

人类对于药物的认识，最初是与觅食活动紧密相连的，即“药食同源”。原始社会时期，生产力水平低下，古人依靠采食植物和狩猎以维持生活。在寻找食物的过程中，难免误食有害的“食物”以致产生呕吐、腹泻等反应甚至中毒，偶然也食用某些“食物”而使原有的腹痛、便秘等病痛得到缓解。通过这样长期实践经验的积累，人们逐渐了解到，有些植物、动物可以充饥果腹，有些可以缓解病痛，而有些则会引起中毒，甚至造成死亡，因而在觅食时开始有意识地辨别、选择，逐渐认识到某些自然产物的药效或毒性，药物就因此而产生。古代医籍中记载的“神农尝百草之滋味……一日而遇七十毒”，就生动形象地反映了人们认识药物的艰难过程。古人经过无数次有意识地试用、观察、口尝身受等实际体验，逐渐积累了一些用药知识，通过反复的实践和认识，不断总结和交流，逐渐形成了早期的药物疗法。

随着历史递嬗，社会和文化的演进，生产力的发展，医学的进步，药物的来源由野生发展到人工栽培或驯养，并由植物类、动物类药材扩展到天然矿物及人工制品类药物。另外，饮食方式的改进，如火的应用，烹调术的进步，酒、醋的发明等，催生了早期药物加工和应用技术，出现炮制、配伍和汤剂、酒剂等，用药知识与经验也日渐丰富。

最初药物知识的流传，仅靠“师学相承”“口耳相传”，后来随着文字的出现，药物知识也有了文字的记载。中药学的文字记载可追溯到西周时期（公元前1066年至公元前771年），宫廷已设医师之职官，总管医药行政，如《周礼·天官冢宰下》记载：“医师掌医之政令，聚毒药以供医事。”《诗经》中记载的植物和动物共300多种，其中不少为后世本草著作所收载。《山海经》载有120余种动物药、植物药及其医疗用途。20世纪70年代长沙马王堆汉墓出土的帛书《五十二病方》，载方283首，涉及药物247种，对药物的炮制、制剂、用法、禁忌等亦有记述。到西汉时期（公元前206年至公元25年），本草学已成为医生必修的学科，虽无专门的著作保留下来，但中药学已初具雏形。

从远古时期到秦朝建立，人们通过生产、生活和医疗实践逐步发现、认识和使用药物，从感性的经验过渡到理性的认识，从最初的口耳相传到形成文字记载，是中药的起源阶段，也是中药学的萌芽时期。

第二节　中药学的发展概况

一、秦汉时期

秦汉之际，药学已初具规模。这一时期的代表作《神农本草经》（简称《本经》），约成书于东汉末年（公元2世纪），是现存最早的药学专著，反映了秦汉时期最高的药物成就。该书虽托“神农”之名，却并非出于一时一人之手，而是经过较长时间的不断补充和完善而成，是我国古代劳动人民长期用药经验和集体智慧的结晶。《本经》原书已佚，现存的各种版本均系后人考订、整理、编辑而成，全书共三卷，收载药物共365种，包括动物、植物、矿物三类，按药物有毒无毒、养生延年与祛邪治病的不同，分上、中、下三品，并简要记述了中药的四气五味、有毒无毒、配伍法度、服药方法及剂型选择等基本原则。该书系统总结了汉以前药学成就，初步奠定了药学理论的基础，对后世中药学的发展具有极其深远的影响，被奉为四大经典著作之一。

考点提示：《神农本草经》是现存最早的药学专著。

二、魏晋南北朝时期

汉末以来，医家应用的药物种类日渐增多，代表性的本草著作首推梁·陶弘景《本草经集注》。全书七卷，载药730种，首创按药物自然属性分类的方法，将药物分玉石、草木、虫兽、果、菜、米食、有名未用七类，各类又结合三品分类对药物排序。对药物的形态、性味、产地、采制、剂量、真伪辨别等都做了较为详尽的论述，强调药物的产地与采制方法和其疗效密切相关。该书还首创了“诸病通用药”，分别列举了80多种疾病的通用药物，如治风通用药有防风、防己、秦艽、川芎等，以便于医生临证选药。该书全面系统地整理、补充了《神农本草经》内容，总结了魏晋以来300余年间中药学的发展成就，标志着综合本草模式的初步确立。

南北朝刘宋、雷敩著《雷公炮炙论》，系统地介绍了300种药物的炮制方法，提出对药物进行适宜的炮制，可以提高药效、减轻毒性或烈性等。该书是我国第一部炮制专著，也标志着本草学新分支学科的产生。

考点提示：《本草经集注》首创按药物自然属性分类法。

三、隋唐时期

隋唐时期，政权统一，经济文化繁荣，医药学也有较大发展。在与海外经济、文化交流的同时，输入的药材品种亦有所增加，进一步丰富了我国药学宝库，各地使用的药物总数已达千种。唐显庆四年（公元659年），朝廷颁行了由李勣、苏敬等主持编纂的《新修本草》（又称《唐本草》），首次依靠国家行政力量和充分的人力物力，是我国历史上第一部药典性（官修）本草，比1542年欧洲《纽伦堡药典》早了883年。全书卷帙浩博，收载药物共844种。书中还增加了药物图谱，并附以文字说明，这种图文对照的方法，开创了世界药学著作的先例，不仅反映了唐代药学的高度成就，对后世药学的发展也有深远影响。

考点提示：《新修本草》是我国第一部药典性本草著作。

此后，唐开元年间（公元713~741年），陈藏器编成《本草拾遗》。该书不仅增补了大量民间药物，而且辨识品类也极审慎，并将各种药物功用概括为十类，即宣、通、补、泻、轻、重、滑、涩、燥、湿，为中药按临床功效分类奠定了基础。

唐代已开始使用动物组织、器官及激素制剂。《唐本草》记载了用羊肝治疗夜盲症和改善视力的经验；《本草拾遗》记录了人胞作为强壮剂的效力；而用羊靥（羊甲状腺）和鹿靥治疗甲状腺病，则见于《备急千金要方》；酵母制剂已普遍用于医药，如《备急千金要方》和《药性论》都对神曲的性质功用有明确的叙述。

唐至五代时期对某些食物药和外来药有了专门的研究，如由孟诜原著，后经张鼎改编增补而成的《食疗本草》，全面总结了唐以前的营养学和食疗经验，是这一时期最具代表性的食疗专书；李珣的《海药本草》，主要介绍海外输入药物，这些均扩大了药物研究范围和应用形式，进一步丰富了中药学的内容。

四、宋金元时期

宋代经济、文化和科学技术的快速发展，尤其是活字印刷术的发明，为本草学的发展提供了有利条件，出版的中药学著作较多，其中最具代表性的著作当首推唐慎微的《经史证类备急本草》（简称《证类本草》）。该书首刊于1108年，载药1558种，附方3000余首，每味药物都有附图，方药兼收，图文并茂，医药结合，体例上严谨有序，保留文献的本来面目，集宋以前本草之大全，具有极高的学术价值和文献价值，直至现代，它仍是我们研究中药必备的重要参考书目之一。

设立国家药局是北宋时期的一大创举，也是我国乃至世界药学史上的重大事件。1076年，宋政府在京城开封开设由国家经营的熟药所，后发展为修合药所（后改名为医药合剂局）及出卖药所（后改名为惠民局）。药局的产生促进了药材检验、成药生产的发展，提高了炮制、制剂技术，制定了制剂规范，《太平惠民和剂局方》就是相关的重要文献。

金元时期，学术争鸣推动了药学理论的发展。各派医家多注重对药性理论的研究，如刘完素著《素问要注》《本草论》、张子和著《珍珠囊》《脏腑标本药式》、李东垣著《药类法象》《用药心法》、朱丹溪著《本草衍义补遗》等，发展了医学经典中有关升降浮沉、归经等药物性能理论，大兴药物奏效理论探究之风，具有明显的临床药物学特征。元代忽思慧于1330年著《饮膳正要》，是我国第一部较为系统的饮食卫生营养专著，书中对养生禁忌、妊娠食忌、营养疗法、食物卫生、食物中毒等都有论述，至今仍有较高的参考价值。

五、明清时期

明代伟大的医药学家李时珍（1518~1593年），以毕生精力，亲历实践，广收博采，实地考察，对本草学进行了全面的整理总结，历时27年，于公元1578年完成了《本草纲目》这一科学巨著。全书52卷，载药1892种（新增374种），附图1100多幅，附方11 000余首。序例部分对本草史和中药基本理论进行了全面、系统的总结和发挥。各论部分按自然属性和生态条件分为16部60类，每药标正名为纲，纲之下列目，纲目清晰，是当时世界上最先进的分类法。该书不仅是我国16世纪以前药学成就的全面总结，而且还广泛介绍了植物、动物、矿物、冶金、农学、气象等多学科知识，被达尔文誉为“中国古代的百科全书”。本书自1596年印行后，很快风靡全国，17世纪初即传播海外，被先后译成朝、日、拉丁、英、法、德等多种文字，对世界医药学和自然科学的发展具有卓越贡献。

考点提示：《本草纲目》被誉为“中国古代的百科全书”。

清代本草著作数量众多，杰出的医药学家赵学敏在《本草纲目》的基础上，收集了大量疗效确切的民间药和外来药，编著成《本草纲目拾遗》（成书于1765年）。全书共10卷，载药921种，其中新增药716种，对《本草纲目》加以补充和订正，总结了我国16~18世纪本草学发展的新成就，保存了大量散佚的方药书籍内容，是继李时珍之后我国又一位伟大的药物学家。

清代还涌现了一批为配合临床需要，以实用为原则，撷取《本草纲目》精粹，编撰而成的临床简约本草，如汪昂的《本草备要》、吴仪洛的《本草从新》、黄宫绣的《本草求真》等。

清代专题类本草门类甚多，如张叡的《修事指南》，为炮制类专著；郑肖岩的《伪药条辨》，为辨药专书；唐容川的《本草问答》、徐灵胎的《医学源流论》中的10余篇药理论文，均为药理专著；章穆的《调疾饮食辨》、丁其誉的《类物》、王孟英的《随息居饮食谱》等，则为食疗专著。

六、民国时期

辛亥革命以后，西方文化及西方医药学在我国进一步传播，社会和医药界对传统的中国医药学逐渐有了“中医”和“中药”之称。虽然国民政府对中医药采取了不支持和歧视的政策，但在仁人志士的抗争与努力下，中医药学以其卓著的临床疗效、顽强的科学生命力和深厚的民众基础，在继承和发扬方面仍有新的发展。

中药辞典类工具书的形成和发展，是民国时期中药学发展的一项重要成就，其中影响最大的当首推陈存仁主编的《中国药学大辞典》（1935 年）。本书约 200 万字，收录词目 4300 条，汇集古今有关论述与研究成果，资料繁博，查阅方便，备受药界推崇。虽有不少错讹，仍不失为近代第一部具有重要影响的大型药学辞书。

随着中医学校的建立，涌现了一批优秀的中药学讲义，如浙江兰溪中医学校张寿颐的《本草正义》、浙江中医专门学校柯廉臣的《实验药物学》、上海中医专门学校秦伯未的《药物学》、天津国医函授学校张锡纯的《药物讲义》等。这些中药讲义，从教学和临床运用出发，详尽地论述各药功用主治，其中以《本草正义》的论述和发挥最为精辟中肯。

本草学的现代研究开始起步，如确定中药品种及资源调查，进行中药化学及药理学研究，虽然主要是对单味药的化学成分和药理研究，但取得的成就和对中药学的发展所做出的贡献是不可磨灭的，为后来药用动物学、药用植物学、生药学、中药鉴定学、中药药理学等新学科的发展奠定了基础。

七、中华人民共和国成立后

中华人民共和国成立以来，中国共产党和人民政府高度重视中医药事业的继承和发展，制定了一系列有利于中医药发展的方针、政策和措施，使中医药事业获得了新生，走上了健康快速发展的轨道，本草学也取得了前所未有的成就，主要体现在以下几方面。

整理刊行本草类文献专著。从 1954 年起，各地出版部门根据卫生部的建议和安排，陆续影印、重刊或校点评注了《神农本草经》《新修本草》（残卷）、《证类本草》《滇南本草》《本草品汇精要》《本草纲目》等数十种重要的古代本草专著。20 世纪 60 年代以来，对亡佚本草的辑复也取得突出成绩，其中有些已正式出版发行，对本草学的研究具有重大意义。

出版各种中药新著。这些中药新著数量多、门类齐全，从不同角度将本草学提高到崭新的水平，如各版《中华人民共和国药典》《中药志》《全国中草药汇编》《中药大辞典》《原色中国本草图鉴》等，其中最能反映当代本草学术成就的当属《中华人民共和国药典》，其以法典的形式确定了中药在当代医药卫生事业中的地位，也对中药材及中药制剂质量的提高、标准的确定起到了巨大的促进作用。《中药大辞典》由江苏新医学院编纂，分为上、下册和附编三部分，该书收罗广泛、资料丰富、查阅方便，非常实用。

开展中药资源普查。20 世纪 50 年代以来，政府先后数次组织各方面人员对中药资源情况进行了大规模普查，基本上摸清了天然药物的种类、产区分布、生态环境、野生资源、蕴藏量、收购量和社会需求量等。在此基础上，编写了全国性的中药志及一大批药用植物志、药用动物志及地区性的中药志。迄今为止，历时十年的规模最大的全国中药资源普查显示，我国现有中药资源 12 807 种，其中植物药 11 146 种、动物药 1581 种、矿物药 80 种，是世界上天然药物最丰富的国家之一。在普查中药资源的基础上，编辑了《中国中药资源丛书》等 6 部专著，并建立了有 3 万多条记录的全国药材资源数据库。

振兴中医药教育事业。自 1956 年起，在北京、上海、广州、成都和南京等地相继建立了中医学院，使中医药教育纳入了现代正规高等教育行列。1978 年以来相继招收了中药学硕士研究生和博士研究生。至此，我国中药教育形成了从中专、大专、本科到硕士、博士研究生不同层次培养的完整体系，为本草学和中药事业的发展，造就了一大批高质量的专业人才。

推进中药的现代研究。随着现代自然科学的迅速发展以及中药事业自身发展的需要，中药鉴定学、中药化学、中药药理学、中药炮制学、中药药剂学等分支学科也迅速发展起来，中药的现代研究无论在深度和广度上都取得了瞩目成就。2015 年 10 月，中国女科学家屠呦呦因开创性地从中药青蒿中分离出青蒿素应用于疟疾的治疗，获得诺贝尔生理学或医学奖，这是中国科学家在中国本土进行的科学研究首次获得诺贝尔科学奖，此次获奖得益于对中医药传统知识的传承与发扬，也是中国科学事业、中医药走向世界的一个荣誉，引起了海内外对中医药的热议，并对中医药在生命科学领域有新突破寄予了更多的关注和更大的期待。

我国医药学源远流长，内容浩博，近年来，世界各国倍加青睐中医药在防病治病、养生保健中的特色和优势。面对国内国际日益增长的健康需求，我们要充分发挥多学科的力量，进一步搞好中药学的继承和开拓创新。相信中医中药一定会发扬光大，为世界人民的医疗保健做出更大的贡献。

知识拓展

诺贝尔奖，是以瑞典著名化学家、硝化甘油炸药的发明人阿尔弗雷德·贝恩哈德·诺贝尔的部分遗产（3100 万瑞典克朗）作为基金在 1895 年创立的。诺贝尔奖最初分设物理、化学、生理学或医学、文学、和平五个奖项，于 1901 年首次颁发。在世界范围内，诺贝尔奖通常被认为是所颁奖的领域内最重要的奖项。

扫码“练一练”

目标检测

一、最佳选择题

1. 我国现存最早的本草专著是（　　）
   A.《本草纲目》　B.《证类本草》　C.《神农本草经》
   D.《新修本草》　E.《本草纲目拾遗》
2. 首创按药物自然属性分类的本草著作是（　　）
   A.《证类本草》　B.《本草纲目》　C.《新修本草》
   D.《本草经集注》　E.《神农本草经》
3. 我国最早的中药炮制专著是（　　）
   A.《本草纲目》　B.《雷公炮炙论》　C.《本草纲目拾遗》
   D.《神农本草经》　E.《新修本草》
4. 我国第一部药典性著作是（　　）
   A.《本草纲目》　B.《证类本草》　C.《神农本草经》
   D.《本草经集注》　E.《新修本草》
5. 首次全面系统整理、补充《神农本草经》的著作是（　　）

A.《本草纲目》　　B.《新修本草》

C.《本草经集注》　　D.《本草纲目拾遗》

E.《经史证类备急本草》

6. 古代载药总数最多的本草著作是（　　）

A.《神农本草经》　　B.《本草纲目拾遗》

C.《新修本草》　　D.《本草纲目》

E.《经史证类备急本草》

7. 成书于清代，并创本草增收新药数目之冠的本草著作是（　　）

A.《新修本草》　　B.《神农本草经》

C.《本草经集注》　　D.《经史证类备急本草》

E.《本草纲目拾遗》

二、多项选择题

8.《本草纲目》具备下列哪些特点（　　）

A. 收载药物 1892 种　　B. 新增药物 374 种

C. 全书 52 卷　　D. 附图 1100 多幅

E. 首创按自然属性分类

（李　淼）

扫码“学一学”

第二章

中药的产地和采集

学习目标

1. 掌握道地药材的含义。
2. 熟悉各类植物药的采收时间。
3. 了解各地的道地药材。

除部分人工制品外，绝大部分中药来自于天然的植物，其次是动物和矿物。中药的产地、采收与贮存是否适宜，会直接影响到药材的质量和疗效。对于野生动植物药而言，不合理的采集还会破坏药材资源，降低药材产量。现代研究发现，中药的产地、采收与贮存，与药物有效成分含量有很大关系，而有效成分含量是衡量药材优劣的标准，古今医药学家都非常重视。

扫码“看一看”

第一节　中药的产地

天然药材的生长和分布，离不开一定的自然条件，我国幅员辽阔，经纬度跨度大，大部分地处北温带，但还有大兴安岭北部的寒温带，秦岭淮河以南的亚热带，以及华南低纬度的热带。加之地貌复杂，江河湖泽、山陵丘壑、平原沃野及辽阔海域共存，形成了复杂的自然地理环境，为天然药材的生产提供了丰厚的自然条件。

由于气候、水土、日照、温度、湿度、生物分布等生态环境各不相同，某地区适宜于某些植（动）物的生长，而不适合于另一些品种的生长，即使分布很广的物种，也由于自然条件不同，药材质量也不尽相同。许多优质药材的生产，无论品种、产量、质量都有一定的地域性，形成了不少带有气候土壤特征的“道地药材”。所谓道地药材，又称地道药材，是指具有明显地域性，因其品种优良、生长环境适宜、栽培（或养殖）及加工方法合理、生产相对集中，而产量较大、质量优于其他产地的药材。确定道地药材的依据是多方面的，但以临床疗效为最关键指标，这也是著名道地药材受到人们赞誉的重要原因，如甘肃的当归，宁夏的枸杞，青海的大黄，内蒙古的黄芪，山西的党参，浙江的浙贝母，四川的黄连、川芎、附子、川贝母，东北的人参、细辛、五味子，河南的地黄、山药、牛膝，山东的阿胶、瓜蒌、金银花，江苏的薄荷、苍术，广东的陈皮，广西的肉桂等。然而，自然环境条件的改变、过度采挖、栽培技术的进步、产区经济结构的变化等多种因素，皆可导致药材道地的变迁，如三七原产于广西，称为广三七、田七，云南后来居上，称为滇三七，成为新的道地药材产区。然而无论产地如何变迁，药材的品质和疗效始终是确定道地药材的主要标准。

考点提示：道地药材的含义。

长期的临床实践表明，重视中药产地与质量的关系，强调道地药材的开发和应用，对保证中药疗效，有着十分重要的作用。随着中医药事业的不断发展，中药材需求量日益增加，而很多药材由于生产周期较长、产量有限，已经无法满足临床的需要，因而在积极提高道地药材生产量的同时，进行植物药材的异地引种栽培以及药用动物的人工驯养，就成为解决道地药材不足的重要途径，但必须确保原有药材的性能和疗效，注重科学性，避免盲目。在现代技术条件下，我国已能对不少名贵或短缺药材进行异地引种及药用动物进行驯养，并不断取得成效。如原来依靠进口的西洋参在国内引种成功；原主产于贵州的天麻在陕西大面积引种；人工培育牛黄；人工饲养鹿、麝，以锯茸、取香等。

《中药材生产质量管理规范》的发布实施，对道地药材的来源、栽培（饲养）、土壤、气候、加工、质量控制等也有了标准化的规定和要求，从而保证中药材质量稳定在一定范围内。目前，我国许多地区正在大力推进中药种植示范基地的建设，这对促进中药资源的开发利用、提高中药材品质以及生态环境的保护都具有重要意义。

知识拓展

中医药现代化的六大标准

1.《中药材生产质量管理规范》（Good Agriculturing Practice，GAP）
2.《中药提取生产质量管理规范》（Good Extracting Practice，GEP）
3.《药品生产质量管理规范》（Good Manufacturing Practice，GMP）
4.《药品临床试验管理规范》（Good Clinical Practice，GCP）
5.《药品非临床研究质量管理规范》（Good Laboratory Practice，GLP）
6.《药品经营质量管理规范》（Good Supply Practice，GSP）

第二节　中药的采集

我国药材品种丰富，产区较为分散，因此，合理适时的采收对保证药材优质高产、保护和扩大药源，以及促进中药资源的可持续利用具有十分重要的意义。采收适时如法则药性强、疗效好，反之，则药性弱、疗效差。

自古以来，我国医药学家都非常重视中药的采收季节，如金·李东垣指出：“凡诸草木昆虫，产之有地，根叶花实，采之有时，失其地则性味少异，失其时则性味不全。”民间也有“当季是药，过季是草”“三月茵陈四月蒿，五月六月当柴烧”的说法。这些都是对中药采收的宝贵经验，说明只有做到适时采集，才能使药物优质有效。

中药采集应充分考虑药用部位及不同季节中药物有效成分含量的变化，然而目前对中药有效成分的消长规律尚不清楚，故可依照传统经验，主要按影响药材性状和品质的因素、采收的难易，以及动、植物生长发育过程中营养物质的一般消长规律来指导各类药材的采收，通常以药用部位的成熟程度作为依据。

一、植物类药物的采收

植物药的各个药用部分，在生长发育的各个时期，所含有效成分的质和量各不相同，而有效成分的质和量与采收季节、时间和方法又有着十分密切的关系。根据植物药入药部位的生长特性，大致可归纳为以下几类。

（一）全草类

一般在花前期或初开花时采收。此时是地上部分生长最旺盛、茎叶最繁茂的时期，有效成分含量最高，产量也高。有些只需割取植物的地上部分，如荆芥、薄荷、益母草、紫苏等；以带根全草入药的，则连根拔起全株，如车前草、蒲公英、紫花地丁等，以茎叶同时入药的藤本植物与此相同；也有特殊的药材，如茵陈蒿须在幼苗期采收。

（二）叶类

一般在花蕾将放或正盛开的时候采收。此时植物生长至极盛，叶中有效成分含量最高，性味完壮，药力雄厚，最适于采收，如艾叶、枇杷叶等。但少数药材例外，如桑叶须在深秋或初冬经霜后采集。

（三）花类

一般在花正开放、含苞待放或刚刚开放时采收。由于花朵次第开放，所以要分次采摘，采摘时间很重要，若采收过迟，则花瓣脱落或变色，气味散失，影响质量，如菊花、旋覆花等。有些花要求在含苞欲放时采摘花蕾，如金银花、槐花、辛夷等；有的在刚开放时采摘最好，如月季花；红花宜于在花冠由黄色变橙红色时采摘；但蒲黄之类以花粉入药的，则须于花朵盛开时采收。

（四）果实或种子类

一般果实类药材，多于果实成熟后或将成熟时采收，如瓜蒌、枸杞子、马兜铃等。也有采收幼果的，如青皮、枳实、乌梅等。以种子入药的，如果同一果序的果实成熟期相近，可以割取整个果序，悬挂在干燥通风处，以待果实全部成熟，然后进行脱粒。若同一果序的果实次第成熟，则应分次摘取成熟果实。有些干果成熟后很快脱落，或果壳裂开，种子散失，如茴香、白豆蔻、牵牛子等，最好在开始成熟时适时采取。容易变质的浆果，如枸杞、女贞子，在略熟时于清晨或傍晚采收为好。

（五）根或根茎类

古人经验以阴历二、八月为佳。早春二月，新芽未萌；深秋时节，多数植物的地上部分停止生长，其营养物质多贮存于地下部分，有效成分含量高，此时采收质量好，产量高，如天麻、苍术、葛根、桔梗、大黄、玉竹等。但也有少数例外，如半夏、太子参、延胡索等，则以夏季采收为宜。

（六）树皮或根皮类

通常在清明至夏至间（即春、夏时节）剥取树皮。此时植物生长旺盛，不仅质量较佳，而且树木枝干内浆汁丰富，形成层细胞分裂迅速，树皮易于剥离，如黄柏、厚朴、杜仲。但肉桂多在十月采收，因此时油多容易剥离。木本植物生长周期长，应尽量避免伐树取皮或环剥树皮等简单方法，以保护药源。至于根皮，则与根和根茎相似，应于秋后苗枯，或早春萌发前采集，如牡丹皮、地骨皮、苦楝根皮等。

考点提示：各类植物药的采收时间。

二、动物类药物的采收

动物类药材，因品种不同，采收各异。具体采收时间，以保证药效及容易获得为原则。一般而言，以成虫入药的，均应在活动期捕捉，如全蝎、土鳖虫、地龙等；蝉蜕在夏秋季黑蚱羽化之时收集；昆虫类含虫卵的，须在虫卵未孵化时采集，如桑螵蛸、露蜂房等；两栖类、爬行类大多在夏秋季节采集，如蟾蜍、蛇等。脊椎动物类全年可以采收，如龟甲、鸡内金、牛黄等。鹿茸须在春季（清明后45~60天）时截取，过时则角化成鹿角；制取阿胶的驴皮，宜在冬至后剥去，其皮厚而质优。

三、矿物类药物的采收

矿物类药材全年皆可采收，不拘时间，择优采选，也可结合开矿进行。

采集中药，既要保证药材质量，又要兼顾产量，还应充分注意药材资源的可持续利用。注意保护药源，应计划种植、计划采集，应用多少采多少，不要贮存过多，造成积压，导致变质浪费；采集时亦要注意科学合理，如采大留小，保稀采密、合理轮采、封山育药、引种繁殖等，使药材资源利用最大化，还要考虑生产成本、注意保护生态环境。

扫码“练一练”

目标检测

一、最佳选择题

1. 中药材中具有特定的种质、特定的产区、特有的生产技术或加工方法而质量和疗效优良的药材被称为（　　）

A. 特产药材　　B. 贵重药材　　C. 道地药材

D. 名产药材　　E. 稀有药材

2. 农历二、八月最宜采集的药材是（　　）

A. 叶类　　B. 花类　　C. 全草类

D. 果实类　　E. 根及根茎类

二、配伍选择题

A. 含苞欲放时　　B. 果实成熟后　　C. 花朵盛开时

D. 幼果时　　E. 以上均不是

3. 辛夷的采收应在（　　）

4. 枳实的采收应在（　　）

A. 花朵未开放或刚开放时　　B. 花朵凋谢时

C. 秋末、初春　　D. 清明至夏至间

E. 任何时候采收均可

5. 花类药材的采收宜在（　　）

6. 根类药材的采收宜在（　　）

（李　森）

扫码“学一学”

第三章

中药的炮制

学习目标

1. 掌握中药的炮制目的。
2. 熟悉火制、水火共制的炮制方法及其作用。
3. 了解其余炮制方法及其作用。

炮制，是根据中医药理论，按照临床用药和调剂、制剂的不同要求及药材自身特性所采取的一项传统制药技术。古代称为炮炙、修治、修事等，“炮”和“炙”的原义都是指用火烧烤肉类食物，炮炙合称专指用火加工处理中药材，随着用药经验的丰富和药物加工处理方法的增多，炮制方法已不限于用火处理药物的范畴。由于中药材大多是生药，且种类繁多、成分复杂，不少中药在应用前或制剂前，都必须按照不同的药性和治疗要求，进行不同的整理加工或专门的技术处理，才能充分发挥药物的效能、保证用药安全、满足医疗需要。

扫码“看一看”

第一节　炮制目的

炮制目的，总的说来，是使临床用药更加有效、更加安全。但对于具体药物和具体炮制方法而言，同一药物采用不同的炮制方法，往往有不同的目的；同一炮制方法对于不同药物，其目的可能并不相同。总体而言，炮制目的大致可归纳为以下 7 个方面。

一、增强药物作用，提高临床疗效

主要通过添加辅料进行炮制，以增强药物作用、提高临床疗效。如蜜、酒、姜汁等液体辅料，本身就是药物，具有相应的作用，与被拌和药物的某些功效之间存在协同作用。如蜜炙紫菀、款冬花，能增强润肺止咳作用；醋炙香附、延胡索，能增强止痛作用；姜炙半夏、竹茹，可增强止呕作用；酒炒川芎、丹参，能增强活血作用等。除此之外，不加辅料的炮制方法，也能增强药物疗效，如石膏煅用，可增强收敛生肌作用；槐花炒炭，可加强止血作用等。

二、降低或消除药物的毒性或副作用，保证用药安全

一些毒性和副作用较强的药物经过加工炮制后，其毒性和副作用可以明显降低，使用

更安全，如姜矾水制南星、半夏；水煮川乌、草乌；醋煮甘遂、大戟等。

由于中药材生药成分复杂，作用多样，一味药的某方面作用不为具体病情所需，即成为副作用，可能对患者产生不良影响，造成损害。如麻黄能发汗解表、宣肺平喘，若用于肺热喘急而有汗之证，则发汗功效即成为不为病情所需的副作用，故将麻黄蜜炙后用，不仅可减弱其辛散发汗作用，还可增强宣肺平喘之功。

三、改变药物的性能功效，扩大适用范围

部分药物经过某些炮制处理后，能在一定程度上改变某些性能和功效，以适应不同的病情和体质的需要。如生地黄长于清热凉血，酒炙即为熟地黄，善于滋阴补血；天南星经姜矾制后，辛温燥烈，功善燥湿化痰、祛风解痉，胆汁制后，性变凉润，功善清化热痰、息风定惊；何首乌生用能泻下通便，制熟后则失去泻下作用而专补肝肾。

四、改变药材的某些性状，便于调剂、制剂和贮藏

无论制成何种制剂，都必须对药材进行相应的炮制。如净选后的中药材，经过软化、切削、干燥等加工程序，制成一定规格的药材（如片、段、丝、块）；矿物介壳类药物（如赭石、石决明、牡蛎等）经煅烧、醋淬等炮制，使之酥脆，有利于药物有效成分煎出，满足临床调剂和制剂的需要。

大部分药材从采集到临床应用，都需要保管、贮存。一般药材经晒干、阴干、烘干、炒制等炮制加热处理，使之干燥，才可贮存、运输。如富含油脂的种子类药材（如白扁豆、赤小豆等），必须加热干燥，才能防止其萌动变质；马齿苋肉嫩多汁，须经沸水焯后才能干燥；桑螵蛸须经蒸后晒干，杀死虫卵，以防贮存过程中因虫卵孵化而失效。

五、纯净药材，保证药材质量和用量准确

药材采收、运输和保管过程中，常混有泥沙、杂质、霉变品及残留的非药用部分，必须经过挑拣修治，分离洗刷，才能使药物纯净，保证质量和称量准确，如茯苓去净泥土、鳖甲除去残肉、枳壳去瓤、密蒙花去枝梗，以及某些动物类药须去头、足、翅等。

六、矫臭矫味，方便服用

一些药材有特殊气味，不易为患者接受，服后容易出现恶心呕吐等不适反应。须采用漂洗、麸炒、酒炙、醋炙等方法去除其腥臭和怪味，以利于服用，如酒炙乌梢蛇，醋炒五灵脂，麸炒僵蚕，用水漂去海藻、昆布的咸腥味等。

七、引药入经，便于定向用药

有的药物经过炮制后，可在特定的脏腑经络中发挥治疗作用，并可引导他药直达病所，便于临床定向选择用药，如柴胡、香附、青皮经醋炒后，可增强入肝经作用；知母、黄柏、杜仲经盐炒后，可增强入肾经作用等。

考点提示：中药炮制的目的。

扫码“看一看”

第二节　炮制方法

炮制方法是经历代逐步发展和充实起来的，其内容丰富，方法多样。根据目前的实际应用情况，可以分为以下 5 类。

一、修治

修治主要包括纯净、粉碎、切制药材三种简单的加工处理方法，为进一步的加工贮存、调剂、制剂等做好准备。

1. 纯净处理　采用挑、拣、筛、簸、刮、刷等方法，去掉泥土杂质及非药用部分，使药物清洁纯净，如拣去合欢花中的枝叶；筛选王不留行及车前子；簸去薏苡仁的杂质；刷除枇杷叶、石韦叶背面的绒毛；刮去厚朴、肉桂的粗皮等。

2. 粉碎处理　采用捣、碾、镑、锉等方法，使药物粉碎，以符合制剂和其他炮制方法的要求，如牡蛎、龙骨捣碎便于煎煮；川贝母捣粉便于吞服；羚羊角镑成薄片，或锉成粉末等；果实种子类药物制剂时大多需捣碎，如豆蔻、白芥子等，以便于煎煮。

3. 切制处理　采用切、铡等方法将药材切成一定规格，使药物有效成分易于溶出，并便于进行其他炮制，也利于干燥、贮藏和调剂。根据药材的性质和医疗的需要，切片有很多规格，如天麻、槟榔宜切薄片；白术、泽泻宜切厚片；鸡血藤、黄芪宜切斜片；薄荷、麻黄宜切段；茯苓、葛根宜切块等。

二、水制

水制是用水或其他液体辅料处理药材的方法。水制的目的主要是清洁药材、软化药材，便于切制和调整药性。常见的方法有淋、洗、泡、漂、浸、润、水飞等。

1. 淋　将不宜浸泡的药材，用适量清水浇洒喷淋，使其清洁和软化。适用于质地疏松的全草类药材，如佩兰、薄荷、香薷等。

2. 洗　将药材投入清水中，快速洗涤并及时取出，除去浮杂物及下沉脏物，及时捞出即可，由于药材与水接触时间短，故又称抢水洗。适用于质地松软、水分易渗入的药材，如陈皮、桑白皮、五加皮等。除少数易溶及不易干燥的花、叶、果及肉类药材外，一般有泥沙的药材都可以洗。

3. 泡　将质地坚硬的药材用清水浸泡一定时间，使其变软。某些不适合淋法、洗法处理的药材，软化时可采用泡法，如麦冬浸泡以便抽去木心等。应注意泡的时间不宜过长，防止药材有效成分的损失。

4. 漂　将药材置于大量的清水中，经常换水，反复漂洗，以除去杂质、盐分、腥味及毒性成分等，如芦根、白茅根漂去泥土；昆布、海藻漂去盐分；紫河车漂去腥味，南星、半夏漂去毒性等。

5. 润　根据药材质地的软硬，加工时的气温、工具的不同，采用淋润、洗润、泡润、盖润、伏润、露润、复润等多种方法，使清水或其他液体辅料徐徐渗入到药材内部，使药材软化，以便于切片，如淋润荆芥、伏润天麻、姜汁浸润厚朴等。

6. 水飞　将药物与水共研，借助药物在水中的沉降性质分取极细粉末的方法。将不溶于水的药材粉碎后置乳钵、碾槽、球磨机等容器内，加水共研，然后再加入大量的水搅拌，较粗的粉粒会下沉，细粉会混悬于水中，倾出；粗粒再飞再研，如此反复操作，倾出的混悬液沉淀后，分出、干燥即成极细粉末。常用于矿物类、贝甲类药物的制粉，如水飞朱砂、水飞雄黄、水飞蛤粉、水飞炉甘石等。

考点提示：水飞的含义及操作方法。

三、火制

扫码“看一看”

火制是用火加热处理药物的方法，是使用最为广泛的炮制方法，常用的有炒、炙、煅、煨、烘焙等。

1. 炒　分为不加固体辅料和加固体辅料两种。不加固体辅料炒称为清炒，按程度不同可分为炒黄、炒焦和炒炭三种。用文火炒至药物表面微黄为炒黄，如炒苏子、炒牛蒡子；用武火将药物炒至表面焦黄或焦褐、内部淡黄，称为炒焦，如焦山楂、焦白术；用武火将药物炒至表面焦黑，部分炭化，内部焦黄，称为炒炭，如艾叶炭、地榆炭等。炒黄、炒焦可使药材易于粉碎加工，并缓和药性；炒炭能缓和药物的烈性、减少副作用，或增强其收敛止血之功。加固体辅料如土、麸、米炒，可以减少药物的刺激性、增强疗效，如土炒枳壳、米炒斑蝥等。若与大量的河砂或滑石粉、蛤粉同炒，称为烫炒，可使药物受热均匀，有效成分易于煎出或便于服用，如砂炒穿山甲、蛤粉炒阿胶等。

2. 炙　是用液体辅料拌炒药物，使辅料逐渐渗入药材内部的一种炮制方法。常用的辅料有蜂蜜、酒、醋、姜汁、盐水等。一般蜜炙药物能增强补益、润燥作用，如蜜炙款冬花、蜜炙百部；酒炙药物能增强活血通经或引药上行作用，如酒炙川芎、酒炙当归；醋炙药物能引药入肝，增强止痛作用及减毒，如醋炙香附、醋炙延胡索；姜汁炙药物能增强止呕和解毒作用，如姜炙半夏、姜炙竹沥；盐水炙药物能引药入肾，如盐水炙杜仲、盐水炙黄柏等。

扫码“看一看”

3. 煅　是将药材用猛火直接或间接煅烧，使其质地松脆，易于粉碎，以充分发挥疗效的一种炮制方法。分明煅和密闭煅两种。明煅是将药物直接放炉火上或容器内不密闭加热，多用于矿物药或动物甲壳类药，如煅石膏、煅牡蛎等；密闭煅是将药材置于密闭容器内加热煅烧，也称焖煅，适用于质地疏松、可炭化的药材，如煅血余炭、煅棕榈炭。

扫码“看一看”

4. 煨　是将药材包裹于湿面粉、湿纸中，再放入热火灰中加热，或用吸油纸与药物隔层分开进行加热的方法，如煨肉豆蔻、煨木香、煨葛根。其中以面糊包裹者，为面裹煨；以湿纸包裹者，为纸裹煨；以纸分层隔开者，为隔纸煨；将药材直接埋入火灰中，使其高热发泡者，为直接煨。

5. 烘焙　是将药材用微火加热，使之干燥的方法。烘焙后可降低毒性和腥臭气味，便于粉碎，如焙蜈蚣、焙虻虫等。

四、水火共制

既用水又用火，或加入其他辅料进行炮制的方法。常见的水火共制法包括蒸、煮、焯、淬等。

1. 蒸　是利用水蒸气或隔水加热药物的方法。具有改变药性、提高疗效或降低毒烈性的作用，分为清蒸和加辅料蒸两种方法，如清蒸玄参、酒蒸大黄等。

2. 煮　是将药物置于清水或液体辅料中一起煮沸的方法。具有减低药物毒烈性或增强疗效的作用，如醋煮芫花、甘草汁煮远志。

3. 焯 是将药物快速放入沸水中短暂潦过，立即取出的方法。常用于种子类药物的去皮或肉质多汁药物的干燥处理，如焯杏仁、桃仁以去皮；焯马齿苋、天冬以便于晒干贮存。

4. 淬 是将药物煅烧后，迅速投入冷水或液体辅料中，使其酥脆的方法。可使药物易于粉碎，且辅料被其吸收，可发挥预期疗效，如醋淬自然铜、鳖甲，黄连煮汁淬炉甘石等。

考点提示：常用的水火共制法的种类。

五、其他制法

1. 制霜 是将种子类药材压榨去油或矿物药材重结晶的炮制方法，如巴豆霜、西瓜霜。

2. 发酵 是将药材与辅料拌和，在一定湿度和温度条件下使药物发酵，从而改变药物原有的性质，以生产新药的方法，如淡豆豉、神曲等。

3. 发芽 是将具有发芽能力的种子药材用水浸泡后，经常保持一定的湿度和温度，使其萌发幼芽的方法，如谷芽、麦芽、大豆黄卷等。

扫码“练一练”

目标检测

一、最佳选择题

1. 将不溶于水的药物研成细末后再加入水中搅匀或研磨的炮制方法称为（　　）
   A. 润　B. 焯　C. 漂
   D. 淬　E. 水飞
2. 巴豆制霜的目的是（　　）
   A. 降低毒性　B. 增强药效　C. 改变药性
   D. 便于贮藏　E. 纯净药材
3. 麸炒僵蚕的目的是（　　）
   A. 降低毒性　B. 增强药效　C. 矫臭矫味
   D. 改变药性　E. 便于贮藏
4. 桑螵蛸蒸后晒干的目的是（　　）
   A. 增强疗效　B. 纯净药材　C. 改变药性
   D. 便于服用　E. 便于贮藏

二、配伍选择题

A. 增强疗效　B. 减低毒性　C. 改变药性
D. 便于服用　E. 有利贮藏

5. 醋炙香附的目的是（　　）
6. 生首乌制熟的目的是（　　）

三、多项选择题

7. 常用的水火共制包括（　　）
   A. 蒸　B. 煮　C. 润
   D. 焯　E. 淬

（郑小吉）

第四章

中药的性能

扫码“学一学”

学习目标

1. 掌握中药药性理论的概念及中药治病的基本原理；四气、五味、升降浮沉、归经的概念、作用和临床意义；毒性的概念，引起中毒的因素及应用有毒药物的注意事项。
2. 了解中药性能的确定依据。

中药的性能，也就是药性，是指药物的性质和功能。是运用中医学理论对中药作用特点的高度概括，是中药理论的核心，也是在中医药理论指导下认识和使用中药的重要依据，主要包括四气、五味、升降浮沉、归经和毒性等内容。

考点提示：中药药性理论的基本内容。

中医认为，任何疾病的发生发展，都是人体阴阳邪正相互消长的结果，表现为机体脏腑功能失调、阴阳偏盛偏衰和各种病理状态。药物防治疾病的基本作用，不外扶正祛邪、消除病因、恢复脏腑功能、纠正阴阳偏盛偏衰的病理状态。中药之所以能发挥上述作用，是由各种药物本身具有若干特性（即偏性）所决定的，即利用药物的偏性来纠正疾病所表现出来的阴阳偏盛偏衰，药物的这些特性就是药物的性能。

需要注意的是，中药的治疗作用是“以偏纠偏”，在治疗的同时也可能产生不良作用。中药的不良作用主要指副作用和毒性反应等。副作用是指在使用药物的常用剂量时出现的与治疗需要无关的不适反应，一般比较轻微，对机体危害不大，停药后能自行消失。毒性反应是指用药后引起机体损害性反应，往往为用药剂量过大或用药时间过长引起，与人的体质因素等也有密切关系。

中药药性理论是前人在长期的医疗实践中逐步摸索总结出来的，并以阴阳、脏腑、经络学说等为依据，根据药物的各种性质及所表现出来的各种治疗作用逐渐发展起来的，已成为中医学理论体系中一个重要的组成部分。

扫码“看一看”

第一节　四　气

四气，又称四性，是指药物的寒、热、温、凉四种药性。它反映了药物在人体阴阳盛衰、寒热变化方面的作用倾向性，是说明药物作用的主要理论依据之一。

中药药性的确定，是从药物作用于人体所发生的反应概括出来的，是与所治疾病的寒热性质相对而言的。凡能减轻或消除热证的药物，一般属于寒性或凉性，如石膏、知母、栀子等对于高热烦渴、咽喉肿痛、脉洪数等热证有清热泻火作用，表明它们具有寒凉之性；反之，能够减轻或消除寒证的药物，一般属于热性或温性，如附子、肉桂、干姜对于腹中冷痛、四肢厥冷等寒证有温中散寒作用，表明它们具有温热之性。

一般而言，寒凉药多具有清热泻火、凉血解毒、泻热通便、清化热痰、凉肝息风等功效，主要用治热性病；温热性药多具有温里散寒、补火助阳、温阳利水、温经通络、回阳救逆等功效，主要用治寒性病。

考点提示：药物四气确定的主要依据及意义。

此外，还有一些药，寒热之性不甚显著，作用较平和，称为平性药。但这只是相对而言，实际上仍有偏温偏凉的不同，并未超出四气的范围。平性药的作用缓和，临床上多适于用温药有顾虑、用凉药有困难的病证，其使用较为灵活，随配伍可用于寒证或热证，阴证或阳证。

第二节　五　味

五味，是指中药的辛、甘、酸、苦、咸五种药味，还有淡味和涩味，但长期以来，“淡附于甘，涩附于酸”，故仍习称五味。其中辛、甘、淡属于阳；酸、苦、咸、涩属阴。

中药五味的确定，一是根据药物的滋味，二是根据药物的作用。最初是依据药物的真实滋味通过口尝而得，如川芎味辛、甘草味甜、乌梅味酸、黄连味苦、芒硝味咸等。之后，以药物的功效为主要依据，通过大量临床实践不断归纳、整理，推定了药味，故药味与实际口尝滋味并无必然联系。药物的味不同，作用就不同；味相同，作用就相似。

辛：能散、能行。有发散、行气、活血、开窍、化湿等作用。常用于表证、气滞、血瘀、窍闭、湿阻等病证，如麻黄、木香、红花、藿香等。一些具有芳香气味的药物往往也标具辛味，称辛香之气，故辛味还与嗅觉有关。

甘：能补、能和、能缓。有补虚、和中、调和诸药、缓急止痛等作用。常用于虚证、脾胃不和、拘急疼痛等病证，如人参、熟地、饴糖、甘草等。某些甘味药还具有解药食中毒的作用，如甘草、绿豆等，故有“甘能解毒”之说。

酸：能收、能涩。有收敛、固涩、止血、止泻等作用。常用于体虚多汗、肺虚久咳、久泻久痢、遗精滑精、尿频遗尿等正虚而滑脱不禁的病证，如山茱萸、五味子、五倍子等。此外，酸味还有生津、安蛔作用，用于津伤口渴及蛔厥腹痛之证，如乌梅。

苦：能泄、能燥。有通泄、降泄、清泄、燥湿等作用。常用于便秘、气逆、火热证和湿证等，如大黄、栀子、黄连、黄柏、苍术等。此外，还有“苦能坚阴”之说，即苦味具有泻火存阴的作用，用于相火亢盛的痿证，如黄柏、知母。

咸：能软、能下。有软坚、散结、泻下等作用。多用于瘰疬、瘿瘤、痰核和癥瘕、便秘等病证，如海藻、昆布、鳖甲、芒硝等。

淡：能渗、能利。有渗湿、利尿作用。多用于水肿、小便不利等病证，如茯苓、猪苓、薏苡仁等。

涩：能收敛固涩。与酸味药作用相似，多用于虚汗、泄泻、尿频、遗精、滑精等病证，如龙骨、牡蛎、乌贼骨等。

考点提示：五味的作用及临床应用。

知识拓展

四气五味是中药性能的核心内容。四气和五味是从不同角度说明药物的作用，二者合参才能较全面地反映药物的性能。气味相同，则作用相似；气同味异，则功能不同；味同气异，则功效有别；一气多味，则功效广泛。所以，不能把性与味孤立起来。性与味显示了药物的部分性能，也显示出有些药物的共性。只有认识和掌握每一药物的全部性能，以及性味相同药物之间同中有异的特性，才能全面而准确地了解和使用药物。

第三节　升降浮沉

升降浮沉是反映药物对人体作用的趋向性。升，即上升提举，趋向于上；降，即下达降逆，趋向于下；浮，即向外发散，趋向于外；沉，即向内收敛，趋向于内。升浮属阳，沉降属阴。

气机升降出入是人体生命活动的基础，当其发生障碍时，机体便处于疾病状态，产生不同的病势趋向，表现有向上（如呕吐、喘咳）、向下（如脱肛、崩漏）、向外（如自汗、盗汗）、向内（如表证不解而入里）等。凡能够针对病情，改善或消除这些病证的药物，相对来说也就分别具有向下、向上、向内、向外的作用趋向。

升浮药：能上行向外，具有升阳发表、祛风散寒、涌吐、开窍等作用，主要用来治疗病位在上、在外，病势向下、向内的病证。如外感风寒之证用麻黄、桂枝发汗发表；如久泻、脱肛用黄芪、升麻等益气升阳。

沉降药：能下行向内，具有泻下、清热、利水渗湿、重镇安神、平肝潜阳、息风止痉、降逆平喘、收敛固涩等作用，主要用来治疗病位在下、在里，病势向上、向外的病证。如里实便秘之证用大黄、芒硝攻下通便；肝阳上亢之头晕目眩，用牡蛎、石决明等潜阳。

考点提示：升浮药和沉降药的功效及临床应用。

影响药性升降浮沉的主要因素有如下几方面。

1. 气味　是决定升降浮沉特性的主要因素。一般而言，凡味属辛、甘，气属温、热的药物，多具升浮之性；凡味属酸、苦、咸，气属寒、凉的药物，多具沉降之性。

2. 质地　能影响药物升降浮沉的性能。如花、叶、皮、枝等质轻者，多主升浮；种子、果实、矿物、贝壳等质重者，多主沉降。但少数药物也有例外，如诸花质轻皆升，唯旋覆花独降；诸子质重主降，唯蔓荆子独升等。

3. 炮制　能改变药物升降浮沉的性能，满足临床灵活用药的要求。如酒炒则升，姜汁炒则散，盐水炒则下行，醋炒则收敛。

4. 配伍　能制约药物升降浮沉的性能。在复方配伍中，性升浮的药物与多数沉降药配伍时，其升浮之性可受到一定程度的制约而减弱，或随之下降；反之，性沉降的药物与多数升浮药配伍时，其沉降之性亦受到制约而减弱，或随之上升。但也有少数药物可引多数药物上升或下降，如引经药桔梗能载药上浮，牛膝可引药下行。在临床用药时，除应掌握各种药物的共性外，还应掌握药物的个性，才能更好地指导医疗实践。

第四节 归 经

归是药物作用的归属，经是脏腑经络的概称。归经，是指中药对脏腑经络的选择作用，是药物作用的定位概念。

归经是以脏腑经络理论为基础，以所治病证为依据而确定的。实践表明，一种药物往往主要对某一脏腑经络或几个脏腑经络发生明显作用，而对其他部位作用较小，甚至没有作用，这反映了药物在机体内产生效应的部位各有侧重。如同属性寒清热的药物，有的偏于清肺热，有的偏于清心热，有的偏于清胃热，有的偏于清肝热；同属补益药，也有补肺、补脾、补肝、补肾的不同。凡能治疗某经疾病的中药，就归属某经，至于有的中药只归属一经，有的中药则归属数经，正说明不同药物的作用范围有广、狭之分。

掌握药物的归经，有助于提高用药的针对性、准确性。因此在临床用药时，应辨清病变所在的脏腑经络，然后根据药物的归经选用相应的药物进行治疗以提高疗效。如里热实证有肺热、心火、肝火、胃火等的不同，治疗用药时就可选用归属该经的药物来清泄里热；再如头痛部位不同，其病位归经不同，所选药物亦有别，如羌活善治太阳经头痛，白芷善治阳明经头痛，柴胡善治少阳经头痛，吴茱萸善治厥阴经头痛，细辛善治少阴经头痛，因此，治疗头痛时就可考虑药物的归经特点进行选用，以提高疗效。

运用归经理论，还应根据脏腑经络间的关系及传变规律而选择用药。由于脏腑经络在生理上相互联系，在病理上相互影响，因此，在临床用药时并不单纯使用某一经的药物，如肺病见脾虚者，常兼用补脾药，使肺有所养而病愈；肝阳上亢多因肾阴不足，则平肝潜阳药与滋补肾阴药同用，使肝有所涵而虚阳自潜。

考点提示：药物归经理论的确定依据及意义。

知识拓展

引经与药引

根据归经理论，前人认为一些药物对某一脏腑经络具有特殊作用，其选择性特别强，并且可以引导与之同用的其他药物达于病所，而提高临床疗效，将此称为引经，又将这类药物称为引经药，是相对于其他被“引导”的药物而言。

药引之说，始于宋代。宋代和剂局的设立，促进了中成药的应用。中成药虽服用方便，但不便于随证加减，为了增强中成药应用的针对性，医生习惯于在成药处方之后，再开列一至数味临时添加之药，以适应不同患者的特殊需要。这些添加的药物，可贱可贵，被称为药引，或称引子药。

第五节 毒 性

扫码“看一看”

毒性是指药物对机体的损害性。毒性作用与副作用不同，它对人体的危害性较大，甚至危及生命。因此，必须认识中药的毒性，了解毒性作用产生的原因，确保用药安全。

对于毒性的认识，历来存在两种观点。一种观点认为，药物之所以能祛邪治病，是因为药物都具有某种偏性，这种偏性就是它的毒性。所以，毒性具有普遍性，凡药均有毒，如张子和说：“凡药皆有毒也，非止大毒、小毒谓之毒。甘草、苦参不可不谓之毒，久服必有偏胜。”明·张景岳也说：“药以治病，因毒为能，所谓毒者，以气味之有偏也。”另一种观点认为，毒性只是有毒之药对人体的伤害性，而大多数药物是无毒的，因此毒性具有特殊性，是少数毒药特有的性能。习惯上将前一种观点称为广义的毒性，后者称为狭义的毒性。今天，人们所说的毒性或毒药，一般是狭义的。在中药学中强调狭义的毒性，标明少数药物为有毒之品，这对确保用药安全极为重要。长期以来，人们依据狭义毒性的程度，将药物分为大毒、有毒、小毒等不同等级，以供用药参考。

毒性是中药的一种性能，与其他性能一样，具有普遍性。药物的任何作用，对于正常人或非适应证者，都具有损害性，绝对无毒的药物是不存在的。

引起中药中毒的主要原因：一是剂量过大，或服用时间过长，如砒霜、附子、乌头等毒性较大的药物；二是误服伪品，如误以华山参、商陆代人参，独角莲代天麻使用；三是炮制不当，如使用未经炮制的生附子、生乌头；四是制剂服法不当，如乌头、附子煎煮时间太短，或服后受寒、进食生冷；五是配伍不当，如违反十八反、十九畏等。此外，药不对证、自行服药、乳母用药及个体差异也是引起中毒的原因。

考点提示：引起中药中毒的主要原因。

毒性反应是临床用药时应当竭力避免的。由于毒性反应的产生与药物的采集、贮存、加工炮制、配伍、剂型、给药途径、用量、疗程、煎煮方法、服用方法以及患者的体质、年龄、证候性质等都有密切关系，使用有毒药物时，应从上述各个环节进行控制，避免中毒发生。

目标检测

扫码“练一练”

一、最佳选择题

1. 寒凉药的作用是（　　）

A. 暖肝散结　　B. 清热解毒　　C. 回阳救逆

D. 补火助阳　　E. 温里散寒

2. 气阴亏虚者应慎用的是（　　）

A. 酸味药　　B. 甘味药　　C. 涩味药

D. 辛味药　　E. 咸味药

3. 归经是指（　　）

A. 药物具有的升降浮沉的作用趋向　　B. 药物具有的寒热温凉四种性质

C. 药物具有的辛甘酸苦咸五种滋味　　D. 药物对于机体某部分的选择性作用
E. 药物对于机体有无毒性和副作用

二、配伍选择题

A. 辛　　B. 淡　　C. 甘
D. 苦　　E. 酸

4. 能腻膈碍胃的味是（　　）
5. 能伤津伐胃的味是（　　）

三、多项选择题

6. 温热药性对人体的不良作用有（　　）
A. 伤阳　　B. 助火　　C. 伤阴
D. 耗气　　E. 助寒
7. 属于沉降性药物的功效有（　　）
A. 泻下通便　　B. 利水渗湿　　C. 止咳平喘
D. 镇静安神　　E. 散寒开窍
8. 影响中药有毒无毒的因素有（　　）
A. 炮制　　B. 贮存　　C. 剂型
D. 配伍　　E. 用量

（郑小吉）

第五章

中药的应用

扫码“学一学”

学习目标

1. 掌握中药配伍的目的；药物“七情”配伍关系的含义；配伍用药的原则；配伍禁忌。
2. 熟悉妊娠用药禁忌；中药剂量的含义、确立依据；汤剂煎煮方法及特殊入药方法。
3. 了解服药时的饮食禁忌。

中药的应用主要包括药物的配伍、用药禁忌、剂量和用法等内容。

第一节　中药的配伍

根据病情需要和用药法度，有目的地选择两种以上药物配合使用，称为配伍。它是中医用药的主要形式，是组成方剂的基础。通过配伍，可以提高疗效，扩大治疗范围，降低毒性和副作用，以适应复杂多变的病情。前人经过长期医疗实践，把单味药的应用及药物之间的配伍关系总结为七个方面，称为药物“七情”，其中除“单行”外，其余六个方面都是指配伍关系，现简要介绍如下。

考点提示：中药配伍的目的。

1. 单行　即单味药治病。主要用于病情比较简单者，如清金散单用黄芩，治肺热咳嗽；独参汤单用人参，补气救脱。

2. 相须　即性能功效相类似的药物配合使用，可以增强原有疗效。如麻黄配伍桂枝，能明显增强发汗解表作用；乳香配伍没药，能明显增强活血止痛的效果。

3. 相使　即性能功效有某种共性的药物配伍使用，以一药为主，其他药为辅，能提高主药的疗效。如补气药黄芪与利水渗湿药茯苓配伍，茯苓能增强黄芪补气利水的功效；清胃降火的石膏与引火下行的牛膝同用，辅药牛膝可增强主药石膏治疗胃火牙痛的作用。

4. 相畏　即一种药物的毒性或副作用能被另一种药物减轻或消除。如生半夏和生南星的毒性能被生姜减轻或消除，所以说生半夏和生南星畏生姜。

5. 相杀　即一种药物能减轻或消除另一种药物的毒性或副作用。如生姜能减轻生半夏和生南星的毒性或副作用，所以说生姜杀生半夏和生南星的毒。

由此可知，相畏和相杀实际上是同一配伍关系的两种不同提法。

6. 相恶 即两药合用，一种药物能使另一种药物原有的功效削弱或消除。如莱菔子能削弱人参的补气功效，即人参恶莱菔子。

7. 相反 即两药合用，能产生或增强毒性或副作用。如甘草反甘遂等。

上述七情除单行外，相须、相使可以起到协同作用，能提高疗效，临床用药时应充分利用；相畏、相杀可以减轻或消除原有的毒性或副作用，临床应用毒性药或烈性药时必须考虑选用；相恶药物配伍后可产生相互拮抗，降低或消除原有功效，临床用药时应加以注意；相反药物配伍后可产生或增强毒性或副作用，属于配伍禁忌，临床用药时应避免使用。

考点提示：七情配伍的含义及配伍用药原则。

中药的配伍应用是中医用药的主要形式。药物按一定法度加以组合，并确定适宜剂量和剂型，即成方剂。方剂是药物配伍的发展，也是药物配伍应用的更高形式。

第二节　用药禁忌

中药的用药禁忌，包括配伍禁忌、妊娠用药禁忌、服药食忌、病证药忌等内容。根据对患者不良影响的程度，又常分为忌用和慎用两种情况。

扫码“看一看”

一、配伍禁忌

在复方配伍用药中，有些药物配伍后可降低或消除原有功效，甚至产生或增强毒性或副作用，称为配伍禁忌。金元时期概括为“十八反”和“十九畏”。

十八反：甘草反甘遂、大戟、芫花、海藻；乌头反半夏、贝母、瓜蒌、白及、白蔹；藜芦反人参、丹参、玄参、沙参、苦参、细辛、芍药。

十九畏：硫黄畏朴硝、水银畏砒霜、狼毒畏密陀僧、巴豆畏牵牛、丁香畏郁金、牙硝畏三棱、乌头畏犀角、人参畏五灵脂、官桂畏石脂。

考点提示：“十八反”和“十九畏”的内容。

“十八反”“十九畏”诸药，历代医药学家皆尊为配伍禁忌，但也有不少争议。在古代方剂中也有反药同用的文献记载，如甘遂半夏汤中甘草与甘遂同用，感应丸中巴豆与牵牛同用等。现代临床观察与药理实验研究也无定性结论，因此，在未得出明确结论之前，对此应采取慎重态度，若无充分根据和应用经验，一般不宜使用，以免发生意外。

知识链接

十八反歌诀：本草明言十八反，半蒌贝蔹及攻乌，
藻戟遂芫俱战草，诸参辛芍叛藜芦。

十九畏歌诀：硫黄原是火中精，朴硝一见便相争。
水银莫与砒霜见，狼毒最怕密陀僧。
巴豆性烈最为上，偏与牵牛不顺情。
丁香莫与郁金见，牙硝难合京三棱。
川乌草乌不顺犀，人参最怕五灵脂。
官桂善能调冷气，若逢石脂便相欺。
大凡修合看顺逆，炮　　　莫相依。

二、妊娠用药禁忌

妊娠用药禁忌，是指妇女在妊娠期间，除中断妊娠、引产外，禁忌使用或慎重使用某些药物。主要是由于对母体不利，或对胎儿不利，或对产程不利。无论是从用药安全的角度，还是从优生优育的角度，都应当给予高度重视。包括禁用药和慎用药两类。

禁用药：是在妊娠期间禁止使用的药物。大多为毒性较强、药性峻猛及堕胎作用较强的药物，如水银、砒霜、雄黄、蟾酥、马前子、川乌、草乌、水蛭、虻虫、三棱、莪术等。

慎用药：是在妊娠期间因疾病非用药不可时，须审慎使用的药物。大多是通经祛瘀、行气破滞及辛热之品，如桃仁、红花、枳实、青皮、大黄、芒硝、附子、干姜等。

三、服药食忌

服药食忌，俗称忌口，是指服药期间对某些食物的禁忌。主要是为避免降低疗效，引发不良反应，导致病情恶化，影响患者康复。

服药期间，一般忌食生冷、辛辣、油腻、腥膻、刺激性的食物。此外，应根据病情的不同而禁忌，如热性病应忌食辛辣、油腻、煎炸类食物；寒性病应忌食生冷类食物、清凉饮料；胸痹患者应忌食肥肉、脂肪、动物内脏及烟酒等；肝阳上亢之头晕目眩、烦躁易怒者应忌食胡椒、辣椒、大蒜、白酒等辛热助阳之品；脾胃虚弱者应忌食油炸黏腻、寒冷硬固、不易消化的食物；肾病水肿者应忌食盐、碱过多和酸辣太过的刺激食品；疮疡、皮肤病患者应忌食鱼、虾、蟹等腥膻发物和辛辣刺激性食物。

四、病证药忌

药物的药性不同，其作用各有专长和一定的适用范围，因此，必须在辨证论治的基础上选用适宜药物。病证药忌的一般原则是寒证忌用寒药，热证忌用热药，实证忌用补药，虚证忌用泻药，如麻黄能发汗解表、宣肺平喘，宜治疗外感风寒表实无汗或肺气不宣的喘咳，而对表虚自汗、阴虚盗汗及肺肾虚喘则禁用。具体的病证药忌详见各论中每味药物的“使用注意”部分。

第三节　中药的用量

中药的用量，又称剂量，一般是指单味中药的成人内服一日量，也有指在方剂中药物之间的比例分量，即相对剂量。

一、古今计量单位及换算

中药的计量单位，古今有别。古代有重量（铢、两、钱、斤等）、度量（尺、寸等）及容量（斗、升、合等）多种计量方法，用来量取不同的药物。此外，还有可与上述计量方法换算的“刀圭”“方寸匕”“撮”“枚”等较粗略的计量方法。由于古今度量衡制的变迁，后世的计量单位多以重量计，自明清以来，普遍采用 16 进位制，即 1 斤 = 16 两 = 160 钱。现通常对中药生药计量采用公制，即 1 公斤 = 1000 克。为了方便处方和配药，特别是古今剂量的换算，通常按规定以近似值进行换算，即 1 两（16 进位制）= 30 克，1 钱 = 3

克，1 分=0.3 克，1 厘=0.03 克。

二、确定计量的依据

剂量是确保用药安全有效合理的重要因素之一，药量过大，损伤正气，副作用多；药量过小，达不到治疗作用，贻误病情。临床上中药剂量的确定主要考虑如下几方面因素。

药物因素：应根据药材的质量、质地、药物的气味淡薄及有毒无毒而定。一般而言，质优力强者、花叶类质轻者、气味浓厚者、作用峻猛者，用量宜小；反之，质次力弱者、金石和贝壳类质重之品及鲜品、气味平淡者、作用缓和者，用量宜大。有毒者应严格控制剂量。

用药方法：应根据方药配伍、剂型及使用目的而定。单味应用时用量宜大，复方应用时用量宜小；复方中主药用量宜大，辅药用量宜小；入汤剂时用量宜大，入丸散时用量宜小。

患者情况：应根据患者体质、年龄、性别、病程、病势、生活习惯等情况而定。成人及平素体质壮实者，用量宜大；老人、小儿、妇女产后及体质虚弱者，用量宜小；病情重、病势急、病程短者，用量宜大；病情轻、病势缓、病程长者，用量宜小。

环境气候：应根据地域、季节及气候特点而定。冬季寒冷、南方潮湿，温热性药用量可大；夏季炎热、北方干燥，温热性药用量宜小，做到“因时制宜”和“因地制宜”。

第四节　中药的用法

中药的用法，是合理用药的重要内容，本书主要讨论给药途径、煎煮方法和服药方法。

一、给药途径

给药途径是影响药物疗效的因素之一，给药途径会影响药物的吸收速度、体内分布和作用强度。有的药物甚至必须以某种特定途径给药，才能发挥其治疗作用。

中药的给药途径有多种，最常用的是口服和皮肤给药，此外，还有吸入、舌下给药、黏膜表面给药、直肠给药以及皮下注射、肌内注射、穴位注射和静脉注射等。

给药途径的选择，应依据各种给药途径的特点、药物的剂型及患者的病情来决定。中药剂型有供口服的汤剂、丸剂、散剂、酒剂、膏滋剂、露剂、胶囊剂、冲剂、片剂等；供皮肤用的软膏剂、硬膏剂、散剂、丹剂、涂擦剂、熏剂等；供体腔用的气雾剂、栓剂、药条、锭剂等；供注射用的注射剂等。病情急重者，可采用注射剂；病情轻缓、需长期服药者，可用丸剂、片剂。中药汤剂是临床应用中药最常采用的剂型。

扫码“看一看”

二、煎煮方法

中药的煎煮方法正确与否，直接影响治疗效果，正如徐灵胎在《医学源流论》中所说：“煎药之法，最宜深讲，药之效不效，全在乎此。”

（一）煎药器具

煎药器具以砂锅、瓦罐为最佳，因其化学性质稳定，不易与药物有效成分发生化学反应，且导热均匀，保温性能好。其次为白色搪瓷或不锈钢器皿，忌用铁、铜、锡、铝等金属器具，以防发生化学反应而降低疗效，甚至产生毒性或副作用。

（二）煎药用水

煎药用水应以水质洁净、新鲜无异味为原则。一般而言，生活中可饮用的水均可用来煎煮中药。煎药的用水量与治疗效果密切相关，应根据药量、药物质地和煎煮时间而定，一般用水量为将饮片适当加压后，液面没过饮片约 2 厘米，需久煎的药物加水量可略多，而煎煮时间较短的药物加水量可略少，液面淹没药物即可。水应一次加足，不要中途加水。

（三）煎前浸泡

中药饮片煎前浸泡有利于药物有效成分的充分溶出，可缩短煎煮时间，避免煎煮时间过长导致部分有效成分损耗、破坏过多。一般浸泡时间以 20~30 分钟为宜，种子、果实类药物可浸泡 1 小时。夏季气温高，浸泡时间宜短；冬季气温低，浸泡时间宜长。浸泡药材的水温以常温为宜，忌用沸水浸泡。有些活血化瘀类药物还可在煎煮前浸入适量白酒，以促进药物有效成分的溶出而提高疗效。

（四）煎煮火候及时间

火候的控制，主要取决于药物的性质和质地。一般而言，宜先武火后文火，以免药汁溢出或水分迅速蒸发，影响有效成分的煎出。药物煮沸后，第一煎文火煎 30 分钟，第二煎文火煎 20 分钟；解表药及芳香类药物，煮沸后文火略煮 15 分钟即可；有效成分不易煎出的矿物类、骨角类、贝壳类及甲壳类药，一般宜打碎先煎，待煮沸 30 分钟以后再下其他药。

（五）煎煮次数及取药

一般而言，一剂药至少应煎两次。第一次煎煮完毕后，将药液滤出，再加水煎煮第二次，这样可使有效成分充分煎出；质地厚重或性味滋腻的补益药可煎三次或多次。每剂药煎好后，可用纱布将药液过滤或绞渣取汁，总取汁量为 250ml 左右，儿童减半。

（六）特殊煎煮法

一般药物可同时入煎，但部分药物由于性质、性能及临床用途、所需煎煮时间不同，入药煎煮的方法也不同，现分述如下。

扫码“看一看”

1. 先煎　矿物、贝壳类药物，如龟甲、鳖甲、生龙骨、生牡蛎、磁石等，因质地坚硬，有效成分难以煎出，宜打碎先煎，待煮沸 30 分钟以后再下其他药；附子、乌头等有毒药物也应先煎 30 分钟以上，以降低其毒性。

2. 后下　煎煮时有效成分容易挥发或破坏而不耐久煎的药物，如薄荷、木香、白豆蔻、大黄、番泻叶、钩藤等，宜在一般药物煎好前 4~5 分钟时入煎。

3. 包煎　蒲黄、海金沙等药材质地过轻，煎煮时易浮在液面上，或成糊状，不便煎煮及服用；车前子、葶苈子等较细药材，以及其他含淀粉、黏液质较多的药物，煎煮时容易黏锅、糊化、焦化；辛夷、旋覆花等药材有毛，对咽喉有刺激性。这几类药材宜用纱布包裹入煎。

4. 另煎　某些贵重药物，如人参、西洋参、羚羊角片等，应另煎，取汁兑服。若与他药同煎，其有效成分易被其他药渣吸附，造成浪费。

5. 烊化　一些胶质类药物，如阿胶、饴糖、鹿角胶等，易黏附于其他药渣及锅底，既浪费药材，又容易熬焦，应另行溶化后，再与其他药汁兑服。

6. 冲服　某些芳香药、入水即化的药及汁液性的药，如芒硝、竹沥等，宜用煎好的其他药液或开水冲服；某些贵重药、细料药，如牛黄、三七、琥珀等，应研细末，用汤液冲服。

三、服药方法

（一）服药时间

服药应顺应阴阳消长的规律和人体的生理病理规律，选择最佳的时间，以提高疗效。

饭前服药：饭前胃中空虚，服药后可避免与胃中食物混合，能迅速入肠中，被人体充分吸收。驱虫药、攻下药、滋补药、制酸和开胃等治疗胃肠道疾病的药宜饭前服。

饭后服药：饭后胃中存有较多食物，此时服药可减少对胃的刺激，故对胃肠道有刺激的药物如抗风湿药和消食药宜饭后服用。

睡前服药：安神药宜在睡前 30 分钟至 1 小时服，以助安眠；涩精止遗药宜在临睡时服，以便治疗梦遗滑精；缓下剂宜在睡前服，以便翌日清晨排便。

此外，涌吐药宜清晨或午前服；截疟药应在疟疾发作前 2 小时服药；急性病则不拘时服；治咽喉病药宜少量而频频含服。

一般药物，无论饭前服或饭后服，服药与进食都应间隔 1 小时左右，这样既可使食物充分消化，又可使药物充分吸收，以利药效的发挥。

（二）服药量

一般病证服药量多为每日 1 剂，每剂分早晚 2 次服或早中晚 3 次服。病情危急者，可每隔 2~4 小时服药一次，昼夜不停，使药力持续。服用药力较强的药物如发汗药、泻下药时，应中病即止，不可损伤正气。呕吐患者服药应少量频服。

（三）服药温度

汤剂一般应温服。治疗寒证的热性药物应热服，特别是辛温解表药治疗外感风寒表实证时，不仅宜热服，服药后还应温覆取汗。治热证的寒性药物，如热在胃肠、欲饮冷者可凉服；如热在其他脏腑、不欲饮冷者，仍宜温服。

（四）其他服药方法

中药剂型多种多样，患者情况也千差万别，因此，除汤剂外的其他剂型应根据不同剂型特点和患者的具体情况采取不同的给药方法。一般丸剂、片剂、胶囊、滴丸等用白开水送服；散剂、丹剂、细丸、膏剂以及某些贵重细料药，可用白开水或汤药汁冲服或含服；呕吐患者在服药前可先服少量姜汁，也可嚼少许生姜片或橘皮，以防呕吐；温里祛寒药可用姜汤送服；祛风胜湿药可用黄酒送服，以助药力；对婴幼儿、危重患者可将药化开后喂服；对昏迷、牙关紧闭等不能正常进食的患者，可鼻饲给药。

扫码“练一练”

目标检测

一、最佳选择题

1. 相须、相使配伍可产生（　　）

A. 协同作用，增进疗效　　B. 拮抗作用，降低疗效

C. 减毒作用　　D. 毒性或副作用

E. 以上都不是

2. 两种药物配伍能产生或增强毒性或副作用，这种配伍关系属于（　　）

A. 相须　　B. 相使　　C. 相反

D. 相杀　　E. 相恶

3. 属于十八反的配伍药对是（　　）

A. 甘草与海藻　　B. 丁香与郁金　　C. 人参与五灵脂

D. 三棱与莪术　　E. 川芎与牛膝

4. 入汤剂需先煎的药物是（　　）

A. 薄荷、白豆蔻　　B. 蒲黄、海金沙　　C. 人参、阿胶

D. 磁石、牡蛎　　E. 以上均不是

5. 胶类药入汤剂应（　　）

A. 先煎　　B. 久煎　　C. 后下

D. 烊化　　E. 冲服

二、配伍选择题

A. 单行　　B. 相须　　C. 相畏

D. 相恶　　E. 相反

6. 表示增毒的配伍关系是（　　）

7. 表示减毒的配伍关系是（　　）

A. 黄芪配茯苓　　B. 石膏配知母　　C. 半夏配生姜

D. 人参配莱菔子　　E. 乌头配浙贝母

8. 属相须配伍关系的是（　　）

9. 属相畏配伍关系的是（　　）

三、多项选择题

10. 用药禁忌包括（　　）

A. 配伍禁忌　　B. 病证药忌　　C. 妊娠用药禁忌

D. 服药食忌　　E. 以上都不是

（郑小吉）

中篇

各　论

第六章

解表药

学习目标

1. 掌握解表药的含义、性能特点、功效应用、分类、配伍应用和使用注意；发散风寒药麻黄、桂枝、紫苏、荆芥、防风、羌活，以及发散风热药薄荷、桑叶、菊花、蝉蜕、柴胡、葛根的性味归经、功效、应用、用法用量及使用注意。
2. 熟悉生姜、香薷、白芷、细辛、藁本、牛蒡子、蔓荆子、升麻的性能与功效；性能功效相似药物的区别。
3. 了解辛夷、苍耳子的主要功效。

案例导入

患者，吴某，男，45岁。受凉后发热咳嗽两天入院。患者神志清楚，发热，微恶寒，鼻塞，流黄涕，咳嗽，咽痒且痛，大便干燥，小便正常，舌淡苔薄黄，脉浮数。

试分析该患者可以选用哪类药物进行治疗？使用时有何注意事项？

凡以发散表邪为主要作用，常用于治疗表证的药物，称为解表药或发表药。

本类药多为辛味，主入肺经和膀胱经，偏行肌表，能使表邪从汗而解，具有发汗解表的作用，主要用于外感表证，症见恶寒发热、无汗或汗出不畅、头身疼痛、脉浮等。部分解表药还可用于水肿、咳喘、风疹、麻疹、风湿痹痛、疮疡初起等兼有表证者。

根据解表药的性能特点和应用范围，解表药可分为发散风寒药和发散风热药两类，也可分别称为辛温解表药和辛凉解表药。

使用解表药，应注意区分病证的寒热属性及症状轻重，相应地选择发散风寒或发散风热药。还应根据四时气候变化及患者体质的不同，选用适当的药物进行配伍。如冬多风寒、春多风热、夏多暑湿、秋多燥邪，应注意分别与温里药、清热药、除湿药、润燥药配伍；若虚人外感，应注意辨别气血阴阳亏虚的不同，分别与益气、助阳、养血、滋阴等药配伍；如见咳喘痰多，或气滞胀闷，可与化痰止咳平喘药或行气药配伍。

使用注意：①发汗力强的解表药，用量不宜过大，中病即止，不可发汗太过以免耗气伤阴。②自汗、盗汗、淋证、疮疡日久及失血患者应慎用或忌用。③注意因时因地制宜，一般情况下，春夏用量宜轻，冬季用量宜重；北方用量宜重，南方用量宜轻。④此类药多为芳香辛散之品，易挥发散失，故入汤剂不宜久煎，以免降低药效。

考点提示：解表药的使用注意。

扫码“学一学”

第一节 发散风寒药

本类药物多性味辛温，主入肺与膀胱经，以发散风寒为主要功效，故又称辛温解表药。其发汗作用较强，主要用于风寒表证，症见恶寒发热、头身疼痛、无汗或汗出不畅、鼻塞流清涕、舌苔薄白、脉浮紧等。部分药物还可用于咳喘、水肿、痹证、风疹瘙痒、疮疡初起等兼风寒表证者。

麻黄 Mahuang

【来源】 为麻黄科植物草麻黄 *Ephedra sinica* Stapf、中麻黄 *Ephedra. intermedia* Schrenk et C. A. Mey. 或木贼麻黄 *E. equisetina* Bge. 的干燥草质茎。主产于吉林、辽宁、河北、甘肃、山西和内蒙古等地。秋季采收。生用、蜜炙或捣绒用。

【性味归经】 辛、微苦，温。归肺、膀胱经。

【功效】 发汗解表，宣肺平喘，利水消肿。

【应用】

1. 风寒表证 本品辛温散寒，发汗力强，为发汗解表之要药，辛温解表之峻品，被誉为“发汗解表第一要药”。用治风寒束表所致的恶寒发热、无汗头痛、脉浮紧等外感风寒表实证，常与桂枝相须为用，如麻黄汤。

2. 咳喘证 本品入肺经，性善宣肺平喘，为治肺气壅遏之咳喘的要药，无论寒热痰饮，有无表证均可应用。因本品长于祛风散寒、发汗解表，对风寒外束、肺失宣降之喘急咳逆者尤为适宜。治疗肺气壅遏之咳喘实证，常与杏仁、甘草配伍使用，如三拗汤；治疗外感风寒，引动内饮之咳喘，常配伍细辛、干姜等，如小青龙汤；治疗肺热壅盛、高热喘急者，多与石膏同用，如麻杏甘石汤。

3. 水肿兼表证 本品开泄肺气，通调水道，下输膀胱，为宣肺利尿之良药。治疗风邪袭表，肺失宣降所致的水肿、小便不利兼有表证的风水证，常与白术、生姜同用，如越婢加术汤。

【用法用量】 煎服，2~10g。发汗解表宜生用，止咳平喘宜蜜炙用，麻黄绒作用缓和，适于老人、幼儿及虚人之风寒表证。

考点提示：麻黄不同炮制方法的应用。

【使用注意】 本品发汗力较强，凡体虚自汗、阴虚盗汗及肺肾气虚之虚喘者忌服。

知识拓展

麻黄配伍桂枝 麻黄辛温，宣肺发汗解表；桂枝辛甘温，善发汗解表，助阳通脉。两药相合，发汗解表力强，治风寒表实无汗者功著。

麻黄配伍苦杏仁 麻黄辛温宣散，善宣肺平喘、发表散寒；苦杏仁苦温润降，善平喘止咳，略兼宣肺。两药相合，宣肺降气而平喘止咳，治疗证属风寒束肺喘咳气逆者尤宜。

麻黄配伍石膏 麻黄辛温，善宣肺平喘、发汗解表；石膏辛甘性寒，善清热泻火、除烦解肌。两药相合，清肺平喘兼透表热，治肺热咳喘者效佳。

桂枝 Guizhi

【来源】为樟科植物肉桂 *Cinnamomum cassia* Presl. 的干燥嫩枝。主产于广西、广东及云南等地。春、夏季采收，晒干，切片。生用。

【性味归经】辛、甘，温。归心、肺、膀胱经。

【功效】发汗解肌，温通经脉，助阳化气。

【应用】

1. 风寒表证 本品辛甘温，发汗力较麻黄温和，治疗风寒表证有汗无汗者皆宜。治疗外感风寒表实无汗，常与麻黄相须为用，以增强发汗解表、温散寒凝之力，如麻黄汤；治疗外感风寒表虚汗出，常与白芍配伍，以调和营卫、发汗解肌，如桂枝汤。

2. 寒凝血滞诸痛证及风湿痹证 本品辛散温通，具有温通经脉、散寒止痛之功。治疗妇女寒凝经脉之痛经、闭经，常配当归、吴茱萸等，如温经汤；治疗脾胃虚寒之脘腹冷痛，常配白芍、饴糖等，如小建中汤；治疗胸阳不振之胸痹心痛，常配枳实、薤白等，如枳实薤白桂枝汤；治疗风湿痹证之肩臂疼痛，每与附子同用，如桂枝附子汤。

考点提示：桂枝既能走表发汗，又能走里温经。

3. 心悸 本品辛甘温，可温心阳、通血脉、止悸动。用于心阳不振、心脉瘀阻之心悸动、脉结代，常与甘草、人参等配伍，如炙甘草汤。

4. 痰饮及蓄水证 本品入膀胱经，能温脾肾之阳以化气行水。治脾阳虚之痰饮眩悸，常与白术、茯苓配伍，如苓桂术甘汤；治膀胱气化失司之水肿、小便不利，常与茯苓、猪苓配伍，如五苓散。

【用法用量】煎服，3~10g。

【使用注意】本品辛温，易助阳、动血，凡外感热病、阴虚火旺、血热妄行者均忌用，孕妇及月经过多者慎用。

紫苏 Zisu

【来源】为唇形科植物紫苏 *Perilla frutescens*（L.）Britt. 的干燥叶（或带嫩枝）。全国大部分地区均产，主产于江苏、浙江、河北、河南等地。夏季枝叶茂盛时采收，晒干，切段。生用。

【性味归经】辛，温。归肺、脾经。

【功效】解表散寒，行气和胃，解鱼蟹毒。

【应用】

1. 风寒表证 本品祛风散寒、解表发汗力缓和，轻症可以单用，重症需与其他发散风寒药合用。治疗风寒兼咳喘，常与前胡、杏仁等同用，如杏苏散。

2. 脾胃气滞证 本品能行气以宽中除胀、和胃止呕，兼有理气安胎之功。治疗外感风寒、内伤湿滞之胸闷呕吐，常与藿香等配伍，如藿香正气散；治疗胎气上逆、胸闷呕吐、胎动不安，常与砂仁、陈皮等配伍使用；治疗梅核气，常配半夏、厚朴等同用，如半夏厚朴汤。

3. 鱼蟹中毒 可单用紫苏叶煎汤服，或配伍生姜、陈皮等药，治疗鱼蟹中毒之腹痛、吐泻。

【用法用量】 煎服，5~10g。不宜久煎。

知识拓展

紫苏梗 为紫苏的干燥茎。辛、甘，微温。归肺、脾、胃经。功能宽胸利膈，顺气安胎。主要用于胸膈痞闷、胃脘疼痛、嗳气呕吐、胎动不安等症。煎服 5~10g。不宜久煎。

生姜 Shengjiang

【来源】 为姜科植物姜 *Zingiber officinale* Rosc. 的新鲜根茎。全国各地均产。秋冬季采收，切片。生用。

【性味归经】 辛，微温。归肺、脾、胃经。

【功效】 解表散寒，温中止呕，温肺止咳。

【应用】

1. 风寒表证 本品辛散温通，发汗力缓和，适用于外感风寒轻者，单味煎汤加红糖或配伍葱白煎服；症状较重者，多加入其他辛温解表药中作辅助药使用，以增强发汗解表之力。

2. 呕吐 本品温胃散寒、降逆止呕力佳，可治疗各种呕吐，素有“呕家圣药”之称，随证配伍可治疗多种呕吐。因本为温胃之品，故对胃寒呕吐尤为适宜，可配伍高良姜、白豆蔻等药；治疗痰饮呕吐，常与半夏同用，如小半夏汤；治疗胃热呕吐，多配伍竹茹、黄连等；治疗妊娠恶阻，可与紫苏梗、黄芩等配伍使用。

考点提示：生姜为“呕家圣药”。

3. 肺寒咳嗽 本品温肺散寒、化痰止咳，对于肺寒咳嗽，不论有无外感风寒，痰多痰少，皆可选用。治疗风寒咳嗽，常与麻黄、杏仁同用；治疗外无表邪而痰多，可与陈皮、半夏等同用。

此外，生姜还可解半夏、天南星及鱼蟹之毒。

【用法用量】 煎服，3~10g，或捣汁服。

【使用注意】 本品可伤阴助火，故热盛及阴虚内热者忌服。

香薷 Xiangru

【来源】 为唇形科植物石香薷 *Mosla chinensis* Maxim. 或江香薷 *Mosla chinensis*

Maxim. cv. jiangxiangru. 的干燥地上部分。主产于安徽、江西、河南等地。夏秋季茎叶茂盛、果实成熟时采收，晒干，切段。生用。

【性味归经】辛，微温。归肺、胃经。

【功效】发汗解表，化湿和中，利水消肿。

【应用】

1. 阴暑证 本品气味辛香，既可发汗解表，又能化湿和中，适用于夏季贪凉饮冷，外感风寒、内伤暑湿所致的阴暑证，有“夏月麻黄”之称。常与扁豆、厚朴等配伍，如香薷饮。

考点提示：香薷有“夏月麻黄”之称。

2. 水肿、脚气 本品辛散温通，具有发越阳气、利水消肿之功，可单用或配伍健脾利水的白术同用，如薷术丸。

【用法用量】煎服，3~10g。用于解表，用量不宜过大，不宜久煎；用于利水消肿，用量宜稍大，须浓煎。

【使用注意】本品发汗力较强，表虚有汗及暑热证当忌用。

荆芥 Jingjie

【来源】为唇形科植物荆芥 *Schizonepeta tenuifolia* Briq. 的干燥地上部分。主产于江苏、浙江、河南、河北等地。夏秋季采收，晒干，切段。生用或炒炭用。

【性味归经】辛，微温。归肺、肝经。

【功效】祛风解表，透疹止痒，消疮，止血。

【应用】

1. 外感表证 本品辛散发表，性较和缓，对于外感表证，无论风寒、风热或寒热不明显，均可应用。治疗风寒表证，恶寒发热、头痛无汗，常与防风、羌活等同用，如荆防败毒散；治疗风热感冒，头痛目赤，常与金银花、连翘等配伍，如银翘散。

2. 麻疹不透，风疹瘙痒 本品轻扬透散，可祛风止痒、宣散疹毒。治疗麻疹初起，疹出不畅，常配伍蝉蜕、牛蒡子等，如透疹汤；用治风疹瘙痒或湿疹痒痛，多与防风、苦参等同用，如消风散。

考点提示：荆芥为发表散风通用药。

3. 疮疡初起兼表证 本品透散邪气，宣通壅结而达消疮之功，多用于疮疡初起而有表证者。偏于风寒者，多与羌活、川芎等同用，如败毒散；偏风热者，常与金银花、连翘等配伍，如银翘败毒散。

4. 吐衄下血 本品炒炭长于理血止血，可用于吐血、衄血、便血、痔血、崩漏等多种出血证。治疗血热之吐血、衄血，常配生地、白茅根等；治疗血热之便血、痔血，常配地榆、槐花等；治妇女崩漏下血，可配伍棕榈炭、血余炭等药。

【用法用量】煎服，5~10g。不宜久煎。透疹消疮宜生用；发汗解表宜用荆芥穗；止血需炒炭用。

防风 Fangfeng

【来源】为伞形科植物防风 *Saposhnikovia divaricata*（Turcz.）Schischk. 的干燥根。主产于东北、内蒙古、河北等地。春秋二季采挖，晒干，切片。生用或炒炭用。

【性味归经】辛、甘，微温。归膀胱、肝、脾经。

【功效】祛风解表，胜湿止痛，止痉。

【应用】

1. 外感表证，风疹瘙痒 本品辛温发散，功善祛风，不论外感风寒、风热、风湿均可使用，为风药中之润剂。治风寒表证，常配荆芥、羌活等同用，如荆防败毒散；治外感风湿之头重如裹，常配藁本、川芎等同用，如羌活胜湿汤；治风热表证，常配连翘、薄荷等同用。治风疹瘙痒，可与苦参、荆芥等配伍，如消风散；治风热壅盛、表里俱实之风疹湿疮，常配大黄、黄芩等，如防风通圣散。

2. 风湿痹痛 本品能祛风胜湿止痛，为痹证之常用药。治疗风寒湿痹，肢节疼痛、筋脉拘急，常配羌活、桂枝等，如蠲痹汤；治疗热痹，关节红肿热痛，可与薏苡仁、地龙等药同用。

3. 破伤风 本品既能辛散外风，又能息内风以解痉，为治风之要药。用治破伤风之角弓反张、痉挛抽搐，常配伍天麻、天南星等药，如玉真散。

此外，本品能升清燥湿，炒用可止泻。用于治疗肝郁脾虚之泄泻，常与白术、白芍、陈皮同用，如痛泻要方。

【用法用量】煎服，5~10g。

【使用注意】本品药性偏温，故阴虚火旺、血虚及热甚动风者慎用。

知识链接

荆芥与防风的功用之异同

共同点：荆芥与防风均微温而不燥，善于祛风发表，对于外感表证，无论寒热，常相须为用；二者都有祛风止痒之功，可治疗风疹瘙痒。

不同点：荆芥发汗力强于防风，并具透疹、疗疮、止血之功；防风祛风止痛力胜于荆芥，既可用于外感风邪之头身疼痛困重，又可除湿以解风湿痹痛，兼能止泻止痉。

羌活 Qianghuo

【来源】为伞形科植物羌活 *Notopterygium incisum* Ting ex H. T. Chang 或宽叶羌活 *Notopterygium forbesii* Boiss. 的干燥根茎和根。主产于四川、云南、青海等地。春秋二季采挖，晒干，切片。生用。

【性味归经】辛、苦，温。归膀胱、肾经。

【功效】解表散寒，祛风除湿，止痛。

【应用】

1. 风寒感冒，头痛项强 本品气味雄烈，善于升散发表，有较强的发散风寒和止痛之功。治疗风寒感冒或风寒夹湿之头痛项强、肢体酸痛，常配伍防风、细辛等，如九味羌活汤；治疗风湿在表，头项强痛、腰背酸重、一身尽痛，常配独活、藁本等，如羌活胜湿汤。本品止痛力强，尤善发散太阳经风寒湿邪，故善治太阳头痛。

考点提示：羌活善治太阳头痛。

2. 风寒湿痹，肩背酸痛 本品辛散祛风，味苦燥湿，性温散寒，有较强的祛除风寒湿邪、通利关节而止痛的作用。善治腰以上风寒湿痹，尤以肩背肢节疼痛者多用，常与防风、姜黄等配伍，如蠲痹汤。

【用法用量】 煎服，3~10g。

【使用注意】 本品辛香温燥之性较强，故阴血亏虚者慎用；用量过多易致呕吐，故脾胃虚弱者不宜用。

白芷 Baizhi

【来源】 为伞型科植物白芷 *Angelica dahurica*（Fisch. ex Hoffm.）Benth. et Hook. f. 或杭白芷 *Angelica dahurica*（Fisch. ex Hoffm.）Benth. et Hook. f. var. *formosana*（Boiss.）Shan et Yuan 的干燥根。主产于四川、河南、河北、浙江、福建等地。夏秋间叶黄时采挖，晒干，切片。生用。

【性味归经】 辛，温。归胃、大肠、肺经。

【功效】 解表散寒，祛风止痛，宣通鼻窍，燥湿止带，消肿排脓。

【应用】

1. 风寒表证 本品辛散温通，解表散寒祛风之力温和，尤善通鼻窍、止痛，用于治疗外感风寒、头身疼痛、鼻塞流涕等症，常与羌活、防风等配伍，如九味羌活汤。

2. 头痛、牙痛、鼻渊、风湿痹痛 本品辛散止痛，善入阳明经，故多用于阳明经之头痛、眉棱骨痛、牙痛等。治疗外感风寒，可单用，如都梁丸，或与川芎、防风等配伍，如川芎茶调散；治疗外感风热，常与薄荷、菊花等同用。治疗鼻渊头痛，多与苍耳子、辛夷等同用，如苍耳子散；治疗风寒牙痛，多配细辛、全蝎等；治疗风寒湿痹之关节疼痛、屈伸不利，可与乌头、独活等同用。

考点提示：白芷长于止痛，善治阳明头痛。

3. 带下证 本品辛香入脾，温升清阳，用治寒湿带下，常配伍白术、山药等药；用治湿热带下，常配伍黄柏、车前子等药。

4. 疮痈肿毒 本品辛散温通，能消肿排脓，为外科疮疡常用药。用治痈疽初起，红肿热痛，常与金银花、天花粉等同用，如仙方活命饮；若已成脓不易破溃，配伍穿山甲、皂角刺等，如透脓散。

此外，本品还可祛风止痒，用于治疗皮肤瘙痒。

【用法用量】 煎服，3~10g。外用适量。

【使用注意】 本品辛散温燥，阴虚血热者忌服。

细辛 Xixin

【**来源**】为马兜铃科植物北细辛 *Asarum heterotropoides* Fr. Schmidt var. *mandshur-icum* (Maxim.) Kitag.、汉城细辛 *Asarum sieboldii* Miq. var. *seoulense* Nakai 或华细辛 *Asarum sieboldii* Miq. 的干燥根和根茎。前两种习称“辽细辛”，主产于东北地区；后一种主产于陕西、河南等地。夏秋采收，阴干，切段。生用。

【**性味归经**】辛，温。有小毒。归肺、肾、心经。

【**功效**】祛风散寒，通窍止痛，温肺化饮。

【**应用**】

1. 风寒表证　本品辛温发散，芳香透达，又入肾经而除在里之寒邪。用治风寒表证，常与羌活、防风等配伍，如九味羌活汤；治疗阳虚外感，常与附子、麻黄等同用，如麻黄附子细辛汤。

2. 头痛、牙痛、风湿痹痛　本品辛香走窜，能祛风寒、通鼻窍、止痹痛。治疗外感风邪，偏正头痛，多与川芎、羌活等同用，如川芎茶调散；治疗少阴头痛，常配独活、川芎等药；治疗风冷牙痛，可单用或与散寒止痛的白芷、荜茇煎汤含漱；治胃火牙痛，可配石膏、黄连等同用；治疗风湿痹痛，腰膝冷痛，多与独活、桑寄生等同用，如独活寄生汤。

3. 鼻渊　本品辛散温通，散风邪、通鼻窍，为治鼻渊之良药，常与苍耳子、辛夷、白芷等散风寒、通鼻窍药同用。

4. 寒饮咳喘　本品外能发散风寒，内可温肺化饮。治疗外感风寒、水饮内停之咳喘、痰多清稀，常与麻黄、桂枝等同用，如小青龙汤；治疗外无表邪，寒痰停饮阻肺所致气逆喘咳，常配伍干姜、茯苓等，如苓甘五味姜辛汤。

考点提示：细辛既能祛风散寒，又能温肺化饮。

此外，将本品研末吹鼻取嚏，有通关开窍醒神之功，可治中恶或痰厥之闭证。

【**用法用量**】煎服，1~3g；入丸散剂，每次服 0.5~1g。外用适量。

【**使用注意**】阴虚阳亢头痛、肺燥阴伤干咳者忌用；不宜与藜芦同用。

知识拓展

古训有“细辛不过钱”之诫，此说最早出自宋代陈承《本草别说》：“细辛，若单用末，不可过半钱匕，多则气闷塞，不通者死。”医家大都承袭此说，但也有学者主张不必受此禁锢，认为古今用药存在差异，细辛品种、药用部位、复方使用、入汤煎煮，以及患者的体质、气候与环境、辨证用药的准确性等，都是影响细辛用量的重要因素。因此，临证应用细辛，既要遵循古训，又不能墨守成规，要知常达变，通晓利弊，才能百战不殆，药到病除。

藁本 Gaoben

【**来源**】为伞形科植物藁本 *Ligusticum sinense Oliv.* 或辽藁本 *Ligusticum jeholense Nakai et*

Kitag. 的干燥根茎及根。主产于陕西、河南、四川、湖北、辽宁等地。秋季茎叶枯萎或次春出苗时采挖，晒干，切片。生用。

【性味归经】 辛，温。归膀胱经。

【功效】 祛风散寒，除湿止痛。

【应用】

1. 风寒表证，巅顶头痛 本品辛香温燥，善达巅顶，以发散太阳经风寒湿邪见长，并能止痛。用治太阳风寒，循经上犯之头痛鼻塞、巅顶痛甚，多与羌活、苍术等同用，如神术散；治疗外感风寒夹湿，常与独活、防风配伍，如羌活胜湿汤。

考点提示： 藁本善治巅顶头痛。

2. 风寒湿痹 本品以辛散温通香燥之性，能除肌肤、经络、筋骨之风寒湿邪，蠲痹止痛。治疗风寒湿痹，常配羌活、防风等同用，如除风湿羌活汤。

【用法用量】 煎服，3~10g。

【使用注意】 本品辛香温燥，故热证及血虚头痛者忌服。

苍耳子 Cang'erzi

【来源】 为菊科植物苍耳 *Xanthium sibiricum* Patr. 的干燥成熟带总苞的果实。全国各地均产。秋季果实成熟时采收，晒干。炒去硬刺，生用。

【性味归经】 辛、苦，温。有毒。归肺经。

【功效】 散风寒，通鼻窍，祛风湿。

【应用】

1. 风寒表证 本品发汗解表之力较弱，善于宣通鼻窍，一般风寒感冒较少使用，多用于外感风寒，鼻塞流涕明显，常与防风、白芷、羌活、藁本等发散风寒药同用。

2. 鼻渊 本品善通鼻窍以除鼻塞、止前额及鼻内胀痛，为治鼻渊之良药。用治鼻渊而外感风寒，常配伍辛夷、白芷等，如苍耳子散；若鼻渊属风热外袭或湿热内蕴，常与薄荷、黄芩等配伍。

3. 风湿痹痛 本品能祛风湿，通络止痛。用治风湿痹痛，可单用或与羌活、威灵仙等药同用。

此外，本品可与地肤子、白鲜皮、刺蒺藜等药配伍，煎汤内服或外洗，常用于治疗风疹瘙痒。

【用法用量】 煎服，3~10g，或入丸散剂。

【使用注意】 本品有毒，过量服用易致中毒。血虚头痛不宜服用。

知识拓展

苍耳草 为苍耳的茎叶或全草。性味苦、辛，微寒，有小毒。功能祛风，清热，解毒。可用于治疗风湿痹痛、麻风、疔毒、皮肤瘙痒等证。

辛夷 Xinyi

【来源】 为木兰科植物望春花 *Magnolia biondii* Pamp.、玉兰 *Magnolia denudata* Desr. 或武当玉兰 *Magnolia sprengeri* Pamp. 的干燥花蕾。主产于安徽、河南、湖北、四川、陕西等地。冬末春初采收，阴干。生用。

【性味归经】 辛，温。归肺、胃经。

【功效】 散风寒，通鼻窍。

【应用】

1. 风寒表证 本品辛散温通，能发散风寒，宣通鼻窍。风寒感冒较少使用，多用于外感风寒，鼻塞流涕明显，常与防风、白芷等同用。

2. 鼻渊 本品为治鼻渊头痛、鼻塞流涕之要药。偏风寒者，多与白芷、苍耳子等同用；偏风热者，多与薄荷、连翘等同用。

【用法用量】 煎服，3～10g；本品有毛，易刺激咽喉，入汤剂宜用纱布包煎。外用适量。

考点提示：辛夷入汤剂宜包煎。

【使用注意】 阴虚火旺者忌服。

扫码“学一学”

第二节 发散风热药

本类药物多性味辛凉，以发散风热为主要功效，故又称辛凉解表药。其发汗作用较为和缓，适用于外感风热表证，症见发热重、恶寒轻、头昏头痛、咽干口渴、舌苔薄黄、脉浮数等。部分药物可用于温病初起属风热表证者以及咳嗽、麻疹透发不畅兼风热表证者。

薄荷 Bohe

【来源】 为唇形科植物薄荷 *Mentha haplocalyx* Briq. 的干燥地上部分。主产于江苏、浙江、湖南等地。多在夏秋二季茎叶茂盛或花开至三轮时，选晴天，分次采割。晒干或阴干，切段。生用。

【性味归经】 辛，凉。归肺、肝经。

【功效】 疏散风热，清利头目，利咽透疹，疏肝行气。

【应用】

1. 风热表证，温病初起 本品辛以发散，凉以清热，发汗力较强，为疏散风热之常用药，于无汗者尤为适宜。治疗风热表证或温病初起之发热、微恶风寒、头痛等症，常与金银花、连翘等配伍，如银翘散。

2. 头痛目赤，咽喉肿痛 本品轻扬升浮，芳香通窍，善疏散上焦风热，清头目、利咽喉。治疗风热上攻之头痛、目赤、眩晕，常与桑叶、菊花同用；治疗风热壅盛之咽喉肿痛，多配伍牛蒡子、桔梗、甘草等。

3. 麻疹不透，风疹瘙痒 本品质轻宣散，具有宣毒透疹、祛风止痒之效。用于治疗风热外束之麻疹不透，常与蝉蜕、牛蒡子等解表透疹药同用，如透疹汤；治疗风疹瘙痒，可与苦参、白鲜皮等祛风止痒药同用。

4. 肝郁气滞，胸胁胀闷 本品入肝经，能疏肝行气解郁。治疗肝郁气滞之胸胁胀痛、月经失调等症，常与柴胡、当归、白芍等配伍，如逍遥散。

【用法用量】煎服，3~6g，宜后下。

【使用注意】本品有发汗耗气之弊，故体虚多汗者不宜使用。

牛蒡子 Niubangzi

【来源】为菊科植物牛蒡 *Arctium lappa* L. 的干燥成熟果实。主产于东北、浙江等地。秋季果实成熟时采收，晒干。生用或炒用。

【性味归经】辛、苦，寒。归肺、胃经。

【功效】疏散风热，宣肺透疹，解毒利咽。

【应用】

1. 风热表证，温病初起 本品辛散苦泄，升散之中具有清降之性，长于宣肺祛痰，清利咽喉。用于风热表证兼咽喉肿痛或咳嗽痰多不利，常与金银花、连翘等同用，如银翘散；治疗风热壅盛，咽喉肿痛较甚，常配伍黄芩、玄参等，如牛蒡子汤。

2. 麻疹不透，风疹瘙痒 本品清泄透散，既外散风热，又透泄热毒，用治麻疹不透或透而复隐，常配薄荷、蝉蜕等同用，如加减葛根汤；治疗风湿浸淫所致之疮疥瘙痒，常与蝉蜕、苦参等配伍，如消风散。

3. 痈肿疮毒、痄腮、丹毒 本品辛苦性寒，能清热解毒、利咽散肿，兼能润肠通便。用治痈肿疮毒、痄腮、丹毒等兼便秘，常与大黄、连翘、栀子等同用；用治瘟毒发颐、痄腮喉痹等证，常与玄参、黄连等同用，如普济消毒饮。

【用法用量】煎服，6~12g。用时捣碎。炒用可使苦寒之性降低。

【使用注意】本品性寒，能滑肠通便，故气虚便溏者慎用。

蝉蜕 Chantui

【来源】为蝉科昆虫黑蚱 *Cryptotympana pustulata* Fabricius 的幼虫羽化时脱落的皮壳。主产于山东、河北、河南、江苏等地。夏秋季收集，除去泥沙，晒干。生用。

【性味归经】甘，寒。归肺、肝经。

【功效】疏散风热，利咽透疹，明目退翳，息风止痉。

【应用】

1. 风热表证，咽痛音哑 本品甘寒，入肺经，长于疏散风热、宣肺利咽，故风热表证，咽喉肿痛或声音嘶哑者尤宜。治疗风热表证或温病初起，常配薄荷、牛蒡子等；治疗风热上攻之咽喉肿痛、声音嘶哑，多与金银花、连翘等同用。

2. 麻疹不透，风疹瘙痒 本品宣散透疹止痒，治疗风热外束，疹出不畅，常配伍薄荷、牛蒡子等，如透疹汤；治疗风湿浸淫之风疹湿疹、皮肤瘙痒，常配伍荆芥、防风、苦参等，如消风散。

3. 目赤翳障 本品入肝经，有疏散肝经风热而明目退翳之功，故治疗肝经风热上攻之目赤肿痛、翳膜遮睛，常配菊花、决明子等同用，如蝉花散。

4. 惊风抽搐、破伤风 本品能凉肝息风止痉，故可治疗小儿急慢惊风和破伤风。治疗小儿急惊风，可配伍天竺黄、栀子等；治疗小儿慢惊风，可配伍天南星、全蝎等；用治破伤风，可配伍天麻、全蝎等，如五虎追风散。

【用法用量】 煎服，3~6g，或单味研末冲服。一般病证用量宜小，止痉则需大量。

【使用注意】 孕妇慎用。

知识链接

薄荷、牛蒡子、蝉蜕的功用之异同

共同点：疏散风热，利咽，透疹。主治风热感冒，温病初起，咽喉肿痛及麻疹不透等。

不同点：薄荷辛凉发汗力强，上清头目、下疏肝气，可治疗风热目赤、肝郁之胸胁胀闷等；牛蒡子辛苦寒，发汗力较薄荷虽弱，但具有清热解毒、润肠通便之功，可治疗热毒之咽喉肿痛、痄腮及便秘；蝉蜕发汗之力不及薄荷，清热之力不及牛蒡子，但具有明目退翳、祛风止痉之功，可治疗风热目赤、目翳多泪、惊风、破伤风及小儿夜啼等。

桑叶 Sangye

【来源】 为桑科植物桑 *Morus alba* L. 的干燥叶。全国各地均产，以安徽、浙江、江苏等地产量较大。初霜后采收，晒干。生用或蜜炙用。

【性味归经】 甘、苦，寒。归肺、肝经。

【功效】 疏散风热，清肺润燥，清肝明目。

【应用】

1. 外感风热或温病初起 本品甘寒质轻，疏散风热作用较缓和，能清肺热，润肺燥，用于治疗外感风热或温病初起之发热、头痛、咳嗽等症，常配伍菊花、连翘等，如桑菊饮。

2. 肺热燥咳 本品苦寒可清肺热，甘寒可润肺燥，故可用于肺热或燥热伤肺之咳嗽痰少、色黄而黏稠，或干咳少痰、咽痒等症。轻者常配伍杏仁、贝母等，如桑杏汤；重者可与石膏、麦冬等同用，如清燥救肺汤。

3. 眩晕目赤 本品兼入肝经，可平降肝阳、清肝明目。治疗肝阳上亢之头痛眩晕，常与菊花、石决明等同用；治疗肝火上炎之目赤、涩痛、多泪，常与菊花、蝉蜕等同用；治疗肝肾精血不足之眼目昏花、视物不清等，常与黑芝麻同用，如桑麻丸。

【用法用量】 5~10g，煎服或入丸散。外用煎水洗眼。润肺止咳宜蜜炙用。

【使用注意】 脾胃虚寒者慎用。

菊花 Juhua

【来源】 为菊科植物菊 *Chrysanthemum morifolium* Ramat. 的干燥头状花序。主产于浙江、

河南、安徽等地。按照产地和加工方法的不同，分为“亳菊”“滁菊”“贡菊”“杭菊”等。由于花的颜色不同，又有黄菊花和白菊花之分。每年9~11月花盛开时分批采收，阴干或焙干，或熏蒸后晒干。生用。

【性味归经】 甘、苦，微寒。归肺、肝经。

【功效】 疏散风热，平抑肝阳，清肝明目，清热解毒。

【应用】

1. 风热表证 本品疏散风热，性味、功效与桑叶相似，用治外感风热或温病初起，常与桑叶相须为用，并配伍连翘、桔梗等药，如桑菊饮。

2. 肝阳上亢，头痛眩晕 本品性寒入肝经，可清肝热、平肝阳。治疗肝阳上亢之头痛眩晕，常与白芍、石决明等药同用；治疗肝火上炎而致眩晕头痛，或肝经热盛、热极动风，常配伍羚羊角、钩藤等，如羚羊钩藤汤。

3. 目赤肿痛，眼目昏花 本品入肝经，为眼科良药，虚实目疾均可使用。治疗肝经风热或肝火上攻之目赤肿痛，多与蝉蜕、桑叶、夏枯草等同用；治疗肝肾精血不足，目失所养之眼目昏花、视物不清，常与枸杞子、熟地、山茱萸等同用，如杞菊地黄丸。

4. 疮痈肿毒 本品味苦性微寒，能清热解毒，尤善解疔毒。常与金银花、紫花地丁、蒲公英等药同用，如五味消毒饮。

【用法用量】 煎服，5~10g。疏散风热多用黄菊花，平肝明目多用白菊花，清热解毒多用野菊花。

考点提示： 不同种类菊花的功用特点。

【使用注意】 脾胃虚寒者慎用。

考点提示： 比较桑叶和菊花功效、应用的异同点。

知识链接

桑叶与菊花的功用之异同

共同点：二药性味苦甘微寒，均有疏散风热、平抑肝阳、清肝明目的作用，可治风热表证或温病初起之发热、微恶风寒、头痛；肝阳上亢之头痛眩晕；风热上攻或肝火上炎所致的目赤肿痛等症，常相须为用。

不同点：桑叶疏散风热之力较强，又能清肺润燥，多用于风热犯肺或燥热伤肺；菊花平肝、清肝明目之力较强，又能清热解毒，善疗疔疮肿毒。

蔓荆子 Manjingzi

【来源】 为马鞭草科植物单叶蔓荆 *Vitex trifolia* L. var. *simplicifolia* Cham. 或蔓荆 *Vitex trifolia* L. 的干燥成熟果实。主产于山东、江西、福建、浙江等地。秋季果实成熟时采收，晒干。生用或炒用。

【性味归经】 辛、苦，微寒。归膀胱、肝、胃经。

【功效】 疏散风热，清利头目。

【应用】

1. 风热表证，头昏头痛 本品辛苦微寒，解表之力较弱，偏于清利头目，疏散头面之邪，兼能止痛。多用于外感风热，头痛头晕，常与菊花、薄荷等同用。

2. 目赤肿痛 本品辛散苦泄微寒，可用治风热上攻，目赤肿痛、目昏多泪，常与菊花、蝉蜕等同用；治疗清阳不升之耳鸣耳聋、目生翳障，则配伍黄芪、升麻等，如益气聪明汤。

【用法用量】煎服，5~10g。

柴胡 Chaihu

【来源】为伞形科植物柴胡 *Bupleurum chinense* DC. 或狭叶柴胡 *Bupleurum scorzonerifolium* Willd. 的干燥根。分别习称为“北柴胡”及“南柴胡”。前者主产于河北、河南、辽宁等地；后者主产于湖北、四川、安徽等地。春秋季采挖，干燥，切段。生用或醋炙用。

【性味归经】苦、辛，微寒。归肝、胆、肺经。

【功效】疏散退热，疏肝解郁，升举阳气。

【应用】

1. 外感发热，少阳证 本品辛散苦泄，善于祛邪解表退热和疏散少阳半表半里之邪。对于外感表证发热，无论风寒风热，皆可使用。治疗风寒表证，常与防风、生姜等同用，如正柴胡饮；治疗风热表证，可与菊花、薄荷等配伍。本品为治疗少阳寒热往来之要药，多与黄芩、半夏配伍，如小柴胡汤。

考点提示：柴胡为治疗少阳寒热往来之要药。

2. 肝郁气滞证 本品辛行苦泄，性善条达，为疏肝解郁之要药。用治肝郁气滞之胸胁胀痛、情志抑郁、月经不调、痛经等，常配伍香附、白芍等，如柴胡疏肝散；治疗肝郁血虚，脾失健运之月经不调、乳房胀痛等，常与当归、白术等同用，如逍遥散。

3. 气虚下陷，脏器脱垂 本品长于升举脾胃清阳之气，用治中气不足、气虚下陷之脘腹坠胀、久泻脱肛、胃下垂、子宫脱垂等，常与人参、黄芪、升麻等配伍，如补中益气汤。

【用法用量】煎服，3~10g。解表退热宜生用，疏肝解郁宜醋炙用，升阳举陷可生用或酒炙。

【使用注意】本品性升散，故肝阳上亢、肝风内动、阴虚火旺及气机上逆者慎用。

升麻 Shengma

【来源】为毛茛科植物大三叶升麻 *Cimicifuga heracleifolia* Kom. 、兴安升麻 *Cimicifuga dahurica*（Turcz.）Maxim. 或升麻 *Cimicifuga foetida* L. 的干燥根茎。主产于黑龙江、辽宁、河北、山西、陕西、四川等地。秋季采挖，晒干，切片。生用或蜜炙用。

【性味归经】辛、微甘，微寒。归肺、脾、胃、大肠经。

【功效】发表透疹，清热解毒，升举阳气。

考点提示：柴胡和升麻均有升举阳气之功效。

【应用】

1. 风热头痛，麻疹不透　本品辛甘微寒，轻清升散，用于风热表证，温病初起之发热头痛，可与连翘、薄荷等同用；用治麻疹初起，透发不畅，常与葛根、牛蒡子等同用，如升麻葛根汤。

2. 齿痛口疮，咽喉肿痛，温毒发斑　本品性甘寒，善清热解毒，可治疗多种热毒证，尤善解阳明热毒。治疗阳明胃热炽盛之牙龈肿痛、口舌生疮等症，多与石膏、黄连等同用，如清胃汤；治疗风热疫毒上攻之痄腮丹毒，咽喉肿痛，可与黄连、黄芩等配伍，如普济消毒饮；治疗疮疡肿毒，可与金银花、连翘等同用。

3. 气虚下陷，脏器脱垂　本品性升浮，入脾胃经，善引清阳之气上升，其升提之力较柴胡为强，为升阳举陷之要药。治疗气虚下陷之月经过多或崩漏，常与人参、黄芪、白术等配伍；用治气虚下陷之久泻脱肛、胃下垂、子宫下垂等，多与人参、黄芪、柴胡等同用，如补中益气汤。

【用法用量】煎服，3~10g。发表透疹、清热解毒宜生用，升阳举陷宜炙用。

【使用注意】本品性升浮，故麻疹已透、阴虚火旺、肝阳上亢者忌用。

葛根 Gegen

【来源】为豆科植物野葛 *Pueraria lobata*（Willd.）Ohwi 的干燥根。全国各地均产。秋冬季采挖，切片，晒干。生用或煨用。

【性味归经】甘、辛，凉。归脾、胃、肺经。

【功效】解肌退热，生津止渴，透疹，升阳止泻。

考点提示：葛根和升麻均有透疹的功效。

【应用】

1. 表证发热，项背强痛　本品甘辛性凉，具有发汗解表、解肌退热之功，对于外感表证，无论风寒风热皆可使用。治疗风热表证，常与薄荷、菊花等配伍；治疗风寒表证，常与柴胡、羌活等同用，如柴葛解肌汤。本品长于缓解外邪郁阻所致的项背强痛，如外感风寒表实之项背强痛，常与麻黄、桂枝同用，如葛根汤；外感风寒表虚证之项背强痛者，常配桂枝、白芍等，如桂枝加葛根汤。

2. 热病口渴，阴虚消渴　本品性甘凉，清热之中又能生津止渴。用于治疗热病津伤口渴，常与芦根、天花粉等同用；阴虚消渴，多与乌梅、麦冬等同用。

3. 麻疹不透　本品味辛性凉，有透发麻疹之功，用治麻疹初起，疹出不畅，常与升麻、芍药等同用，如升麻葛根汤。

4. 湿热泻痢，脾虚泄泻　本品味辛升发，能鼓舞脾胃清阳上升而奏止泻止痢之效。用于表证未解，邪热入里之热泄热痢，常与黄芩、黄连等同用，如葛根芩连汤；用治脾虚泄泻，多与白术、木香等同用，如七味白术散。

【用法用量】煎服，10~15g。退热、生津、透疹宜生用，止泻宜煨用。

知识链接

柴胡、升麻、葛根的功用之异同

共同点：疏风散热，升阳。主治风热感冒、温病初起及中阳下陷的久泻等。

不同点：柴胡入肝胆经，主散少阳半表半里之邪，治少阳证；升阳举陷力不及升麻，但可疏肝解郁，治疗肝气郁滞之胸胁闷痛等症。升麻入肺与脾胃经，升阳透疹力强，为升阳举陷之常用药，又善内解热毒，治中气下陷之久泻，脏器脱垂，麻疹透发不畅及热毒导致咽喉、牙龈肿痛等。葛根入脾胃经，善于解表，治表证项背疼痛；透疹之力不及升麻，但可升阳止泻，清热生津，治麻疹透发不畅、泻痢、热病烦渴等。

解表药小结见表6-1、表6-2。

表6-1　发散风寒药功用归纳

药名	功效	应用	特点
麻黄	发汗解表，宣肺平喘，利水消肿	风寒表证；咳喘证；水肿兼表证	“发汗解表第一要药”，宣肺平喘之要药
桂枝	发汗解肌，温通经脉，助阳化气	风寒表证；寒凝血滞诸痛证及风湿痹症；心悸；痰饮及蓄水证	善于散寒，通阳
紫苏	解表散寒，行气和胃，解鱼蟹毒	风寒表证；脾胃气滞证；鱼蟹中毒	长于治疗表寒兼见脾胃气滞证
生姜	解表散寒，温中止呕，温肺止咳	风寒表证；呕吐；肺寒咳嗽	“呕家圣药”，尤其适用于胃寒呕吐
香薷	发汗解表，化湿和中，利水消肿	阴暑证；水肿、脚气	有“夏月麻黄”之称，最宜于治疗阴暑证
荆芥	祛风解表，透疹止痒，消疮，止血	外感表证；麻疹不透，风疹瘙痒；疮疡初起兼有表证；吐衄下血	药性和缓，风寒风热均宜
防风	祛风解表，胜湿止痛，止痉	外感表证，风疹瘙痒；风湿痹痛；破伤风	治风通用之品，为风药之润剂
羌活	解表散寒，祛风除湿，止痛	风寒感冒，头痛项强；风寒湿痹，肩背酸痛	药性升浮发散，偏上偏表，长于治疗风寒表证夹湿头痛、身痛及风寒湿痹肩背疼痛
白芷	解表散寒，祛风止痛，宣通鼻窍，燥湿止带，消肿排脓	风寒表证；头痛、牙痛、鼻渊、风湿痹痛；带下证；疮痈肿毒	为治疗阳明经头痛、眉棱骨痛、牙痛之常用要药
细辛	祛风散寒，通窍止痛，温肺化饮	风寒表证；头痛、牙痛、风湿痹痛；鼻渊；寒饮咳喘	性善走窜，长于祛风散寒止痛。为治疗鼻渊鼻塞头痛之常用药
藁本	祛风散寒，除湿止痛	风寒表证，巅顶头痛；风寒湿痹	为治疗巅顶头痛的首选药
苍耳子	散风寒，通鼻窍，祛风湿	风寒表证；鼻渊；风湿痹痛	为治疗鼻渊之良药
辛夷	散风寒，通鼻窍	风寒表证；鼻渊	治鼻渊头痛、鼻塞流涕之要药

表 6-2 发散风热药功用归纳

药名	功效	应用	特点
薄荷	疏散风热，清利头目，利咽透疹，疏肝行气	风热表证，温病初起；头痛目赤，咽喉肿痛；麻疹不透，风疹瘙痒；肝郁气滞，胸胁胀闷	善于发散风热，是治疗外感风热，发热头痛、咽痛目赤或者麻疹不透的常用药
牛蒡子	疏散风热，宣肺透疹，解毒利咽	风热表证，温病初起；麻疹不透，风疹瘙痒；痈肿疮毒、痄腮、丹毒	外散风热，内解热毒，上宣肺气，下利大便，风热表证兼便秘者尤佳
蝉蜕	疏散风热，利咽透疹，明目退翳，息风止痉	风热表证，咽痛音哑；麻疹不透，风疹瘙痒；目赤翳障；惊风抽搐，破伤风	为治外感风热、咽痛音哑、麻疹不透等证的常用药
桑叶	疏散风热，清肺润燥，清肝明目	外感风热或温病初起；肺热燥咳；眩晕目赤	善于清肺热、清肝热
菊花	疏散风热，平抑肝阳，清肝明目，清热解毒	风热表证；肝阳上亢，头痛眩晕；目赤肿痛，眼目昏花；疮痈肿毒	为疏散风热之要药
蔓荆子	疏散风热，清利头目	风热表证，头昏头痛；目赤肿痛	长于治疗风热所致头面诸证
柴胡	疏散退热，疏肝解郁，升举阳气	外感发热，少阳证；肝郁气滞证；气虚下陷，脏器脱垂	治肝气郁结证及少阳证之常用药
升麻	发表透疹，清热解毒，升举阳气	风热头痛，麻疹不透；齿痛口疮，咽喉肿痛，温毒发斑；气虚下陷，脏器脱垂	为升阳举陷常用药
葛根	解肌退热，生津止渴，透疹，升阳止泻	表证发热，项背强痛；热病口渴，阴虚消渴；麻疹不透；湿热泻痢，脾虚泄泻	为治疗脾虚泄泻之佳品，麻疹不透之常用品

扫码“练一练”

目标检测

一、最佳选择题

1. 治疗风寒表证，表虚有汗者，宜选（　　）
   A. 桂枝与麻黄　B. 荆芥与桂枝　C. 桂枝与生姜
   D. 桂枝与白芍　E. 葛根与羌活
2. 细辛的主治病证不包括下列哪项（　　）
   A. 风寒表证　B. 风湿痹痛　C. 阳虚外感
   D. 头身疼痛　E. 肺热咳嗽
3. 既可清热解毒，又能平肝明目的药物是（　　）
   A. 菊花　B. 柴胡　C. 薄荷
   D. 升麻　E. 牛蒡子
4. 善于治疗肝阳眩晕的药对是（　　）
   A. 柴胡、黄芩　B. 桑叶、菊花　C. 赭石、旋覆花
   D. 葛根、桑叶　E. 地龙、僵蚕
5. 解表退热宜生用，疏肝解郁宜醋炙的药物是（　　）
   A. 菊花　B. 蔓荆子　C. 升麻
   D. 柴胡　E. 郁金

二、配伍选择题

A. 阳明经头痛　B. 少阳经头痛　C. 少阴经头痛

D. 太阳经头痛　　E. 厥阴经头痛

6. 羌活善治（　　）

7. 细辛善治（　　）

8. 白芷善治（　　）

三、多项选择题

9. 解表药除均可发散表邪之外，还兼能（　　）

A. 宣肺　　B. 透疹　　C. 利咽

D. 收涩　　E. 祛风湿

10. 下列属于葛根功效的有（　　）

A. 清肺润燥　　B. 发表解肌　　C. 疏肝解郁

D. 生津止渴　　E. 清热燥湿

（李　森）

第七章

清热药

学习目标

1. 掌握清热药的含义、功效、适应范围、配伍原则和使用注意；清热泻火药石膏、知母、栀子、夏枯草，清热燥湿药黄芩、黄连、黄柏、龙胆，清热解毒药金银花、连翘、板蓝根、蒲公英、鱼腥草、射干、白头翁、穿心莲，清热凉血药生地黄、玄参、牡丹皮、赤芍，以及清虚热药青蒿、地骨皮的性味归经、功效、应用、用法用量及使用注意。
2. 熟悉芦根、天花粉、决明子、苦参、贯众、马齿苋、紫花地丁、败酱草、白花蛇舌草、紫草、水牛角、银柴胡的性能与功效；性能功效相似药物的区别。
3. 了解竹叶、淡竹叶、秦皮、白鲜皮、大青叶、青黛、熊胆、山豆根、鸦胆子、半边莲、土茯苓、胡黄连的主要功效。

案例导入

患者，陈某，男，38岁。4天前突发高热，曾自购感冒药治疗无效遂入院就诊。症见壮热不已，面红目赤，烦躁不宁，渴欲冷饮，大汗自出，小便短赤，舌红苔黄，脉洪大而数。测体温41.1℃，神清，心肺未见异常。

试分析该患者属何病证？应选用哪类药物进行治疗？使用时有何注意事项？

凡药性寒凉，以清泄里热为主要功效，用于治疗里热证的药物，称为清热药。

清热药性多寒凉，具有清热泻火、燥湿、解毒、凉血、清虚热等功效。主要用于里热证，多表现为高热、口渴、小便黄、大便干、舌红苔黄、脉数等，亦可用于泻痢、目疾、疮肿等有里热表现者。

由于里热证致病因素和发病部位不一，病情发展变化的阶段不同，以及患者体质情况的差异，里热证可分实热（气分实热）、湿热、热毒、血热和虚热等证型。根据清热药的性能和特长，一般分为清热泻火药、清热燥湿药、清热解毒药、清热凉血药和清虚热药五类。

应用本类药物时，要分清里热所在的部位以及虚实等，选择适宜的清热药，并根据患者病情及药物作用进行相应的配伍。如里热兼有表证，可配伍解表药；气分热兼血分热者，宜泻火药和凉血药同用；热甚毒盛者，当以泻火药和解毒药同用；热盛兼阴津不足者，可与养阴生津药配伍；脾胃虚弱者，宜配伍补气健脾药等。

使用本类药物时，应注意：①清热药多寒凉之性，易伤脾胃，影响运化，故脾胃虚弱、胃纳不佳、肠滑易泻的患者要慎用。②热证易伤津液，苦寒药也易化燥伤阴，故阴虚者亦当慎用，或佐以养阴药。③注意中病即止，勿使过剂，以免克伐太过，损伤正气。

考点提示：清热药的分类及使用注意。

扫码“学一学”

第一节 清热泻火药

热与火同为六淫之一，热为火之渐，火为热之极，两者只是程度上的不同，无本质差异。清热泻火药性味大多甘寒，有清除气分实热的功效，因有甘味，故在清热的同时，还兼有生津润燥之功。适用于热在气分之高热、汗出、烦渴、谵语、发狂、小便短赤、舌苔黄燥、脉洪数等症及肺热、胃热、心火、肝火等引起的脏腑火热证。

考点提示：清热泻火药的适应证。

石膏 Shigao

【来源】为硫酸盐类矿物硬石膏族石膏，主要成分为含水硫酸钙（$CaSO_4 \cdot 2H_2O$）。分布极广，几乎全国各地均有蕴藏，主产于湖北、安徽、甘肃、四川，以湖北、安徽产者为最佳。采挖后，除去泥沙及杂石，碾碎。生用或煅用（煅石膏）。

【性味归经】辛、甘，大寒。归肺、胃经。

【功效】清热泻火，除烦止渴，收敛生肌（煅石膏）。

【应用】

1. 壮热烦渴 本品辛甘大寒，善清气分热邪而除烦止渴，为治气分实热证之常用要药。用于温热病邪在气分之高热、烦渴、汗出、脉洪大等，常与知母、粳米、甘草同用，共奏清热泻火之功，如白虎汤；若热邪渐入血分，气血两燔而见高热发斑等，则常与知母、犀角（水牛角代）、玄参等同用，如化斑汤、清瘟败毒饮等。

2. 肺热喘咳 本品入肺经而性寒，能清泄肺热而止咳平喘，故用于肺热咳喘、发热口渴、鼻翼煽动等，常与苦杏仁、麻黄、甘草同用，如麻杏甘石汤。

3. 胃火牙痛 本品入胃经而清泻胃火，故用于胃火上攻之头痛、牙龈肿痛等，常与生地黄、知母、牛膝等同用，以增强泻火、滋阴凉血的作用，如玉女煎。

4. 疮疡不敛、湿疹、水火烫伤 煅石膏有收湿、敛疮、生肌之功，用于湿疹、疮疡溃而不敛、水火烫伤等，可单用或配伍黄柏、煅龙骨等外用。

【用量用法】生品煎服，15~60g。外用适量，宜火煅研末。

【使用注意】生用须打碎先煎、久煎。脾胃虚寒及阴虚内热者忌用。

考点提示：生石膏与煅石膏的功效应用区别。

知识拓展

《中国药典》(2015 年版) 将煅石膏单列，意在强调二者功效、应用各不相同，临床应注意区别应用。生石膏辛、甘、大寒，善清气分热而除烦止渴、清泄肺热而止咳平喘、清泻胃火而止牙痛，凡壮热烦渴、肺热咳喘、胃火牙痛等，均可用之；煅石膏寒性大减而有收敛生肌之功，多用于疮疡不敛等。

知母 Zhimu

【来源】 为百合科多年生草本植物知母 *Anemarrhena asphodeloides* Bge. 的干燥根茎。主产于河北、山西等地。春、秋季采挖，除去须根，洗净晒干，习称“毛知母”；除去外皮，洗净晒干，习称“知母肉”。切片生用或盐水炙用。

【性味归经】 苦、甘，寒。归肺、胃、肾经。

【功效】 清热泻火，滋阴润燥。

【应用】

1. 热病烦渴 本品甘寒质润，善清肺胃气分实热而除烦止渴，用于温热病邪在气分，高热、烦渴、汗出、脉洪大等气分实热证，常与石膏、粳米、甘草同用，以增强清热泻火除烦的作用，如白虎汤。

2. 肺热燥咳 本品既清泻肺火，又滋阴润肺，对肺热咳嗽、痰黄稠黏等，常与黄芩、贝母、瓜蒌等药同用；对阴虚燥咳、干咳少痰者，常与贝母同用，如二母散。

3. 骨蒸潮热 本品盐水炙入肾经以滋肾阴、润肾燥而退骨蒸，有滋阴降火之功，用于阴虚火旺之骨蒸潮热、盗汗，常与黄柏、地黄、山茱萸等同用，如知柏地黄丸。

4. 消渴 本品有滋阴润燥、生津止渴之功，用于热病伤津、口渴引饮之消渴，常与养阴生津的天花粉、麦冬、天冬等同用，如二冬汤。

本品滋阴润燥，亦可用于肠燥便秘，常与生首乌、当归、火麻仁等同用。

【用量用法】 煎服，6~12g。清热泻火宜生用，滋阴润燥宜盐水炙用。

【使用注意】 本品性寒质润，能滑肠致泻，故脾虚便溏者不宜用。

考点提示： 知母的功效、应用。

知识链接

石膏与知母的功用之异同

共同点：二药均能清热泻火、除烦止渴，用治温热病邪在气分及肺胃火热之证，二者常相须为用。

不同点：石膏清热泻火力胜，偏清肺胃实火，用于肺热咳喘、胃火牙痛，煅用又能收敛生肌；知母滋阴润燥力强，偏滋润肺胃之燥，用于阴虚燥咳及骨蒸、盗汗、消渴等证。

芦根 Lugen

【来源】 为禾本科多年生草本植物芦苇 *Phragmites communis* Trin. 的新鲜或干燥根茎。

全国各地均产。全年均可采挖，除去芽、须根及膜状叶鞘。晒干用或鲜用。

【性味归经】 甘，寒。归肺、胃经。

【功效】 清热生津，除烦止呕，利尿。

【应用】

1. 热病烦渴　本品甘寒质轻，能清透肺胃气分之实热，并能养阴生津、止渴除烦，用于热病伤津、心烦口渴、舌燥少津等，常与知母、天花粉、麦冬等同用，共奏清热生津除烦之功。

2. 胃热呕逆　本品能清胃热而降逆止呕，用于胃热呕吐、呃逆，常与竹茹、生姜等同用，如芦根饮。

3. 肺热咳嗽及肺痈　本品能清透肺热，祛痰排脓。用于肺热咳嗽、咳痰黄稠，常与瓜蒌、贝母、黄芩同用；治外感风热咳嗽，常与桔梗、桑叶、菊花等同用，如桑菊饮；用治肺痈咳吐脓痰，常与薏苡仁、冬瓜仁、鱼腥草等同用，如苇茎汤。

4. 热淋涩痛　本品有清热利尿作用，可用于小便短赤、热淋涩痛，多与车前子、滑石、石韦等利尿通淋药同用。

【用量用法】 煎服，15~30g。鲜品用量加倍，或捣汁用。

天花粉 Tianhuafen

【来源】 为葫芦科植物栝楼 *Trichosanthes kirilowii* Maxim. 或双边栝楼 *Trichosanthes rosthornii* Harms 的干燥块根。我国各地均产。秋、冬季采挖，洗去泥土，刮去外皮，切段或纵剖成瓣。晒干用。

【性味归经】 甘、微苦，微寒。归肺、胃经。

【功效】 清热泻火，生津止渴，消肿排脓。

【应用】

1. 烦热口渴及消渴　本品甘寒，能清热生津，用治热病伤津，心烦口渴，常与知母、麦冬、生地黄等同用；用治消渴，常与葛根、山药、知母等同用，如玉液汤。

2. 肺热燥咳　本品亦能清肺热、润肺燥，用治肺热咳嗽或燥咳等，常与贝母、射干、马兜铃等同用，共奏清肺润燥止咳之功，如射干兜铃汤。

3. 疮疡肿毒　本品有清热解毒、消肿排脓的作用，用于痈肿疮疡等，常与金银花、赤芍、乳香等同用，共奏清热解毒、活血消肿之功，如仙方活命饮。

现代还用于中期妊娠引产、异位妊娠、恶性葡萄胎、绒毛膜上皮癌等。

【用量用法】 煎服，10~15g。

【使用注意】 孕妇忌用。不宜与川乌、草乌、附子同用。

考点提示： 天花粉的使用注意。

知识拓展

葫芦科植物栝楼 *Trichosanthes kirilowii* Maxim. 或双边栝楼 *Trichosanthes rosthornii* Harms 的干燥成熟果实、种子及果皮，均可药用，分别称为瓜蒌、瓜蒌子、瓜蒌皮，详见第十八章化痰止咳平喘药。

竹叶 Zhuye

【来源】 为禾本科植物淡竹 *Phyllostachys nigra*（Lodd.）Munro *var. henonis*（Mitf.）Stapf ex Rendle 及其近缘植物的叶片。初出未展开的嫩叶，称“竹叶卷心”。主产于长江流域。随时采收。晒干用或鲜用。

【性味归经】 甘、辛、淡，寒。归心、胃、小肠经。

【功效】 清热除烦，生津利尿。

【应用】

1. 热病烦渴 本品甘寒，善清心胃之火而除烦、生津、止渴，用于热病后期余热未尽，烦热口渴，常与石膏、麦冬、人参等同用，如竹叶石膏汤。

2. 口疮尿赤 本品上清心火，下利小便，用于心火上炎之口舌生疮及心火下移小肠之热淋涩痛等，常与木通、生地黄、甘草同用，如导赤散。

此外，竹叶卷心长于清心火，多用于温热病邪陷心包、神昏谵语之证。

【用量用法】 煎服，6~15g，鲜品加倍。

淡竹叶 Danzhuye

【来源】 为禾本科植物淡竹叶 *Lophatherum gracile* Brongn. 的干燥茎叶。主产于长江流域及南部各省。夏季未抽花穗前采收，晒干，切段。生用。

【性味归经】 甘、淡，寒。归心、胃、小肠经。

【功效】 清热除烦，利尿通淋。

【应用】

1. 热病烦渴 本品清热除烦作用与竹叶相似，用于热病心烦口渴，常与芦根、天花粉等同用。

2. 口疮尿赤、水肿、黄疸 本品既清心降火，又渗湿利尿退黄，用于口舌生疮、小便赤涩热痛，常与灯心草、车前子、滑石等同用；用于水肿、尿少，常与泽泻、益母草等同用；用于黄疸、尿赤，常配茵陈、栀子等同用。

【用量用法】 煎服，6~10g。

知识拓展

竹叶与淡竹叶 竹叶始载于《名医别录》，药用历史较久；淡竹叶始载于《本草纲目》，明代以后始用。明以前方中所用竹叶或淡竹叶，皆为竹叶，即禾本科植物淡竹 *Phyllostachys nigra*（Lodd.）Munro *var. henonis*（Mitf.）Stapf ex Rendle 及其近缘植物的叶片。二者功用相似，然前者以清心除烦见长，后者长于清热利尿。

栀子 Zhizi

【来源】为茜草科植物栀子 *Gardenia jasminoides* Ellis 的干燥成熟果实。产于长江以南各省。9~11 月果实成熟呈红黄色时采收，除去果梗和杂质，晒干。生用、炒焦用或炒炭用。

【性味归经】苦，寒。归心、肝、肺、胃、三焦经。

【功效】泻火除烦，清热利湿，凉血止血，消肿止痛。

【应用】

1. 热病烦闷 本品苦寒，能清三焦火邪，善入心经，有清心除烦之功，为治热病心烦、躁扰不宁之要药，常与淡豆豉同用，如栀子豉汤。若热毒炽盛，神昏谵语，常与清热泻火解毒的黄连、黄芩、黄柏同用，如黄连解毒汤。

2. 湿热黄疸 本品能清利肝胆湿热以退黄疸，用于肝胆湿热郁结之黄疸或小便赤涩热痛。治湿热黄疸，常与茵陈、大黄同用，如茵陈蒿汤；治小便赤涩热痛，常与木通、车前子、滑石等同用，如八正散。

3. 血热吐衄 本品炒炭用有凉血止血之功，用于血热妄行的吐血、衄血、尿血等，常与白茅根、生地黄、黄芩等同用，如加味犀角地黄汤。

4. 疮疡肿毒 本品有凉血解毒、消肿止痛之功，用治疮疡肿毒、跌打损伤，常与金银花、连翘、蒲公英等同用，或单用生栀子粉用水或醋调成糊状外敷。

【用量用法】煎服，6~10g。外用适量。

考点提示：生栀子与栀子炭功效应用区别。

知识拓展

栀子皮（果皮）善达表而退肌肤之热，栀子仁（种子）善走里而清内热。生用走气分而清热泻火，炒黑则走血分而止血。《中国药典》（2015 年版）将焦栀子单列，功专凉血止血，用于血热吐血、衄血、尿血及崩漏。

夏枯草 Xiakucao

【来源】为唇形科多年生草本植物夏枯草 *Prunella vulgaris* L. 的干燥果穗。我国各地均有出产，主产于江苏、浙江、安徽、河南等地。夏季果穗呈棕红色时采收，除去杂质，晒干。生用。

【性味归经】苦、辛，寒。归肝、胆经。

【功效】清肝泻火，明目，散结消肿。

【应用】

1. 目赤肿痛，头痛眩晕 本品苦寒入肝，善清肝火，为治疗肝火目疾及肝阳上亢之头痛眩晕的常用药。用于肝火上攻头目之目赤肿痛、头痛眩晕，常与石决明、决明子、菊花等同用；若肝阴不足，目珠疼痛，至夜尤甚，可与当归、白芍、枸杞子等养血补肝药同用，如夏枯草散。

2. 瘰疬、瘿瘤 本品辛散苦泄，主入肝经，有良好的清肝散结消肿之功，用于痰火郁结所致的瘰疬、瘿瘤等。治疗瘰疬，常配伍浙贝母、玄参等；治疗瘿瘤，常与海藻、昆布等同用。

现代常用于治疗高血压属于肝热、肝阳上亢者，有清肝降压之功。

【用量用法】 煎服，10~15g，或煎膏服。

决明子 Juemingzi

【来源】 为豆科植物决明 *Cassia obtusifolia* L. 或小决明 *Cassia tora* L. 的干燥成熟种子。主产于江苏、安徽、四川等地。9~11 月间荚果成熟时采收，摘取黄色成熟的荚果，晒干，打下种子。生用或炒用。

【性味归经】 甘、苦、咸，微寒。入肝、大肠经。

【功效】 清热明目，润肠通便。

【应用】

1. 目赤目暗 本品苦寒以泄肝热，甘咸以益肾阴，为明目佳品。用于肝经实火，目赤肿痛、羞明多泪，常与夏枯草、栀子等同用；若风热上攻，目赤肿痛，可与菊花、桑叶等同用；若肝肾阴亏，目暗不明，则与沙苑子、枸杞子等同用。

2. 肠燥便秘 本品性寒质润，有清热润肠通便之功，用于内热肠燥，大便秘结，常与火麻仁、郁李仁等同用。

【用量用法】 煎服，9~15g，用于润肠通便时不宜久煎。

【使用注意】 气虚便溏者不宜用。

知识拓展

决明子配菊花制成菊明降压片，用治高血压有一定疗效；决明子配菊花、生山楂泡水代茶饮，用治高脂血症、高血压有一定疗效。

第二节 清热燥湿药

扫码“学一学”

本类药物性味多苦寒，苦能燥湿、寒能清热，故具有清热燥湿的功效。主要用于湿热证，如肠胃湿热所致的泄泻、痢疾、痔瘘；肝胆湿热所致的胁肋胀痛、黄疸、口苦；下焦湿热所致的小便淋沥涩痛、带下等。关节肿痛、湿疹、痈肿、耳痛流脓等证亦多与湿热有关，也属本类药的应用范围。此外，本类药多兼有泻火、解毒作用，可与清热泻火、清热解毒药合用，用以治火热证及痈肿疮毒。苦寒多能伐胃、伤阴，故本类药物用量一般不宜过大。脾胃虚弱和津液亏耗者当慎用，必要时可配伍健胃或养阴药物。

黄芩 Huangqin

【来源】 为唇形科植物黄芩 *Scutellaria baicalensis* Georgi 的干燥根。主产于河北、山西、内蒙古、河南及陕西等地。以山西产量最多，河北承德产的质量最好。春、秋季采挖，除去须根，撞去外皮，晒干。生用、酒炒或炒炭用。

【性味归经】 苦，寒。归肺、胆、脾、大肠、小肠经。

【功效】 清热燥湿，泻火解毒，止血，安胎。

【应用】

1. 湿温暑湿、泻痢、黄疸　本品苦寒，清热燥湿，用于各种湿热证。治湿温暑湿，胸脘痞闷、恶心呕吐、舌苔黄腻，常与滑石、茯苓皮、通草等同用，如黄芩滑石汤；治大肠湿热，泄泻痢疾，可与黄连、葛根同用，如葛根黄芩黄连汤；治湿热黄疸，常与茵陈、栀子等同用。

2. 肺热咳嗽，高热烦躁　本品善清肺火及上焦实热，对火热壅肺，咳嗽痰黄而稠，单用即效，亦可与桑白皮、知母等同用，如清肺汤；治火热炽盛，高热烦躁，常与黄连、黄柏、栀子同用，以增强泻火解毒之功，如黄连解毒汤。

3. 热毒疮肿，咽喉肿痛　本品有较强的泻火解毒之功，治热毒疮肿，常与金银花、连翘、野菊花等同用；治咽喉肿痛，常与山豆根、桔梗、射干等同用。

4. 血热吐衄　本品有凉血止血之功，用于内热炽盛、迫血妄行所致的出血证，常与生地黄、白茅根、三七等同用。

5. 胎热不安　本品为清热安胎良药，用于热迫胎动不安，常与白术、当归等同用，如当归散。

【用量用法】 煎服，3~10g。

【使用注意】 脾胃虚寒者不宜使用。

知识拓展

黄芩清热多生用，清上焦热多酒炙用，安胎多炒用，止血多炒炭用。生长年少的子根称子芩，体重下行力迅猛，善清大肠热；生长年久的宿根称枯芩，中空体轻力绵长，善清上焦火。

黄连 Huanglian

【来源】 为毛茛科植物黄连 *Coptis chinensis* Franch.、三角叶黄连 *Coptis deltoidea* C. Y. Chen et Hsiao 或云连 *Coptis teeta* Wall. 的干燥根茎。主产于四川、云南、湖北等地。秋季采挖，除去须根、泥土，干燥。生用或清炒、酒炙、姜汁炙、吴茱萸水炙用。

【性味归经】 苦，寒。归心、肝、胆、胃、大肠经。

【功效】 清热燥湿，泻火解毒。

【应用】

1. 湿热中阻，泻痢呕吐 本品大苦大寒，清热燥湿之力较黄芩为强，善清中焦湿热，为治湿热泻痢要药。治湿阻中焦之脘腹痞满、恶心呕吐，常与黄芩、半夏等同用，如半夏泻心汤；治湿热泻痢，里急后重，常与木香同用，如香连丸；治湿热泻痢兼发热恶寒等表证，常与葛根、黄芩同用，如葛根黄芩黄连汤；治下痢脓血、肛门灼热疼痛，可与白头翁、秦皮同用，如白头翁汤；治肝火犯胃，胁肋胀痛、呕吐口苦，常与吴茱萸同用，如左金丸。

2. 火热炽盛，高热烦躁 本品有泻火解毒之功，尤以泻心经实火见长。治心火亢盛，烦躁不眠，常与朱砂、当归等同用，如朱砂安神丸；治三焦热盛，高热神昏，常与黄芩、黄柏、栀子等同用，如黄连解毒汤；治胃火炽盛、消谷善饥、烦渴多饮之消渴，常与天花粉、芦根等同用；治血热之吐血、衄血，常与大黄、黄芩同用，如泻心汤。

3. 痈肿疔毒、皮肤湿疮、耳目肿痛 本品善疗疔毒。用治痈肿疔毒，多与黄芩、黄柏、栀子等同用，如黄连解毒汤；治皮肤湿疮，耳道流脓，可单用浸汁或制成软膏外用，亦可配枯矾、冰片研粉外用；治目赤肿痛，可单用煎汁或用人乳浸汁点眼。

【用量用法】煎服，2~5g。外用适量。泻火解毒宜生用，炒用可降低寒性，清胃止呕宜姜炙用，清上焦火热宜酒炙用。

【使用注意】本品大苦大寒，过服久服易伤阳损阴，故阴虚津伤及脾胃虚寒者慎用。

知识拓展

马尾连 为毛茛科植物多叶唐松草等多种同属植物的干燥根茎和根。有类似黄连的性能，但苦寒之性及功效均较黄连弱。主要用于胃肠或肝经湿热所致的泻痢、呕吐、黄疸、目赤及热毒疮肿等症。

黄柏 Huangbo

【来源】为芸香科植物黄皮树 *Phellodendron chinense* Schneid. 或黄檗 *Phellodendron amurense* Rupr. 的干燥树皮。前者习称“川黄柏”，主产于四川、贵州、湖北、云南等地；后者习称“关黄柏”，主产于辽宁、吉林、河北等地。立夏至夏至间剥取树皮，刮去粗皮，晒干，压平切片。生用、盐水炙或炒炭用。

【性味归经】苦，寒。归肾、大肠经。

【功效】清热燥湿，泻火解毒，退热除蒸。

【应用】

1. 下焦湿热证 本品苦寒，清热燥湿，尤善于治下焦湿热证。用治湿热带下，黄浊秽臭，常与山药、芡实、车前子等同用，如易黄汤；治膀胱湿热，小便涩痛，常与木通、滑石、瞿麦等同用；治湿热下注，足膝红肿疼痛，常与苍术、牛膝同用，如三妙丸；治泻痢脓血，里急后重，常与白头翁、秦皮同用，如白头翁汤；用治湿热黄疸，小便黄赤，常与栀子、甘草同用，如栀子柏皮汤。

2. 热毒疮疡、湿疮湿疹 本品既清热燥湿，又泻火解毒。对于热毒疮疡，内服常与黄连、黄芩、栀子同用，如黄连解毒汤；外用可研细末以鸡蛋清或猪胆汁调涂患处。治湿疮湿疹，内服常与土茯苓、苦参、白鲜皮等同用；外用可与滑石、甘草为末撒敷，或煎水洗患处。

3. 阴虚发热，盗汗遗精　本品盐水炙主入肾经，善清相火、退虚热，常与知母、熟地、山茱萸等同用，共奏滋阴降火之功，如知柏地黄丸。

【用量用法】煎服，3~12g。外用适量。生用清热解毒、炒炭止血，盐水炙用退虚热、除骨蒸。

【使用注意】本品大苦大寒，过服久服易伤阳损阴，故阴虚津伤及脾胃虚寒者慎用。

考点提示：黄芩、黄连、黄柏性能特点与功效应用区别。

知识拓展

《中国药典》（2015年版）将关黄柏单列，只说明其来源、性状、有效成分含量、鉴别方法等与黄柏不同，但其炮制方法、性味归经、功效应用及用量用法等均相同。

知识链接

黄芩、黄连、黄柏的功用之异同

共同点：三药均为苦寒燥湿之品，功能清热燥湿、泻火解毒，用于各种湿热证。

不同点：黄芩主入肺经，善清上焦实热并泻肺火以治肺热咳嗽；黄连主入心、胃经，善清中焦湿热并泻心胃实火以治心火亢盛、胃火牙痛；黄柏主入肾经，善清下焦湿热并泻相火、退虚热以治骨蒸潮热。

龙胆 Longdan

【来源】为龙胆科植物条叶龙胆 *Gentiana manshurica* Kitag.、龙胆 *Gentiana scabra* Bge.、三花龙胆 *Gentiana triflora* Pall. 或滇龙胆 *Gentiana rigescens* Franch. 的干燥根及根茎。前三种习称“龙胆”或“关龙胆”，主产东北地区；后一种习称“坚龙胆”或“云龙胆”，主产于云南、四川、贵州等地。春、秋季采挖，晒干。切段，生用。

【性味归经】苦，寒。归肝、胆经。

【功效】清热燥湿，泻肝胆火。

【应用】

1. 下焦湿热　本品大苦大寒，清热燥湿，尤善清下焦湿热。用于湿热下注、带下黄稠、阴肿阴痒等，常与黄柏、苦参、白鲜皮等同用；治肝胆湿热，黄疸、尿赤，常与茵陈、栀子、虎杖等同用。

2. 肝胆实火　本品主入肝胆经以泻肝胆实火。用于肝火头痛、口苦、目赤、耳聋等，常与栀子、黄芩、木通等同用，如龙胆泻肝汤；对肝经热盛、热极生风之高热惊厥、手足抽搐等，常与牛黄、钩藤等同用，如凉惊丸。

【用量用法】煎服，3~6g。外用适量。

【使用注意】阴虚津伤者慎用，脾胃虚寒者不宜使用。

苦参 Kushen

【来源】为豆科植物苦参 *Sophora flavescens* Ait. 的干燥根。全国各地均产。春、秋季采挖，除去根头和小枝根，晒干或趁鲜切片。生用。

【性味归经】苦，寒。归心、肝、胃、大肠、膀胱经。

【功效】清热燥湿，杀虫，利尿。

【应用】

1. 湿热泻痢、黄疸、带下阴痒　本品苦寒，能清热燥湿，用于胃肠湿热，腹痛泄泻、下痢脓血，常与木香同用，如香参丸；治湿热黄疸，常与茵陈、栀子、板蓝根等同用；治带下黄稠及阴肿阴痒等，常与黄柏、白鲜皮、龙胆草等同用。

2. 湿疹疥癣，皮肤瘙痒　本品既清热燥湿，又杀虫止痒，内服外用均可。用治疥癣，可配伍枯矾、硫黄制成软膏外涂；治皮肤瘙痒、脓疱疮，可单用煎汤熏洗；若与大风子、苍耳子等同用，可治麻风。

3. 湿热蕴结，小便涩痛　本品能清下焦湿热，兼能通利小便，治湿热蕴结膀胱之小便不利、灼热涩痛，常与木通、石韦等同用；治妊娠小便不利，常配当归、贝母等，如当归贝母苦参丸。

此外，近年用本品治疗阴道毛滴虫病也有良效。

【用量用法】煎服，4.5~9g。外用适量。

【使用注意】不宜与藜芦同用。

知识拓展

龙胆与苦参的功用之异同

共同点：二药均能清热燥湿，用于下焦湿热证。

不同点：龙胆善泻肝胆实火，用于肝经热盛、热极生风之高热惊厥、手足抽搐；苦参又可杀虫止痒、利尿，用于湿疹疥癣、皮肤瘙痒及小便涩痛。

秦皮 Qinpi

【来源】为木犀科植物苦枥白蜡树 *Fraxinus rhynchophylla* Hance、白蜡树 *Fraxinus chinensis* Roxb.、尖叶白蜡树 *Fraxinus szboana* Lingelsh. 和宿柱白蜡树 *Fraxinus stylosa* Lingelsh. 的干燥枝皮或干皮。产于吉林、辽宁及河南等地。春、秋季剥取，晒干，切丝。生用。

【性味归经】苦、涩，寒。归肝、胆、大肠经。

【功效】清热燥湿，收涩止痢，止带，明目。

【应用】

1. 热毒泻痢，湿热带下 本品苦寒，味涩收敛，有清热燥湿解毒、收敛固涩止痢之功。用治热毒泻痢、里急后重，常与白头翁、黄连、黄柏同用，如白头翁汤；治湿热下注，赤白带下，常与当归、牡丹皮等同用。

2. 目赤肿痛，目生翳障 本品入肝经能清肝泻火、明目退翳，常与菊花、黄连等同用，如秦皮散；亦可单用本品煎汁洗眼。

【用量用法】煎服，6~12g。外用适量。

白鲜皮 Baixianpi

【来源】为芸香科植物白鲜 *Dictamnus dasycarpus* Turcz. 的干燥根皮。主产于辽宁、河北、四川、江苏等地。春、秋季采挖，除去泥沙及粗皮，剥取根皮，切片，晒干。生用。

【性味归经】苦，寒。归脾、胃、膀胱经。

【功效】清热燥湿，祛风解毒。

【应用】

1. 湿热疮毒，湿疹疥癣 本品能清热燥湿、泻火解毒，兼能祛风止痒。用治皮肤湿疮，多脓溃烂、黄水淋漓等，常与苦参、黄柏、龙胆草等同用；治湿疹疥癣，皮肤瘙痒，常与苦参、地肤子等同用，既可内服，亦可煎汤外洗。

2. 风湿热痹，黄疸尿赤 本品既清热燥湿，又祛风除痹。治风湿热痹，关节红肿，常与苍术、黄柏等同用；治湿热黄疸，小便黄赤，可与茵陈、栀子等同用。

【用量用法】煎服，5~10g。外用适量。

【使用注意】脾胃虚寒者慎用。

扫码“学一学”

第三节 清热解毒药

本类药物多为苦寒之品，主入胃、肝、肺、心及大肠经。具有清热泻火解毒的作用。适用于各种火热毒邪所致的病证，如温病发热、咽喉肿痛、痈肿疮疡、瘟毒发斑、丹毒、痄腮、热毒泻痢等。部分药物还可用于毒蛇咬伤、肿瘤、水火烫伤及其他急性热病等。应用本类药物时，须根据热毒证候的不同表现及兼证的不同，有针对性地选择用药，并进行适当的配伍。本类药物药性寒凉，应中病即止，以免损伤脾胃。

金银花 Jinyinhua

【来源】为忍冬科植物忍冬 *Lonicera japonica* Thunb. 的干燥花蕾或带初开的花。全国大部地区均产，山东产量最大。夏初花开前采收，阴干。生用、炒炭或制为露剂用。

【性味归经】甘，寒。归肺、心、胃经。

【功效】清热解毒，疏散风热。

【应用】

1. 痈肿疔疮 本品甘寒，善清热解毒、消散痈肿，为治一切痈肿疔疮阳证的要药。治疮痈初起红、肿、热、痛，可以大剂量单用，或与白芷、穿山甲、皂角刺等同用，如治仙方活命饮；治疮痈肿毒，根深坚硬，可与紫花地丁、蒲公英等同用，如五味消毒饮；治乳痈肿痛，常与蒲公英、青皮等同用；治肠痈腹痛，常与薏苡仁、黄芩等同用；治肺痈咳吐脓痰，可与鱼腥草、芦根等同用。

2. 外感风热，温病初起 本品甘寒，芳香质轻，既清热解毒，又轻宣疏散，对温病各个阶段的证候均可配伍应用。治外感风热或温病初起，常与连翘、薄荷、牛蒡子等同用，如银翘散；治温病热入气分，可与石膏、知母等同用；治温病热入营血，斑疹隐隐、神烦少寐，常与生地黄、牡丹皮、赤芍等同用。

3. 热毒血痢 本品有凉血止痢之功，治热毒泻痢，大便脓血，单用浓煎即可，亦可与黄芩、黄连、白头翁等同用。

4. 暑热烦渴、热疖、痱子 金银花制露有清热解暑的功效，可用于小儿热疖、痱子和暑热烦渴等。

此外，现代用本品配伍黄芩，制成银黄片或银黄口服液，治疗上呼吸道感染、急性咽喉炎、扁桃体炎等有较好的疗效。

【用法用量】煎服，6~15g。外用适量。炒炭利于凉血治痢，制露剂长于解暑。

【使用注意】脾胃虚寒及气虚疮疡脓清稀者忌用。

知识拓展

山银花 为忍冬科植物灰毡毛忍冬 *Lonicera macranthoides* Hand.-Mazz.、红腺忍冬 *Lonicera hypoglavca* Miq.、华南忍冬 *Lonicera confusa* DC. 或黄褐毛忍冬 *Lonicera fulvotomentosa* Hsu et S. C. Cheng 的干燥花蕾或带初开的花。全国各地均产。性味功效与金银花相同，但疗效差。

忍冬藤 为忍冬的干燥茎枝。性味功效与金银花相似，兼能通络，亦常用于风湿热痹，关节红、肿、热、痛等。

连翘 Lianqiao

【来源】为木犀科植物连翘 *Forsythia suspensa*（Thunb.）Vahl. 的干燥果实。产于东北、华北、长江流域及云南等地。秋季果实初熟尚带绿色时采收，蒸熟，晒干，习称“青翘”；果实熟透时采收，晒干，习称“老翘”。生用。

【性味归经】苦，微寒。归肺、心、小肠经。

【功效】清热解毒，消痈散结，疏散风热。

【应用】

1. 痈肿疮毒，瘰疬痰核 本品苦寒，主入心经，既清心火、解疮毒，又消痈肿、散郁结，临床有“疮家圣药”之称。用于疮疡肿痛，常与金银花、紫花地丁、蒲公英等同用；治乳痈肿痛，常与蒲公英、瓜蒌等同用；治瘰疬痰核，常与夏枯草、浙贝母、牡蛎等同用。

2. 外感风热，温病初起 本品苦寒质轻，入心肺二经，能疏散上焦风热。用于外感风热或温病初起，发热、微恶风寒、头痛、咽痛、脉浮数，常与金银花、薄荷、牛蒡子等同用，如银翘散。

3. 身热舌绛，神昏谵语 本品苦寒沉降，轻清疏散，既清里热，又透营转气。用于热入营血，舌绛神昏，可与玄参、牡丹皮、金银花等同用，以达清热解毒、透营转气之效，如清营汤；治热入心包，高热神昏、谵语发狂，常以连翘心与莲子心、麦冬等同用，如清宫汤。

此外，本品兼有清心利尿之功，用于小便不利、热淋涩痛，常与竹叶、木通、白茅根等同用。

【用法用量】 煎服，6~15g。

【使用注意】 脾胃虚寒及气虚疮疡脓清者忌用。

考点提示：金银花与连翘的功效应用区别。

知识拓展

连翘心 为连翘的种子。一般是在采收青翘后，蒸熟晒干，筛取种子用。专入心经以清心热，主要用于温热病热入心包、神昏谵语等。

清营汤 由犀角（水牛角代）、生地黄、金银花、连翘、玄参、黄连、竹叶心、丹参、麦冬组成，功效清营解毒、透热养阴，主治热入营分证。

清宫汤 由玄参心、莲子心、连翘心、竹叶卷心、连心麦冬、犀角（水牛角代）组成，功效清心解毒、养阴生津，主治热病伤阴、邪陷心包之证。

知识链接

金银花与连翘功用之异同

共同点：二者均有清热解毒、疏散风热之功，用于痈肿疮毒及外感风热、温病初起之证。

不同点：金银花炒炭能凉血止痢，制露又能清热解暑，分别用于热毒血痢、暑热烦渴等证；连翘善解毒散结、透营转气、清心利尿，有"疮家圣药"之称，用于瘰疬结核、身热舌绛、小便不利、热淋涩痛等证。

大青叶 Daqingye

【来源】 为十字花科植物菘蓝 *Isatis indigodica* Fort. 的干燥叶片。主产于江苏、安徽、河北、河南、浙江等地。夏、秋季分2~3次采收。晒干用或鲜用。

【性味归经】 苦、咸，大寒。归心、胃经。

【功效】 清热解毒，凉血消斑。

【应用】

1. 丹毒痈肿，喉痹口疮 本品苦寒，善清心、胃二经实火，有解毒利咽之功。用治丹毒痈肿，可用鲜品捣敷患处，或与蒲公英、紫花地丁等同用；治心胃火热上攻，发热头痛、喉痹痄腮、咽喉肿痛等，常与玄参、黄连、山豆根等同用，或单用鲜品捣汁服。

2. 热入营血，温毒发斑 本品苦咸大寒，既清心胃实火热毒，又善入营血以凉血消斑。用于温热病热入营血，气血两燔之壮热、神昏、发斑、烦躁等，常与赤芍、牡丹皮、栀子等同用，共奏凉血解毒之功，如犀角大青汤。

此外，本品亦可用于外感风热或温病初起，发热、微恶风寒、头痛、咽痛等，可与疏散风热、清热解毒之薄荷、牛蒡子、金银花等同用。现代多用于上呼吸道感染、流行性感冒、流行性乙型脑炎、病毒性肺炎、病毒性肝炎、流行性腮腺炎、细菌性痢疾和急性肠炎等，均有较好疗效。

【用量用法】 煎服，9~15g，鲜品30~60g。外用适量。

【使用注意】 脾胃虚寒者忌用。

知识拓展

除上述菘蓝的叶外，蓼科植物蓼蓝 *Polygonum tinctorium* Ait.、爵床科植物马蓝 *Baphicacanthus cusia*（Nees.）Bremek、马鞭草科植物路边青 *Clerodendron cyrtophyllum* Turcz. 等的叶在不同地区亦作大青叶用。其中蓼蓝的叶，《中国药典》（2015年版）单独收录，称蓼大青叶，性味功效与大青叶相同。

板蓝根 Banlangen

【来源】 为十字花科植物菘蓝 *Isatis indigodica* Fort. 的干燥根。秋季采挖，除去泥沙，晒干，切片。生用。

【性味归经】 苦，寒。归心、胃经。

【功效】 清热解毒，凉血利咽。

【应用】

1. 外感风热，温病初起，咽喉肿痛 本品苦寒，清热解毒的功效与大青叶相似，善清实热火毒，尤以解毒利咽散结见长，用治外感风热或温病初起，发热、咽痛者为宜，可单用，如板蓝根冲剂，或与金银花、连翘、荆芥等同用。

2. 温病气血两燔之壮热、发斑，或痈肿疮毒、大头瘟等 本品苦寒，有清热解毒、凉血消肿之功，主要用治多种瘟疫热毒之证。用治时行温病，发斑发疹、舌绛紫暗，常与生地、紫草、黄芩等同用，如神犀丹；用治丹毒、痄腮、大头瘟，头面红肿、咽喉不利，常与连翘、黄芩、牛蒡子等同用，如普济消毒饮。

此外，本品有良好的抗病毒作用，现代多用于流行性乙型脑炎、流行性感冒、病毒性肝炎等。

【用量用法】 煎服，9~15g。

【使用注意】 体虚无实火热毒者忌用，脾胃虚寒者慎用。

青黛 Qingdai

【来源】为爵床科植物马蓝 *Baphicacanthus cusia*（Nees）Bremek.、蓼科植物蓼蓝 *Polygonum tinctorium* Ait. 或十字花科植物菘蓝 *Isatis indigodica* Fort. 的叶或茎叶经加工制得的干燥粉末、团块或颗粒。将以上植物的叶或茎叶加水浸泡至腐烂，捞出茎叶，加入适量石灰乳，充分搅拌至浸液由墨绿转深红色，捞取液面泡沫物，晒干。

【性味归经】咸，寒。归肝、肺经。

【功效】清热解毒，凉血消斑，泻火定惊。

【应用】

1. 瘟毒发斑，吐血衄血 本品咸寒，善入血分以清热解毒、凉血消斑。用治温毒发斑，常与生地黄、牡丹皮同用；治热入血分、迫血妄行而致吐血衄血，常与赤芍、白茅根等同用。

2. 痄腮喉痹，疮痈肿毒 本品能清热解毒、凉血消肿。用治外感温毒时疫、痄腮、咽喉肿痛，常与板蓝根、玄参、黄芩等同用；治疮痈肿毒，常与蒲公英、紫花地丁、金银花、连翘等同用。

3. 咳嗽胸痛，痰中带血 本品亦入肺经，能清热泻火、凉血止血。用治上证，常与海蛤壳同用，如黛蛤散；重症可配瓜蒌、栀子、牡丹皮等同用。

4. 高热惊痫，惊风抽搐 本品咸寒，善入肝经，能清肝泻火、息风定惊。用治高热惊痫，常与滑石、甘草同用，如碧玉散；治小儿惊风抽搐，常与牛黄、钩藤等同用，如凉惊丸。

【用量用法】入丸散剂，1~3g。外用适量。

【使用注意】胃寒者慎用。

考点提示：大青叶、板蓝根、青黛功效应用区别。

知识链接

大青叶、板蓝根、青黛的功用之异同

共同点：三药同出一源，功效应用相近，均能清热解毒、凉血消斑，用于热入营血、温毒发斑之证。

不同点：大青叶长于凉血消斑，斑疹、吐衄多用；板蓝根长于利咽散结，喉痹、痄腮多用；青黛长于泻火定惊，惊痫、抽搐多用。

贯众 Guanzhong

【来源】为鳞毛蕨科植物粗茎鳞毛蕨（绵马鳞毛蕨）*Isatis indigodica* Fort. 或紫萁科植物紫萁 *Osmunda japonica* Thunb. 的干燥根茎和叶柄残基。前者称“绵马贯众”，主产于东北；后者称“紫萁贯众”，主产于江苏、浙江、四川等地。秋季采挖，洗净，除去叶柄及须根，晒干。生用或炒炭用。

【性味归经】苦，微寒。有小毒。归脾、胃、肝经。

【功效】清热解毒，凉血止血，杀虫。

【应用】

1. 外感风热、温病发斑、痄腮 本品苦寒，善走表入里，能清气分、血分之热毒。用于外感风热，单用或与桑叶同用；治温病发斑、痄腮，常与大青叶、板蓝根、紫草等同用。

2. 血热出血 本品炒炭有凉血止血之功，可用于各种血热出血证，尤善治崩漏下血，常与五灵脂同用；治吐衄便血，可与侧柏叶、白茅根等同用。

3. 肠道寄生虫病 本品生用有杀虫之功，用治绦虫病，常与槟榔、雷丸同用；治钩虫病，可与槟榔、榧子同用；治蛔虫腹痛，可配使君子、苦楝皮；用治蛲虫，可单用水煎，睡前熏洗肛门。

此外，本品抗病毒作用显著，现代多用于防治麻疹及流行性感冒、流行性腮腺炎、流行性乙型脑炎等。

【用量用法】煎服，10~15g。清热解毒、杀虫宜生用，止血宜炒炭用。

【使用注意】不宜过量使用。脾胃虚寒者慎用。

知识拓展

《中国药典》（2015 年版）将绵马贯众、绵马贯众炭、紫萁贯众分别单列，绵马贯众、紫萁贯众功效应用基本相同，绵马贯众炭功专收敛止血。

熊胆 Xiongdan

【来源】为熊科动物黑熊 *Selenarctos thibetanus* Cuvier、棕熊 *Ursus arctos* Linnaeus 的干燥胆汁。黑熊主产于东北及华北地区；棕熊除产于东北、华北外，陕西、四川、云南、青海、甘肃、新疆等省区亦有分布。夏秋季猎取，迅速取出胆囊，干燥，去净胆囊皮膜，研细用。现多人工引流活熊胆汁而得。

【性味归经】苦，寒。归肝、胆经。

【功效】清热解毒，息风止痉，清肝明目。

【应用】

1. 惊风癫痫，手足抽搐 本品苦寒，善入肝经，有清热解毒、息风止痉之功，用于肝经热盛、热极生风及小儿痰热惊风，常与竹沥同用。

2. 目赤肿痛，目生翳膜 本品善入肝经以清肝泻火，用于肝火上攻，目赤肿痛或肝经风热，翳膜遮睛，既可外用点眼，亦可水冲内服。

此外，取其清热解毒之功，亦可用于热毒蕴结之咽喉肿痛、疮痈肿毒及痔疮肿痛。常用水调化涂于患部，或加入少许冰片调涂。

【用量用法】内服，1~2.5g。多入丸散，不入汤剂。外用适量。

【使用注意】脾胃虚寒者忌用。

紫花地丁 Zihuadiding

【**来源**】为堇菜科植物紫花地丁 *Viola yedoensis* Makino 的干燥全草。产于长江流域及南方各省。夏、秋季采挖，除去杂质，洗净切段。鲜用或晒干生用。

【**性味归经**】苦、辛，寒。归心、肝经。

【**功效**】清热解毒，凉血消肿。

【**应用**】

1. 热毒疮疡诸证　本品苦辛而寒，能清热解毒、消痈散结，为治热毒壅滞、痈肿疮毒、红肿热痛的常用药物，尤其善于治疗疔毒。用于痈疖疔疮，常与金银花、蒲公英、野菊花等清热解毒药同用，如五味消毒饮，亦可用鲜品捣汁内服，渣敷患处；治乳痈肿痛，常与蒲公英、连翘、瓜蒌等解毒散结药同用；治肠痈疼痛，常与败酱草、大血藤、赤芍等清热解毒、活血消肿药同用。

考点提示：紫花地丁善于治疗疔毒。

2. 毒蛇咬伤　本品有解蛇毒的作用，可单用鲜品取汁内服，并用其渣加雄黄少许捣匀外敷。

此外，本品兼能清肝明目，还可用于肝火目赤肿痛，常与夏枯草、决明子、菊花等清肝明目药同用。

【**用量用法**】煎服，15~30g。外用适量，可用鲜品捣敷。

【**使用注意**】体质虚寒者忌用，阴证疮疡慎用。

知识拓展

苦地丁　为罂粟科植物紫堇 *Corydalis bungeana* Turcz. 的全草，《中国药典》（2015 年版）将其单独收录，性味苦寒，归心、肝、大肠经，功能清热解毒、散结消肿，用于时疫感冒、咽喉肿痛、疔疮肿痛、痈疽发背、痄腮丹毒等。

另外，豆科植物米口袋 *Gueldenstaedtia multiflora* Turcz. 的带根全草，在东北、华北、山东、江苏等地作地丁用，习称“甜地丁”。

蒲公英 Pugongying

【**来源**】为菊科植物蒲公英 *Taraxacum mongolicum* Hand. -Mazz. 、碱地蒲公英 *Taraxacum borealisinense* Kitam. 或同属数种植物的干燥全草。全国各地均产。春至秋季花初开时采挖，除去杂质，洗净，切段。晒干用或鲜用。

【**性味归经**】苦、甘，寒。归肝、胃经。

【**功效**】清热解毒，消肿散结，利尿通淋。

【**应用**】

1. 痈肿疔毒，乳痈内痈　本品苦甘性寒，为清热解毒、消痈散结之佳品，因兼能通经下乳，故为治乳痈之要药。其解毒消痈的作用与紫花地丁相似，常相须为用，并配金银花、野菊花等同用，如五味消毒饮；用治乳痈肿痛，可单用或与穿山甲、天花粉、连翘等同用；治肺痈咳吐脓痰，常与鱼腥草、冬瓜仁、芦根等同用；治肠痈腹痛，常与败酱草、赤芍、大黄、牡丹皮等同用。

考点提示：蒲公英为治乳痈之要药。

2. 热淋涩痛，湿热黄疸 本品能清热利湿、利胆退黄，治湿热淋证之热淋涩痛，常与石韦、车前子、滑石等利尿通淋药同用；用治湿热黄疸，常与茵陈、栀子、金钱草等利湿退黄药同用。

3. 肝火上炎，目赤肿痛 本品有清肝明目之功，用治上证，可单用煎水熏洗，或配伍菊花、夏枯草、黄芩等药内服。

【用量用法】煎服，10~15g。外用适量，鲜品捣敷。

知识链接

紫花地丁与蒲公英的功用之异同

共同点：二药均具有清热解毒、消痈散结之功，用治热毒壅滞、疮痈肿毒。

不同点：紫花地丁功偏凉血解毒，善治疔毒；又兼解蛇毒，用于毒蛇咬伤。蒲公英功偏通经下乳，善治乳痈肿痛；又兼利尿通淋、清肝明目，用于热淋、黄疸、目赤肿痛。

鱼腥草 Yuxingcao

【来源】为三白草科植物蕺菜 *Houttuynia cordata* Thunb. 的新鲜全草或干燥地上部分。产于我国长江流域以南各省。夏季茎叶茂盛花穗多时采收，除去杂质，洗净。晒干用或鲜用。

【性味归经】辛，微寒。归肺经。

【功效】清热解毒，消痈排脓，利尿通淋。

【应用】

1. 肺痈及肺热咳嗽 本品辛寒入肺，寒以清热，辛以散结，尤以清肺见长，为治肺痈之要药。治痰热壅肺，发为肺痈，咳吐脓血，痰黄腥臭，常与桔梗、芦根、冬瓜仁等同用；治肺热咳嗽，痰黄而稠，常与黄芩、贝母、桑白皮等清肺化痰止咳药同用。

考点提示：鱼腥草为治肺痈之要药。

2. 热毒疮疡 本品清热解毒、消痈排脓，可用于各种热毒疮疡，常与紫花地丁、金银花、连翘等清热解毒药同用，内服外用均可。

3. 热淋涩痛 本品能清热除湿、利尿通淋，对于热结膀胱、小便淋沥涩痛者，常与木通、车前子、滑石等利尿通淋药同用。

【用量用法】煎服，15~25g，鲜品加倍。外用适量，捣敷或煎汤熏洗患处。

【使用注意】本品含挥发油，不宜久煎。

败酱草 Baijiangcao

【来源】为败酱科植物黄花败酱 *Patrinia scabiosaefolia* Fisch. 或白花败酱 *Patrinia villosa* Juss. 的干燥带根全草。主产于四川、江西、福建等省。夏季花开前采挖，晒至半干，扎成束，阴干。生用或鲜用。

【性味归经】辛、苦，微寒。归胃、大肠、肝经。

【功效】清热解毒，消痈排脓，祛瘀止痛。

【应用】

1. 肠痈肺痈，热毒痈肿 本品辛散苦泄，既解毒消痈，又活血祛瘀，并善治内痈，尤多用于肠痈，为治肠痈之要药。治肠痈脓未成，常与金银花、牡丹皮、赤芍等同用；肠痈脓已成者，常与薏苡仁、附子同用，如薏苡附子败酱散；治肺痈咳吐脓血，常与鱼腥草、芦根、桔梗等同用；治热毒疮疖，单用内服并以鲜品捣烂敷患处，或配伍清热解毒的金银花、连翘、紫花地丁等同用。

考点提示：败酱草为治肠痈之要药。

2. 产后瘀阻腹痛 本品味辛，行散瘀滞通经止痛，用治上证，可单用煎服，或与五灵脂、延胡索、乳香等活血止痛药同用。

【用量用法】煎服，9～15g。外用适量。

【使用注意】脾胃虚寒、食少泄泻者忌用。

知识拓展

北败酱 为菊科植物苣荬菜（苦菜）*Sonchus brachyotus* DC. 的带根全草，在华北及西北等北方地区习用。

苏败酱 为十字花科植物菥蓂 *Thlaspi arvense* L. 的带根全草，在华北及中南地区习用。

墓头回 为败酱科植物异叶败酱 *Patrinia heterophylla* Bunge. 及糙叶败酱 *Patrinia scabra* Bunge. 的干燥根。味辛、苦，性微寒，功用与败酱草相似，兼有止血、止带之功，多用治崩漏下血、赤白带下等证。

穿心莲 Chuanxinlian

【来源】为爵床科植物穿心莲 *Andrographis paniculata*（Burm. f.）Nees 的干燥地上部分。产于华南、华东及西南等地。秋初茎叶茂盛时采收，切段。晒干用或鲜用。

【性味归经】苦，寒。归心、肺、大肠、膀胱经。

【功效】清热解毒，凉血消肿，燥湿止痢。

【应用】

1. 外感风热，温病初起 本品苦寒质轻，既清热解毒，又疏散风热，用治上证之发热头痛，常与金银花、连翘、薄荷等同用。

2. 肺热喘咳、肺痈、咽喉肿痛 本品善入肺经以清肺火。用治肺热咳喘，痰黄而稠，常与黄芩、贝母、苦杏仁等同用；治肺痈咳吐脓痰，常与鱼腥草、冬瓜仁、桔梗等药同用；治咽喉肿痛，常与玄参、牛蒡子、板蓝根等同用。

3. 湿热泻痢，热淋湿疹 本品性寒清热，味苦燥湿。治胃肠湿热，泻痢腹痛，可单用或与黄芩、黄连、马齿苋等解毒燥湿止痢药同用；治膀胱湿热，热淋涩痛，常与车前子、海金沙、石韦等利尿通淋药同用；治湿疹瘙痒，可研粉用甘油调涂。

4. 痈肿疮毒，毒蛇咬伤 本品能清热解毒，凉血消肿，可用治湿热火毒诸证。用治上证，常单用鲜品捣烂外敷或与金银花、野菊花等同用。

【用量用法】 煎服，6~9g。外用适量。

【使用注意】 本品大苦大寒，不宜多服久服，以免损伤胃气。

土茯苓 Tufuling

【来源】 为百合科植物光叶菝葜 *Smilax glabra* Roxb. 的干燥根茎。产于长江流域及南部各省。夏、秋季采挖，除去须根，洗净切片，晒干。生用。

【性味归经】 甘、淡，平。归肝、胃经。

【功效】 解毒除湿，通利关节。

【应用】

1. 梅毒 本品甘淡，善解毒利湿、通利关节，既治梅毒，又解汞毒，为治梅毒之要药。用治梅毒或因梅毒而服汞剂所致的肢体拘挛，可单用大量煎服，也可配伍金银花、白鲜皮等，如复方土茯苓汤。

考点提示： 土茯苓为治梅毒之要药。

2. 湿热痹痛，热淋涩痛 本品通利关节，用于风湿热痹，关节红肿疼痛、屈伸不利，常与忍冬藤、防己、威灵仙等同用；治热淋尿赤涩痛，常与木通、石韦、车前子等同用。

3. 湿热疮肿，湿疹带下 常与白鲜皮、苦参、黄柏等清热燥湿、解毒止痒药同用。

【用量用法】 煎服，15~60g。外用适量，研末调敷。

【使用注意】 肝肾阴虚者慎用。服药期间忌饮茶水。

半边莲 Banbianlian

【来源】 为桔梗科植物半边莲 *Lobelia chinensis* Lour. 的干燥全草。主产于湖北、湖南、广东、江苏等地。夏季采收，除去杂质，洗净晒干，切段。鲜用或生用。

【性味归经】 甘、淡，寒。归心、小肠、肺经。

【功效】 清热解毒，利尿消肿。

【应用】

1. 痈肿疔疮，毒蛇咬伤 本品甘寒，能清热解毒，用于治疗热毒疮疡，毒蛇咬伤，常配伍金银花、连翘、紫花地丁等清热解毒药，内服外用均可。

2. 水肿腹胀，湿热黄疸 本品甘淡渗泄、利尿消肿，用于水肿腹胀、小便不利，常与茯苓、泽泻、车前子等利水退肿药同用；治湿热黄疸，常与茵陈、栀子、金钱草等利湿退黄药同用。

3. 湿疮湿疹 本品能清热利湿，对湿疮湿疹，皮肤瘙痒，可单味水煎，局部湿敷或外敷患处。

【用量用法】 煎服，9~15g。鲜品加倍。外用适量。

【使用注意】 虚证水肿忌用。

知识拓展

半枝莲 为唇形科植物半枝莲 Scutellaria barbata D. Don. 的干燥全草。性味苦、辛，寒，归肺、肝、肾经。功能清热解毒、化瘀利尿，用于疔疮肿毒、咽喉肿痛、跌仆损伤、水肿、黄疸、蛇虫咬伤等。

白花蛇舌草 Baihuasheshecao

【来源】 为茜草科植物白花蛇舌草 *Oldenlandia diffusa*（Willd.）Roxb. 的干燥全草。主产于长江以南各省。夏、秋季采收，除去杂质，洗净。鲜用或晒干生用。

【性味归经】 微苦、甘，寒。归胃、大肠、小肠经。

【功效】 解毒消痈，清热利湿，抗肿瘤。

【应用】

1. 肠痈肺痈，疮疖肿痛，毒蛇咬伤 本品有较强的清热解毒作用，对热毒蕴结，不论内痈、外痈，均可应用。治肠痈腹痛，常与败酱草、大血藤、金银花等同用；治肺痈咳吐脓痰，常与鱼腥草、桔梗、芦根等同用；治疮疖肿痛，常与金银花、连翘、野菊花等同用；治毒蛇咬伤，可用鲜品捣敷患处，或配伍紫花地丁、半边莲等内服。

2. 热淋涩痛，湿热黄疸 本品能清热利湿、利尿通淋，用于热淋涩痛，常与木通、滑石、瞿麦等同用；治湿热黄疸，常用与茵陈、栀子等同用。

3. 肿瘤 本品有一定抗肿瘤作用，目前试用于治疗多种肿瘤，如胃癌、食管癌、直肠癌等消化道肿瘤，但其疗效需待进一步研究。

【用量用法】 煎服，15~60g。外用适量。

【使用注意】 阴疸及脾胃虚寒者忌用。

射干 Shegan

【来源】 为鸢尾科植物射干 *Belamcanda chinensis*（L.）DC. 的干燥根茎。主产于湖北、河南、江苏、安徽等地。春初刚发芽或秋末茎叶枯萎时采挖，除去须根及泥沙，洗净晒干，切片。生用。

【性味归经】 苦，寒。归肺经。

【功效】 清热解毒，祛痰利咽。

【应用】

1. 咽喉肿痛 本品苦寒，专入肺经，善清肺火以祛痰利咽。对咽喉肿痛兼有痰热者尤为适宜，可单用捣汁含咽，亦可与黄芩、桔梗、牛蒡子等解毒利咽药同用。

考点提示：射干善治痰热壅盛之咽喉肿痛。

2. 肺热咳嗽，痰黄稠黏 本品善清肺火以治肺热咳喘，常与瓜蒌、贝母、桑白皮等同用，如射干马兜铃汤；如配伍温肺化痰、止咳平喘的麻黄、细辛等药，可用于寒痰壅肺，痰鸣气喘或咳嗽痰多之症，如射干麻黄汤。

【用量用法】煎服，3～10g。

【使用注意】本品苦寒，脾虚便溏者不宜使用，孕妇忌用或慎用。

山豆根 Shandougen

【来源】为豆科植物越南槐（广豆根）*Sophora tonkinensis* Gepnep. 的干燥根及根茎。主产于广西、广东、江西、贵州等地。秋季采挖，除去杂质，洗净切片，晒干。生用。

【性味归经】苦，寒。有毒。归肺、胃经。

【功效】清热解毒，消肿利咽。

【应用】

1. 热毒蕴结，咽喉肿痛 本品大苦大寒，主入肺经，功能清热解毒、利咽消肿，为治热毒壅盛、咽喉肿痛的常用要药。轻者可单用煎服，重者常与射干、桔梗、牛蒡子等同用，以增强解毒利咽之功。

考点提示：山豆根善治热毒壅盛之咽喉肿痛。

2. 牙龈肿痛 本品入胃经，善清胃火，用于胃火上攻、牙龈肿痛、口舌生疮等，可单用煎汤漱口，或与石膏、黄连、升麻等同用。

【用量用法】煎服，3～6g。外用适量。

【使用注意】本品大苦大寒，易伤脾胃，用量不宜过大，过量服用易引起呕吐、腹泻、胸闷、心悸等副作用，脾胃虚寒者慎用。

知识拓展

北豆根 为防己科植物蝙蝠葛 *Menispermum dauricum* DC. 的干燥根茎，产于东北、华北及陕西等地，为北方习用。本品性能与山豆根（广豆根）相似，味苦性寒，归肺、胃、大肠经，功能清热解毒、祛风止痛，用于咽喉肿痛、热毒泻痢、风湿痹痛。近年发现有降压、抗癌作用，可用于高血压、肝癌等。

白头翁 Baitouweng

【来源】为毛茛科植物白头翁 *Pulsatilla chinensis*（Bge.）Regel 的干燥根。产于东北、内蒙古、华北等地。春、秋季采挖，除去须根，保留根头白绒毛，洗净，晒干。生用。

【性味归经】苦，寒。归胃、大肠经。

【功效】清热解毒，凉血止痢。

【应用】

1. 热毒血痢　本品苦寒，能清热凉血解毒，尤善清胃肠湿热以止痢，为治热毒血痢之要药。用于湿热和热毒痢疾之发热腹痛、下痢脓血、里急后重等，可单用或与黄连、黄柏、秦皮等同用，如白头翁汤。现代临床证实本品治疗细菌性痢疾和阿米巴痢疾均有良好的疗效。

考点提示：白头翁为治热毒血痢之要药。

2. 阴痒带下、疟疾　本品同秦皮、苦参、蛇床子等煎汤熏洗，可治疗阴痒、带下；与柴胡、黄芩、槟榔等同用，可用治疟疾。

【用量用法】煎服，9~15g，大剂量可用30g。外用适量。

马齿苋 Machixian

【来源】为马齿苋科植物马齿苋 *Portulace oleracea* L. 的干燥地上部分。各地均产。夏、秋季采收，除去残根及杂质，洗净。略蒸或烫后晒干用。

【性味归经】酸，寒。归大肠、肝经。

【功效】清热解毒，凉血止血，止痢。

【应用】

1. 热毒血痢，湿热下痢　本品性寒质滑，味酸收敛，功能清热解毒、凉血止痢，为治痢疾之常用要药。可单用煎服，或用鲜品捣汁加蜂蜜调服，亦可与黄芩、黄连等同用。

2. 热毒疮疡　本品有清热解毒、凉血消肿之功，用治上证，可单用煎服，或用鲜品捣敷，亦可与其他清热解毒药同用。

3. 便血崩漏　本品有凉血止血之功，用于血热妄行，崩漏下血，可单用鲜品捣汁服；治便血痔血，可单用或与地榆、槐角等同用。

【用量用法】煎服，15~30g；鲜品捣汁服，30~60g。外用适量。

【使用注意】脾胃虚寒、肠滑泄泻者忌用。

鸦胆子 Yadanzi

【来源】为苦木科植物鸦胆子 *Brucea javanica*（L.）Merr. 的干燥成熟果实。主产于广东、广西等省区。秋季果实成熟时采收，除去杂质，晒干。去壳取仁用。

【性味归经】苦，寒。有小毒。归大肠、肝经。

【功效】清热解毒，止痢，截疟，腐蚀赘疣。

【应用】

1. 热毒血痢　本品苦寒，能清热解毒、凉血止痢，常用于热毒血痢、下痢脓血、里急后重等症，可单用鸦胆子仁20~50粒，白糖水送服。现代常用于治疗阿米巴痢疾，可口服与灌肠并用。

2. 疟疾　本品有杀虫截疟之功，对各型疟疾均可应用，尤以间日疟或三日疟效佳，对恶性疟疾亦有效。

3. 鸡眼赘疣　本品外用有腐蚀赘疣作用，常用鸦胆子仁捣敷患处或用鸦胆子油局部外涂。

【用量用法】 内服 10～15 粒（治疟疾）或 10～30 粒（治痢），以龙眼肉包裹或装入胶囊吞服，不入汤剂。外用适量。

【使用注意】 本品对肝及胃肠道均有损害，不宜多服久服；胃肠道出血及肝肾病患者忌用或慎用；局部外用要注意保护周围皮肤。

考点提示： 治疗热毒血痢的药物。

扫码“学一学”

第四节　清热凉血药

本类药多为苦甘咸寒之品，主入心、肝二经，具有清解营分、血分热邪的功效，主要用于温热病热入营血证，如热入营分，症见舌质红绛、身热夜甚、心烦不寐、斑疹隐隐、脉细数等；热入血分，症见舌质深绛、斑疹紫暗、各种出血、躁扰不宁甚或昏狂；热陷心包，症见神昏谵语、舌謇肢厥等。亦可用于其他疾病的血热出血证，如肺痨咯血、血淋、崩漏或疮痈红肿等。

本类药物有些兼有养阴增液的作用，对于热入营血、伤阴耗液者最为适宜。临床应用要注意适当配伍，如气血两燔，可配伍清热泻火药，以气血两清；血热而火毒炽盛，可配伍清热解毒药，以凉血解毒。

生地黄 Shengdihuang

【来源】 为玄参科植物地黄 *Rehmannia glutinosa* Libosch. 的干燥块根。主产于河南、河北、东北及内蒙古等地。秋季采挖，除去芦头、须根，缓缓烘焙至约八成干，切片。生用。

【性味归经】 甘，苦，寒。归心、肝、肾经。

【功效】 清热凉血，养阴生津。

【应用】

1. 热入营血诸证　本品甘寒质润，善入营分、血分，为清热凉血、养阴生津之要药。治温热病热入营血，身热舌绛等，常与犀角（水牛角代）、玄参、金银花等同用，如清营汤；治热病后期，低热不退以及慢性病的阴虚内热等证，常与青蒿、鳖甲、知母等同用，以增强滋阴清热之力，如青蒿鳖甲汤。

2. 血热之各种出血证　本品善清血分热邪以凉血止血。治血热吐衄、便血崩漏等，常与鲜荷叶、生艾叶、生侧柏叶同用，如四生丸；治血热毒盛、斑疹紫暗，可与犀角（水牛角代）、牡丹皮、赤芍等同用，如犀角地黄汤。

3. 津伤口渴或消渴　本品甘寒，功能养阴生津。治热病伤津，口渴多饮，常与麦冬、沙参、玉竹等药同用，如益胃汤；治内热消渴，常与葛根、天花粉、麦冬等同用，如玉泉丸；治热病伤阴，肠燥便秘，常与玄参、麦冬同用，如增液汤。

【用量用法】 煎服，10～15g，鲜品加倍。

【使用注意】 脾虚湿滞、腹满便溏者不宜使用。

知识拓展

鲜地黄 为地黄的新鲜块根。性味甘、苦，大寒，功能与生地黄相似，偏于清热生津、凉血止血，养阴之力稍逊。

熟地黄 为生地黄的炮制加工品。性味甘，微温，归肝、肾经，功能补血滋阴、益精填髓。详见第二十二章补益药。

玄参 Xuanshen

【来源】 为玄参科植物玄参 *Scrophularia ningpoensis* Hemsl. 的干燥根。产于长江流域及陕西、福建等地。冬季茎叶枯萎时采挖，除去根茎、幼芽、须根及泥沙，晒或烘至半干，堆放3~6天，反复数次，至内部色黑，干燥，切片。生用。

【性味归经】 甘、苦、咸，微寒。归肺、胃、肾经。

【功效】 清热凉血，滋阴降火，解毒散结。

【应用】

1. 热入营血 本品苦甘咸寒，功能清热凉血、泻火解毒。治温热病邪入营分，身热夜甚、心烦口渴、舌绛脉数，常与生地黄、麦冬等同用，如清营汤；治邪陷心包，神昏谵语，可与麦冬、连翘心等同用，如清宫汤；治气血两燔，发斑发疹，常与石膏、知母等同用，如化斑汤。

2. 阴虚内热，肠燥便秘 本品甘寒质润，能滋阴降火、生津润燥。治热病后期，阴虚内热、夜热早凉，常与青蒿、鳖甲、知母等同用，如青蒿鳖甲汤；治热病伤津，肠燥便秘，常与生地黄、麦冬等同用，如增液汤。

3. 咽喉肿痛，瘰疬痰核 本品咸寒，能清热凉血、解毒散结。用治热毒壅盛之咽喉肿痛，常与薄荷、连翘、板蓝根等同用，如普济消毒饮；治阴虚火旺之咽喉肿痛，可与麦冬、桔梗、甘草等同用，如玄麦甘桔汤；治痰火郁结、瘰疬痰核，可与浙贝母、生牡蛎同用，如消瘰丸。

4. 痈肿疮毒 本品甘苦性寒，功能清热解毒，用治痈肿疮毒，常与金银花、连翘、紫花地丁等同用；治脱疽，可与金银花、当归、甘草等同用，如四妙勇安汤。

考点提示： 生地黄与玄参的功效应用区别。

【用量用法】 煎服，10~15g。

【使用注意】 脾胃虚寒、食少便溏者不宜使用，不宜与藜芦同用。

牡丹皮 Mudanpi

【来源】 为毛茛科植物牡丹 *Paeonia suffruticosa* Andr. 的干燥根皮。主产于安徽、山东等地。秋季采挖，除去须根，剥取根皮，晒干，切片。生用或炒用。

【性味归经】 苦、辛，微寒。归心、肝、肾经。

【功效】 清热凉血，活血散瘀。

【应用】

1. 热入血分，吐衄发斑 本品苦辛微寒，能清营分、血分实热而凉血止血。用于热入营血，迫血妄行之吐衄发斑，常与犀角（水牛角代）、生地黄、赤芍等同用，共奏清热凉血之功，如犀角地黄汤。

2. 热病后期，阴虚内热 本品味辛性寒，善清透营分伏热。用于热病后期，邪伏阴分，阴虚内热，夜热早凉，骨蒸无汗等，常与青蒿、鳖甲、知母等同用，以养阴清热，如青蒿鳖甲汤。

3. 经闭癥瘕，跌打损伤 本品能活血散瘀。用治血瘀经闭，癥瘕痛经，常与桂枝、茯苓、桃仁等同用，如桂枝茯苓丸；治跌打损伤，瘀肿疼痛之证，可与乳香、没药等活血止痛药同用。

4. 肠痈腹痛，痈肿疮毒 本品苦寒，能清热凉血、活血消痈。用治肠痈腹痛，常与大黄、桃仁、冬瓜仁等同用，共奏泻热化瘀、消肿排脓之力，如大黄牡丹汤；对痈肿疮毒，常与金银花、连翘、紫花地丁等清热解毒药同用。

【用量用法】煎服，6~12g。生用长于清热凉血，酒炒长于活血化瘀，炒炭多用于止血。

【使用注意】血虚有寒、月经过多及孕妇不宜使用。

赤芍 Chishao

【来源】为毛茛科植物芍药 *Paeonia lactiflora* Pall. 或川赤芍 *Paeonia veitchii* Lynch 的干燥根。全国大部分地区均产。春、秋季采挖，除去根茎、须根及泥沙，晒干，切片。生用或炒用。

【性味归经】苦，微寒。归肝经。

【功效】清热凉血，祛瘀止痛。

【应用】

1. 热入血分，吐衄发斑 本品苦寒，主入肝经，善走血分，能清肝经实火、散血分郁热而凉血止血、散瘀消斑。用治上证，常与生地黄、牡丹皮同用，共奏清热凉血之功。

2. 血瘀经闭，跌打伤痛 本品有活血祛瘀、通经止痛之功。用于血瘀经闭、癥瘕痛经，常与益母草、丹参、泽兰或牡丹皮、桃仁、桂枝等同用，以增强通经消癥之功；治跌打伤痛、瘀肿疼痛，常与乳香、没药、姜黄等同用，以增强活血止痛之力。

3. 疮痈肿毒，目赤肿痛 本品入肝经，能清肝泻火、解毒消痈。治疮痈红肿疼痛，常与金银花、连翘、紫花地丁等清热解毒药同用；对肝火目赤肿痛，常与石决明、夏枯草、菊花等清肝泻火明目药同用。

考点提示：牡丹皮与赤芍的功效应用区别。

【用量用法】煎服，6~12g。

【使用注意】血寒经闭及孕妇慎用；反藜芦。

知识链接

牡丹皮与赤芍的功用之异同

共同点：二药来源相近，性味功效相似，均能清热凉血、活血散瘀，用于热入营血、经闭痛经诸证，常相须为用。

不同点：牡丹皮清热凉血力强，善清透阴分伏热，常用于热病伤阴、阴虚发热，并治肠痈腹痛；赤芍活血散瘀止痛力胜，又善清泻肝火，用治肝热目赤肿痛。

紫草 Zicao

【来源】 为紫草科植物新疆紫草 *Arnebia euchroma*（Royle）Johnst. 或内蒙紫草 *Arnebia guttata* Bunge 的干燥根。主产于新疆、内蒙古等地。春、秋季采挖，除去茎叶，晒干，切片。生用。

【性味归经】 甘、咸，寒。归心、肝经。

【功效】 清热凉血，解毒透疹。

【应用】

1. 斑疹紫黑，麻疹不透 本品甘咸性寒，主入心、肝血分，有凉血解毒、活血透疹之功。用于热入血分、血热毒盛、斑疹紫黑等，常与赤芍、蝉蜕、甘草等同用，以增强解毒凉血透疹之力，如紫草快斑汤；治麻疹紫暗、疹出不畅，常与牛蒡子、连翘等同用，如紫草消毒饮。

2. 疮疡湿疹，水火烫伤 本品有凉血解毒、透疹止痒之功。用于疮疡肿毒、湿疹、阴痒、水火烫伤等，可用本品以麻油热浸涂敷患处，或与白芷、当归、血竭等同用，如生肌玉红膏。

【用量用法】 煎服，5~10g。外用适量，多熬膏或油浸用。

【使用注意】 脾虚便溏者忌用。

知识拓展

硬紫草 为紫草科植物紫草 *Lithospermum erythrorhizon* Sieb. et Zucc. 的干燥根。主产于东北及华北地区，全国各地均用，习称“硬紫草”。因其质量较差，《中国药典》自 2000 年版起不再收载。

水牛角 Shuiniujiao

【来源】 为牛科动物水牛 *Bubalus bubalis* Linnaeus 的角。主产于华南、华东地区。宰杀水牛后锯取，水煮去塞，干燥。镑片或锉粉用。

【性味归经】 苦，寒。归心、肝经。

【功效】清热凉血，解毒定惊。

【应用】

1. 温病高热，神昏谵语 本品性寒，善入血分，能清心、肝经之火而有凉血解毒之功。对温热病热入营血之壮热不退、神昏谵语、舌绛脉数或见斑疹者，常与生地黄、玄参、金银花、连翘等同用。

2. 高热烦躁，惊厥抽搐 本品有息风定惊之功。用于肝经热盛之高热烦躁、惊厥抽搐之证，常与羚羊角、钩藤等同用。

3. 血热妄行，吐血衄血 本品善入血分，能清热凉血而止血。用于热入血分、迫血妄行之吐血、衄血，常与生地黄、牡丹皮、赤芍等同用。

【用量用法】煎服，15~30g，宜先煎，或锉末冲服。外用适量。

【使用注意】脾胃虚寒者忌用。

知识拓展

犀角 亚洲犀角为犀科动物印度犀、爪哇犀、苏门犀等的角，非洲犀角为犀科动物黑犀或白犀等的角，为我国传统中药，功能清热凉血、解毒定惊，疗效显著。1993 年，中国成为联合国《保护野生动物迁徙物种公约》成员国，国务院颁发了《关于禁止犀牛角和虎骨贸易的通知》（国发〔1993〕39 号），全面禁止使用犀角及含犀角成分的中成药，《中国药典》自 1995 年版起不再收载。现多以水牛角代替。

第五节 清虚热药

扫码“学一学”

本类药药性寒凉，味甘或兼苦，无苦燥伤阴之弊，多归肝、肾二经，具有清虚热、退骨蒸的功效，用于各种虚热证，如热病后期、邪热未尽、伤阴劫液之夜热早凉、热退无汗、舌质红绛、脉细数等，以及肝肾阴虚、虚火内扰之潮热骨蒸、手足心热、虚烦不寐、盗汗遗精、舌红少苔、脉细数等。部分药物既可清虚热，又可清实热。应用本类药物时，通常配伍清热凉血或清热养阴之品，以期标本兼顾。

青蒿 Qinghao

【来源】为菊科植物黄花蒿 *Artemisia annua* L. 的干燥地上部分。全国各地均产。秋季花盛开时采收，除去老茎，切段。阴干用或鲜用。

【性味归经】苦、辛，寒。归肝、胆经。

【功效】清虚热，退骨蒸，解暑，截疟，退黄。

【应用】

1. 阴虚发热，骨蒸潮热 本品能清虚热、退骨蒸，用治阴虚发热、骨蒸潮热、手足心热等，常与秦艽、鳖甲、地骨皮等同用，如清骨散等。

2. 热病伤阴，夜热早凉 本品苦辛性寒，善清透阴分伏热。用于热病后期、余热未清、夜热早凉、热退无汗，或低热不退等，常用与牡丹皮、知母、鳖甲等滋阴透热药同用，如青蒿鳖甲汤。

3. 外感暑邪，发热头痛 本品味辛性寒，芳香走散，能清热解暑。用于外感暑邪，发热、头痛、口渴、脉数等，常与金银花、连翘、荷叶等清热解暑药同用。以鲜品配伍车前草，还可用于小儿感受暑热、发热心烦、小便不利等症。

4. 疟疾 本品有截疟之功，能解除疟疾之寒热往来，可单用大剂量鲜品，加水捣汁服；治疟疾兼感暑邪，发热心烦、胸闷苔腻，常与黄芩、竹茹、茯苓等同用，以增强清热利湿之功，如蒿芩清胆汤。

5. 湿热黄疸 本品主入肝、胆经，能清利肝胆湿热而利湿退黄。用于湿热黄疸，常与茵陈、栀子、大黄等同用。

【用量用法】煎服，6~12g，宜后下，不宜久煎。鲜品宜绞汁服。

【使用注意】脾胃虚弱、肠滑泄泻者忌用。

地骨皮 Digupi

【来源】为茄科植物枸杞 *Lycium chinensis* Mill. 或宁夏枸杞 *Lycium barbarum* L. 的干燥根皮。南北各地均有分布，主产于宁夏。初春或秋后采挖，洗净，剥取根皮，晒干，切段。生用。

【性味归经】甘，寒。归肺、肝、肾经。

【功效】凉血除蒸，清肺降火。

【应用】

1. 阴虚发热，骨蒸盗汗 本品甘寒质润，入肺肝肾三经，善清肝肾之虚热，退有汗之骨蒸，为清虚热、退骨蒸之要药。用治上证，常与鳖甲、知母、银柴胡等同用，以滋阴清热，如地骨皮汤。

考点提示：地骨皮为清虚热、退骨蒸之要药。

2. 肺热喘咳 本品甘寒入肺，善清肺降火。用于肺中伏火郁结、气逆不降之咳嗽气喘，常与桑白皮、粳米、甘草同用，如泻白散。

3. 血热妄行之出血诸证 本品有凉血止血之功。用于血热妄行之血热出血诸证，常与白茅根、侧柏叶、生地黄等同用。

4. 内热消渴 本品于凉血退蒸之中，还有生津止渴之功。用于内热消渴，口渴多饮，常与养阴生津的生地黄、麦冬、天花粉等同用。

【用量用法】煎服，9~15g。

考点提示：青蒿与地骨皮功用异同。

知识拓展

枸杞子 为宁夏枸杞 *Lycium barbarum* L. 的干燥成熟果实。本品为常用滋补及养生保健食疗药材，性味甘平，归肝肾经，功能滋补肝肾、益精明目，用于肝肾不足、腰酸遗精、头晕目眩、消渴等证。详见第二十二章补益药。

胡黄连 Huhuanglian

【来源】 为玄参科植物胡黄连 *Picrorhiza scrophulariiflora* Pennell 的干燥根茎。主产于云南、西藏。秋季采挖，除去须根和泥沙，晒干。切片生用或用时捣碎。

【性味归经】 苦，寒。归肝、胃、大肠经。

【功效】 退虚热，除疳热，清湿热。

【应用】

1. 骨蒸潮热 本品苦寒入肝，善入血分以清热凉血，有退虚热、除骨蒸之功。用于阴虚发热、骨蒸潮热、盗汗等，常与银柴胡、地骨皮、鳖甲等同用，以增强滋阴清热退蒸之力，如清骨散。

2. 小儿疳热 本品既退虚热，又善清疳热。用于小儿疳积发热、食减、腹胀、腹泻、消瘦等，常与党参、白术、山楂等同用，共奏清热健脾除疳之功，如肥儿丸。

3. 湿热泻痢，痔疮肿痛 本品苦寒沉降，能清热燥湿，善除胃肠及下焦湿热。因功似黄连故名之。用于湿热泻痢，常与黄芩、黄柏、秦皮等清热燥湿止痢药同用；治痔疮肿痛，常与地榆、槐花等清热凉血消肿药同用。

【用量用法】 煎服，3~10g。

银柴胡 Yinchaihu

【来源】 为石竹科植物银柴胡 *Stellaria dichotoma* L. *var. lanceolata* Bge. 的干燥根。主产于西北地区及内蒙古。春、夏间植株萌发或秋后茎叶枯萎时采挖，除去残茎、须根，洗净，晒干，切片。生用。

【性味归经】 甘，微寒。归肝、胃经。

【功效】 退虚热，清疳热。

【应用】

1. 阴虚发热，盗汗骨蒸 本品甘寒，清热益阴，退热而不苦泄，理阴而不升腾，为退虚热除骨蒸之常用要药。用治上证，常与青蒿、地骨皮、胡黄连等同用，共奏滋阴清热之功，如清骨散。

考点提示： 银柴胡为退虚热除骨蒸之常用要药。

2. 小儿疳积，低热不退 本品又善消疳除积，用于小儿食滞或虫积之疳积发热、食减纳呆、消瘦等，常与胡黄连、党参、白术、使君子等除疳健脾、杀虫消积药同用。

【用量用法】 煎服，3~10g。

【使用注意】 外感风寒、血虚无热者忌用。

考点提示： 胡黄连与银柴胡功用区别。

知识链接

胡黄连与银柴胡的功用之异同

共同点：二药均退虚热、清疳热，用于阴虚发热、盗汗骨蒸及小儿疳热等证，常相互为用。

不同点：银柴胡甘寒益阴，退热而不苦泄，理阴而不升腾，为退虚热除骨蒸之常用要药；胡黄连苦寒沉降，又能清热燥湿，善除胃肠及下焦湿热，以治湿热泻痢及痔疮肿痛。

清热药小结见表7-1至表7-5。

表7-1 清热泻火药功用归纳

药名	功效	应用	特点
石膏	清热泻火，除烦止渴，收敛生肌	壮热烦渴；肺热喘咳；胃火牙痛；疮疡不敛、湿疹、水火烫伤	为清泄肺胃实热证的要药
知母	清热泻火，滋阴润燥	热病烦渴；肺热燥咳；骨蒸潮热；消渴	既能清三焦之实热，又能退虚热
芦根	清热生津，除烦止呕，利尿	热病烦渴；胃热呕逆；肺热咳嗽及肺痈；热淋涩痛	甘寒，善清肺胃实热，兼能生津止渴
天花粉	清热泻火，生津止渴，消肿排脓	烦热口渴及消渴；肺热燥咳；疮疡肿毒	清热之中兼能生津止渴，为治疗热病伤津、消渴及肺热咳嗽的常用药
竹叶	清热除烦，生津利尿	热病烦渴；口疮尿赤	善于清心火而除烦
淡竹叶	清热除烦，利尿通淋	热病烦渴；口疮尿赤、水肿、黄疸	长于清热渗湿利尿
栀子	泻火除烦，清热利湿，凉血止血，消肿止痛	热病烦闷；湿热黄疸；血热吐衄；疮疡肿毒	长于清泄三焦之火热，为治疗火热扰心之烦闷的要药
夏枯草	清肝泻火，明目，散结消肿	目赤肿痛，头痛眩晕；瘰疬、瘿瘤	为治疗肝火上炎之目赤、目珠疼痛的要药
决明子	清热明目，润肠通便	目赤目暗；肠燥便秘	治目疾，无论肝热或肝肾阴亏均可

表7-2 清热燥湿药功用归纳

药名	功效	应用	特点
黄芩	清热燥湿，泻火解毒，止血，安胎	湿温暑湿、泻痢、黄疸；肺热咳嗽，高热烦躁；热毒疮肿，咽喉肿痛；血热吐衄；胎热不安	善清中上焦湿热及肺火
黄连	清热燥湿，泻火解毒	湿热中阻，泻痢呕吐；火热炽盛，高热烦躁；痈肿疔毒、皮肤湿疮、耳目肿痛	善清中焦湿热，为治疗湿热泻痢之要药
黄柏	清热燥湿，泻火解毒，退热除蒸	下焦湿热证；热毒疮疡，湿疮湿疹；阴虚发热，盗汗遗精	善清下焦湿热，为治疗下焦湿热诸证的常用药
龙胆	清热燥湿，泻肝胆火	下焦湿热；肝胆实火	善清下焦湿热，清泄肝胆实火
苦参	清热燥湿，杀虫，利尿	湿热泻痢、黄疸、带下阴痒；湿疹疥癣，皮肤瘙痒；湿热蕴结，小便涩痛	善清下焦湿热
秦皮	清热燥湿，收涩止痢，止带，明目	热毒泻痢，湿热带下；目赤肿痛，目生翳障	善清热燥湿而止痢止带
白鲜皮	清热燥湿，祛风解毒	湿热疮毒，湿疹疥癣；风湿热痹，黄疸尿赤	善清热燥湿止痒

表 7-3 清热解毒药功用归纳

药名	功效	应用	特点
金银花	清热解毒，疏散风热	痈肿疔疮；外感风热，温病初起；热毒血痢；暑热烦渴、热疖、痱子	为清热解毒治疗疮痈要药
连翘	清热解毒，消痈散结，疏散风热	痈肿疮毒，瘰疬痰核；外感风热，温病初起；身热舌绛，神昏谵语	有“疮家圣药”之称
大青叶	清热解毒，凉血消斑	丹毒痈肿，喉痹口疮；热入营血，温毒发斑	善于凉血消斑
板蓝根	清热解毒，凉血利咽	外感风热，温病初起，咽喉肿痛；温病气血两燔之壮热、发斑，或痈肿疮毒、大头瘟等	长于清热解毒而利咽消肿
贯众	清热解毒，凉血止血，杀虫	外感风热、温病发斑、痄腮；血热出血；肠道寄生虫病	善于治疗多种肠道寄生虫病
熊胆	清热解毒，息风止痉，清肝明目	惊风癫痫，手足抽搐；目赤肿痛，目生翳膜	为治疗肝热目疾的常用药
紫花地丁	清热解毒，凉血消肿	热毒疮疡诸证；毒蛇咬伤	为治疗热毒疔疮之要药
蒲公英	清热解毒，消肿散结，利尿通淋	痈肿疔毒，乳痈内痈；热淋涩痛，湿热黄疸；肝火上炎，目赤肿痛	为治疗热毒之内、外痈常品尤善治乳痈
鱼腥草	清热解毒，消痈排脓，利尿通淋	肺痈及肺热咳嗽；热毒疮疡；热淋涩痛	专入肺经，为治疗肺痈及肺热咳嗽之要药
败酱草	清热解毒，消痈排脓，祛瘀止痛	肠痈肺痈，热毒痈肿；产后瘀阻腹痛	长于治疗肺痈、肠痈等
穿心莲	清热解毒，凉血消肿，燥湿止痢	外感风热，温病初起；肺热喘咳，肺痈，咽喉肿痛；湿热泻痢，热淋湿疹；痈肿疮毒，毒蛇咬伤	可治疗多种实热及湿热病证
土茯苓	解毒除湿，通利关节	梅毒；湿热痹痛，热淋涩痛；湿热疮肿，湿疹带下	为治疗梅毒之要药
半边莲	清热解毒，利尿消肿	痈肿疔疮，毒蛇咬伤；水肿腹胀，湿热黄疸；湿疮湿疹	善于疗蛇毒
白花蛇舌草	解毒消痈，清热利湿，抗肿瘤	肠痈肺痈，疮疖肿痛，毒蛇咬伤；热淋涩痛，湿热黄疸；肿瘤；	治疗内外痈之常用品，善于疗蛇毒
射干	清热解毒，祛痰利咽	咽喉肿痛；肺热咳嗽，痰黄稠黏	为治疗咽喉肿痛之常用药
山豆根	清热解毒，消肿利咽	热毒蕴结，咽喉肿痛；牙龈肿痛	为治疗热毒炽盛之咽喉肿痛的要药
白头翁	清热解毒，凉血止痢	热毒血痢；阴痒带下、疟疾	为治热毒血痢之要药
马齿苋	清热解毒，凉血止血，止痢	热毒血痢，湿热下痢；热毒疮疡；便血崩漏	为治热毒血痢之常用药
鸦胆子	清热解毒止痢，截疟，腐蚀赘疣	热毒血痢；疟疾；鸡眼赘疣	为治热毒血痢、休息痢之常用药

表 7-4　清热凉血药功用归纳

药名	功效	应用	特点
生地黄	清热凉血，养阴生津	热入营血诸证；血热之各种出血证；津伤口渴或消渴	为清热凉血之要药
玄参	清热凉血，滋阴降火，解毒散结	热入营血；阴虚内热，肠燥便秘；咽喉肿痛，瘰疬痰核；痈肿疮毒	善于清热解毒凉血
牡丹皮	清热凉血，活血散瘀	热入血分，吐衄发斑；热病后期，阴虚内热；经闭癥瘕，跌打损伤；肠痈腹痛，痈肿疮毒	善于凉血而不留瘀，活血而不动血
赤芍	清热凉血，祛瘀止痛	热入血分，吐衄发斑；血瘀经闭，跌打伤痛；疮痈肿毒，目赤肿痛	既为凉血之佳品，又善于活血化瘀
紫草	清热凉血，解毒透疹	斑疹紫黑，麻疹不透；疮疡湿疹，水火烫伤	为治疗热毒血滞之斑疹及麻疹的常用药
水牛角	清热凉血，解毒定惊	温病高热，神昏谵语；高热烦躁，惊厥抽搐；血热妄行，吐血衄血	善入血分，有凉血解毒、息风定惊之功

表 7-5　清虚热药功用归纳

药名	功效	应用	特点
青蒿	清虚热，退骨蒸，解暑，截疟，退黄	阴虚发热，骨蒸潮热；热病伤阴，夜热早凉；外感暑邪，发热头痛；疟疾；湿热黄疸	长于清虚热，为治疗暑热外感之常用药
地骨皮	凉血除蒸，清肺降火	阴虚发热，骨蒸盗汗；肺热喘咳；血热妄行之出血诸证；内热消渴	为清虚热、退骨蒸之常用品
胡黄连	退虚热，除疳热，清湿热	骨蒸潮热；小儿疳热；湿热泻痢，痔疮肿痛	善于退虚热及除疳热
银柴胡	退虚热，清疳热	阴虚发热，盗汗骨蒸；小儿疳积，低热不退	为退虚热、除骨蒸之常用要药

目标检测

扫码“练一练”

一、最佳选择题

1. 苦寒清泄，甘寒滋润的药物是（　　）
   A. 知母　B. 石膏　C. 紫草
   D. 淡竹叶　E. 地骨皮
2. 生地黄与玄参除均有清热凉血之功外，还能（　　）
   A. 定惊　B. 养阴　C. 活血
   D. 散结　E. 透疹
3. 青蒿与地骨皮共有的功效为（　　）
   A. 清热生津　B. 解暑截疟　C. 利尿通淋
   D. 凉血退蒸　E. 清肺降火

4. 善治热痰壅盛之咽喉肿痛的药物是（　　）

A. 马勃　　B. 射干　　C. 牛蒡子

D. 山豆根　　E. 板蓝根

5. 黄连的主治病证不包括（　　）

A. 痈肿疮毒　　B. 湿热泻痢　　C. 胃火牙痛

D. 肺热咳喘　　E. 血热吐衄

二、配伍选择题

A. 青黛　　B. 胡黄连　　C. 连翘

D. 玄参　　E. 紫草

6. 既疏散风热，又清心利尿的药物是（　　）

7. 既退虚热，又除湿热的药物是（　　）

8. 既滋阴降火，又解毒散结的药物是（　　）

三、多项选择题

9. 石膏的主治病证有（　　）

A. 气分高热　　B. 肺热咳喘　　C. 湿热黄疸

D. 胃火牙痛　　E. 水火烫伤

10. 关于黄芩、黄连、黄柏的性能，下列说法正确的是（　　）

A. 性味均为苦寒　　B. 均具清热燥湿、泻火解毒之功

C. 黄芩善清上焦实热并泻肺火　　D. 黄连善清中焦湿热并泻心胃实火

E. 黄柏善清下焦湿热并泻相火

（李　森）

第八章

泻下药

学习目标

1. 掌握泻下药的含义、功效、适应范围、配伍原则和使用注意；攻下药大黄、芒硝，润下药火麻仁，以及峻下逐水药甘遂、京大戟、芫花的性味归经、功效、应用、用法用量及使用注意。
2. 熟悉番泻叶、郁李仁、牵牛子、巴豆的性能与功效；性能功效相似药物的区别。
3. 了解芦荟、商陆的主要功效。

案例导入

张某，男，58岁，因腹胀腹痛来院就诊。经询问有便秘史，最近5天未排便，并伴有食欲差、食后腹胀、口干口臭、面赤心烦、小便短赤、舌红苔黄燥、脉滑数等症状。

试分析该患者应该选择哪类药物进行治疗？应注意哪些事项？

凡能引起腹泻，或滑利大肠，促进排便的药物，称为泻下药。

泻下药药性沉降，寒温有异，或性平，主入大肠经，能通利大便，并可排除宿食、湿浊水饮、瘀血、虫积等胃肠积滞及有毒物质，因此，具有泻下通便、消积导滞之效。部分药还可使实热下泄，有导热下行、清热泻火等功效。主要用于大便秘结、胃肠积滞、实热内结及水肿停饮等里实证。

根据药物作用特点及适用范围，泻下药分为攻下药、润下药和峻下逐水药三类。

应用泻下药时，应根据兼证及患者的体质，正确选药并进行适当的配伍。里实兼有表证者，当先解表而后攻里，或表里双解，以免表邪内陷；里实而正虚者，应与补益药同用，攻补兼施，扶正以祛邪；若里热实积，须配伍清热药；里寒实积，须配伍温里药。此外，使用本类药物时还应配伍行气药，以增强泻下导滞的作用。

使用泻下药时，应注意：①攻下、峻下类药物作用峻猛，易伤正气，应奏效即止，慎勿过量，同时注意顾护胃气，适当配伍健脾养胃药。②药性峻烈者易伤正气，久病体弱及妇女胎前产后、经期，均应慎用或忌用。③病情急重、需急下者，可入汤剂内服；病情轻缓、只需缓下者，可入丸剂内服。④对毒性较强的泻下药，一定要严格遵循炮制法度，控制剂量，避免中毒，确保用药安全。

扫码“学一学”

第一节　攻下药

本类药多味苦性寒，主入胃、大肠经，具有较强的泻下通便作用，并能清热泻火。主要适用于实热积滞、大便秘结之证以及温热病高热神昏、谵语发狂和火热上炎所致的头痛、目赤、咽痛、牙龈肿痛、吐血、鼻衄等症。对于以上实热证，无论有无便秘，均可取其苦寒之性，用以清除实热，导热下行，起“釜底抽薪”之效。此外，对温热泻痢、后重不爽及饮食积滞、泻而不畅之证，也可配合本类药物以消积导滞；对于肠道寄生虫病，配合本类药物，可以促进虫体排出。

大黄 Dahuang

【来源】为多年生草本植物掌叶大黄 *Rheum palmatum* L. 、唐古特大黄 *Rheum tanguticum* Maxim. ex Balf. 或药用大黄 *Rheum officinale* Baill. 的干燥根及根茎。掌叶大黄和唐古特大黄药材称为“北大黄”，主产于甘肃、青海等地；药用大黄药材称为“南大黄”，主产于四川。秋末茎叶枯萎或次春发芽前采挖，除去细根，刮去外皮切块干燥。生用或酒炒、炒炭，或蒸熟用。

【性味归经】苦，寒。归脾、胃、大肠、肝、心包经。

【功效】泻下攻积，清热泻火，凉血解毒，逐瘀通经，利湿退黄。

【应用】

1. 实热积滞便秘　大黄苦寒沉降，峻下实热，荡涤肠胃，走而不守，有将军之勇，为治疗积滞便秘的要药，尤以热结便秘最为适宜。治温病或杂病热结便秘，腹痛胀满，常与芒硝相须为用，并配枳实等，如大承气汤；治里实热结而兼气血亏虚，可与人参、当归等同用，如黄龙汤；治热结伤阴，多与生地黄、玄参等配伍，如增液承气汤；治脾阳不足，冷积便秘，常与附子、干姜等同用，如温脾汤；治湿热痢疾初起，腹痛里急后重，多与黄连、木香等配伍，如芍药汤；治食积泻痢，则与青皮、槟榔等同用，如木香槟榔丸。

2. 血热妄行之吐血、衄血，目赤肿痛及牙龈肿痛　大黄能引热下行，使上炎之火下泄，上涌之血下行，而收化瘀清热止血之效。可配黄连、黄芩同用，如泻心汤。现代用大黄粉内服，治疗上消化道出血有良效。治疗火热上炎之目赤、咽喉肿痛、牙龈肿痛等症，常与黄芩、栀子等同用，如凉膈散。

3. 热毒疮疡、肠痈及水火烫伤　大黄苦寒沉降，既凉血解毒，又清热泻下，对上述病证，有釜底抽薪之效，内服外用均可。治热毒痈疖疔疮及丹毒初起，红肿疼痛，常与金银花、连翘等同用；治肠痈腹痛，多与牡丹皮、桃仁等配伍，如大黄牡丹汤；治水火烫伤，可单用大黄粉，以蜂蜜或鸡蛋清调敷，或配地榆粉，用麻油调敷患处。

4. 瘀血证　本品入血分，有较好的活血祛瘀作用，不论新瘀、宿瘀均可用，既可下瘀血，又可清瘀热，为治疗瘀血证的常用药。治蓄血证，瘀热结聚下焦，少腹急结或硬满，常与桃仁等配伍，如桃核承气汤；治产后瘀阻腹痛、恶露不尽，多与桃仁、土鳖虫等同用，如下瘀血汤；治妇女瘀血经闭、月经不调，常与红花、当归等配伍；治跌打损伤，瘀肿疼痛，则与红花、桃仁等同用，如复元活血汤。

5. 湿热黄疸、淋证 本品能泻热通便，利大小肠，导湿热从二便而出，可用于多种湿热病证。治疗湿热黄疸，常与茵陈、栀子等同用，如茵陈蒿汤；治疗湿热淋证，常与车前子、木通等同用，如八正散。

考点提示：大黄的应用。

【用法用量】煎服，3~15g。外用适量。攻下者宜生用，入汤剂应后下，或开水泡服，久煎则泻下力减弱；酒炙大黄泻下力较弱，活血作用较好；大黄炭则多用于出血证。

【使用注意】脾胃虚弱者慎用，妇女妊娠期、经期、哺乳期忌用。

芒硝 Mangxiao

【来源】为硫酸盐类矿物芒硝族芒硝经加工精制而成的结晶体，主含含水硫酸钠（$Na_2SO_4 \cdot 10H_2O$）。主产于河北、河南、山东、江苏、江西、安徽等省的碱土地区。将天然产品用热水溶解后过滤，冷却后析出的结晶，称朴硝或皮硝。皮硝与萝卜片加水共煮，取上层液，冷却，析出的结晶，即为芒硝。芒硝风化失去结晶水即成白色粉末状的玄明粉，亦称元明粉。

【性味归经】咸、苦，寒。归胃、大肠经。

【功效】泻下通便，润燥软坚，清热消肿。

【应用】

1. 实热积滞，燥结便秘 本品苦寒降泄，咸以软坚，寒以清热，故有泻热通便、润燥软坚之功，可荡涤胃肠实热积滞。治疗实热积滞，大便燥结之便秘，常与大黄等同用，如大承气汤；治热邪与水饮互结，心下至少腹硬满而痛，常与大黄、甘遂同用，如大陷胸汤。近代常用于胆石症见腹痛便秘者。

2. 咽痛、目赤、口疮及痈肿疮疡 本品外用有良好的清热消肿止痛作用。治咽喉肿痛、口舌生疮，可配硼砂、朱砂、冰片，研末吹患处，如冰硼散，或将芒硝置于西瓜中制成西瓜霜外用；治目赤肿痛，用玄明粉化水滴眼；治乳痈初起，用本品化水或用纱布包裹外敷；治肠痈初起，可与大黄、大蒜同用，捣烂外敷；治痔疮肿痛、皮肤疮痈，用本品煎汤外洗。

【用法用量】内服，6~12g，冲入药汁内服或开水溶化后服。外用适量。

【使用注意】孕妇及哺乳期妇女慎用。

知识链接

大黄与芒硝的功用之异同

共同点：大黄与芒硝均能泻下通便、清热泻火，主要用于胃肠实热积滞之大便秘结。

不同点：大黄泻下与清热力强，兼能凉血、活血祛瘀、利湿退黄，主治大便秘结、泻痢、血热出血、目赤、咽喉肿痛、湿热黄疸及瘀血所致诸证；芒硝长于润燥软坚散结，且可退乳，主治实热积滞、大便干燥秘结、腹满胀痛等。

番泻叶 Fanxieye

【来源】为豆科矮小灌木狭叶番泻 *Cassia angustifolia* Vahl 或尖叶番泻 *Cassia acutifolia* Delile 的叶。前者主产于印度、埃及、苏丹等地；后者主产于埃及，我国广东、海南、云南亦有栽培。狭叶番泻叶于花开前采摘，阴干；尖叶番泻叶于 9 月间果实将成熟时采摘，晒干。生用。

【性味归经】甘、苦，寒。归大肠经。

【功效】泻下导滞。

【应用】

便秘　本品苦寒降泄，有泻下导滞、清导实热作用。治疗热结便秘尤为适宜，也可用于习惯性便秘及老年性便秘，大多单用泡服，小剂量缓泻，大剂量则攻下。借其导下作用，近年来广泛用于 X 线腹部摄片及腹部、肛门疾病手术前，以清洁肠道。

【用法用量】温开水泡服，1.5~3g；煎服，5~9g，宜后下。

【使用注意】妇女妊娠期、月经期及哺乳期忌用。剂量过大可致恶心、呕吐、腹痛等症。

芦荟 Luhui

【来源】为百合科多年生常绿植物库拉索芦荟 *Aloe barbadensis* Miller、好望角芦荟 *Aloe ferox* Miller 或其他同属近缘植物叶汁经浓缩而成的干燥物。主产于非洲、美洲，我国广东、广西、福建等地亦有栽培。全年可采，割开叶片，收集流出的汁液，熬成稠膏，冷却凝固后即得。

【性味归经】苦，寒。归肝、胃、大肠经。

【功效】泻下通便，清肝泻火，杀虫疗疳。

【应用】

1. 热结便秘　本品苦寒，药性沉降，既可泻下通便以导滞，又能清肝泻火以除烦。适用于热结便秘兼烦躁失眠者，常与朱砂同用，如更衣丸。

2. 肝经实火　本品能清肝火，用于肝经火热炽盛之便秘溲赤、头晕头痛、急躁易怒、惊痫抽搐等，常配龙胆、栀子同用，如当归龙荟丸。

3. 小儿疳积　本品有驱杀蛔虫、清热疗疳之功。常与人参、使君子配伍，如肥儿丸。单用研末外敷也可用治龋齿，均取其杀虫之效。

近来，芦荟用于治疗雀斑、痤疮及皮肤粗糙等，发现其有美容护肤功能，并可作为保健品，预防感冒及扁桃体炎。

【用法用量】2~5g，入丸散剂。外用适量。

【使用注意】脾胃虚寒、食少便溏者及孕妇忌用。

扫码“学一学”

第二节　润下药

本类药大多为植物种子或种仁，富含油脂，味甘质润，主入脾、大肠经，能润燥滑肠，使大便软化，易于排出。其润下力缓，部分药物兼有滋补之功，适用于年老、体弱、久病、产后所致的津枯、阴虚、血虚便秘。使用时应根据不同病情，配伍其他药物。如热病伤津所致的便秘，当配伍养阴清热药；血虚便秘，应配补血药；若兼气滞，则配行气药。

除本节收载的药物外，具有润下功能的药物还有瓜蒌仁、柏子仁、杏仁、桃仁、决明子、紫苏子、蜂蜜、当归、何首乌、肉苁蓉、锁阳、黑芝麻、胡桃仁、桑椹等，学习时注意加以联系对照。

火麻仁 Huomaren

【来源】 为桑科一年生草本植物大麻 *Cannabis sativa* L. 的成熟种仁。主产于东北、江苏等地。秋季果实成熟时采收，晒干。生用或炒用，用时打碎。

【性味归经】 甘，平。归脾、胃、大肠经。

【功效】 润肠通便。

【应用】

肠燥便秘　本品甘平，质润多脂，有润燥滑肠之功，兼能补虚。凡老人、产妇及体弱而津枯血少便秘者均可使用，可单用煮粥服，或与当归、熟地黄等同用，如益血润肠丸；治肠胃燥热，脾约便秘，常与大黄、厚朴等配伍，如麻子仁丸。

【用法用量】 煎服，10~15g，打碎入煎。

知识拓展

脾约证　《注释伤寒论》谓：“胃强脾弱，约束津液，不得四布，但输膀胱，致小便数，大便难。”其根源在于胃中燥热，脾受约束，不能为胃行其津液，水液偏渗于膀胱，而见大便难，故名脾约。

郁李仁 Yuliren

【来源】 为蔷薇科植物欧李 *Prunus humilis* Bge.、郁李 *Prunus japonica* Thunb. 或长柄扁桃 *Prumus pedunculata* Maxim 的成熟种子。前两种习称“小李仁”，主产于东北、华东及河北、河南等地；后一种习称“大李仁”，主产于内蒙古。秋季果实成熟时采收，取仁晒干。生用，用时捣碎。

【性味归经】 辛、苦、甘，平。归脾、大肠、小肠经。

【功效】 润肠通便，利水消肿。

【应用】

1. 肠燥便秘　本品功似火麻仁而作用稍强，兼行肠中气滞，尤适于大肠气滞、肠燥便秘者，常与柏子仁、杏仁等同用，如五仁丸。

2. 水肿腹胀、脚气浮肿　常与桑白皮、赤小豆等同用，如郁李仁汤。

【用法用量】煎服，6~10g，打碎入煎。

【使用注意】孕妇慎用。

第三节　峻下逐水药

扫码"学一学"

本类药物大多有毒，主入大肠、肾及肺经。泻下作用峻猛，服后可引起剧烈腹泻，使水液从大便排出，部分药物兼有利尿作用。适用于水肿、胸腹积水及痰饮积聚、喘满壅实正气未衰者。

本类药物力峻有毒，易伤正气，应中病即止，不可久服，体虚者慎用，孕妇忌用。正虚邪实者，应配伍补虚药，可采用先攻后补、先补后攻或攻补兼施的方法，以顾护正气。须注意药物炮制、配伍、剂量、用法及禁忌证，以确保用药安全有效。

甘遂 Gansui

【来源】为大戟科多年生草本植物甘遂 *Euphorbia kansui* T. N. Liou ex T. P. Wang 的干燥块根。主产于陕西、河南、甘肃、山西等地。春初开花前或秋末茎叶枯萎后采挖，去皮。晒干生用或醋炙用。

【性味归经】苦、寒。有毒。归肺、肾、大肠经。

【功效】泻水逐饮，消肿散结。

【应用】

1. 水肿、臌胀、胸胁停饮　本品善行经隧之水湿，泻下逐饮之力峻猛。可单用研末服，或与牵牛子同用，如二气汤，或与大戟、芫花共为末，枣汤送服，如十枣汤。治水热互结之大结胸证，多与大黄、芒硝同用，如大陷胸汤。

2. 风痰癫痫　取其攻水逐饮之功，以达驱逐痰涎之力。治风痰癫痫，常以本品为末，入猪心煨后，与朱砂末为丸服，如遂心丹。

3. 痈肿疮毒　本品外用能消肿散结。治疮痈肿毒，可用甘遂末水调外敷。

【用法用量】0.5~1.5g，入丸、散。内服宜醋炙，可减低毒性。生品外用适量。

【使用注意】孕妇及体弱者忌用。反甘草。

京大戟 Jingdaji

【来源】为大戟科多年生草本植物大戟 *Euphorbia pekinensis* Rupr. 的干燥根。主产于江苏、四川、江西、广西等地。秋末或初春采挖，晒干。生用或醋炙用。

【性味归经】苦，寒。有毒。归肺、肾、大肠经。

【功效】泻水逐饮，消肿散结。

【应用】

1. 水肿、臌胀、胸胁停饮 本品泻水逐饮之功似甘遂而力稍逊，以泻脏腑之水湿见长。治水肿、臌胀，正气未衰，可与大枣同煮，食枣，或与甘遂、芫花同用，如十枣汤；治胸胁停饮、胁痛痰稠，多与甘遂、白芥子同用，如控涎丹。

2. 疮痈肿毒，瘰疬痰核 治热毒所致疮痈肿毒，可单用鲜品捣烂外敷；治痰火凝聚之瘰疬痰核，常与鸡蛋同煮，食鸡蛋。

【用法用量】煎服，1.5~3g。入丸、散服，每次1g。外用适量。内服醋炙以减低毒性。

【使用注意】体弱及孕妇忌用。反甘草。

知识拓展

红大戟 为茜草科植物红大戟 *knoxia valerianoides* Thotel et Pitard 的干燥块根。性味苦、寒，有小毒，归肺、脾、肾经。功效与京大戟相似，但京大戟泻下逐水力强，红大戟消肿散结力胜。煎汤服，1.5~3g；研末服1g；外用适量。醋炙用或生用。体虚者及孕妇禁用，反甘草。

芫花 Yuanhua

【来源】为瑞香科落叶灌木植物芫花 *Daphne genkwa* Sieb. et Zucc. 的干燥花蕾。主产于河南、安徽、江苏、四川、山东等地。春季花未开放时采摘，晒干或烘干。生用或醋炙后用。

【性味归经】苦、辛，温。有毒。归肺、肾、大肠经。

【功效】泻水逐饮，祛痰止咳；外用杀虫疗疮。

【应用】

1. 水肿、臌胀、胸胁停饮 本品泻水逐饮功与甘遂、京大戟相似而力稍逊，以泻胸胁水饮见长。常与甘遂、京大戟相须为用，如十枣汤、舟车丸。

2. 咳嗽痰喘 治肺气壅实，寒饮内停之咳嗽有痰、喘息气粗，多与桑白皮、葶苈子同用；若久咳寒饮不化，则需与干姜、细辛等配伍。

3. 头疮、白秃、顽癣 单用研末，或加雄黄研末，猪脂调膏外涂。

【用法用量】煎服，1.5~3g。入散剂服，每次0.6~0.9g。一日1次。外用适量。内服醋炙以减低毒性。

【使用注意】体弱及孕妇忌用。反甘草。

考点提示：甘遂、京大戟与芫花的功用异同。

知识链接

甘遂、京大戟、芫花的功用之异同

共同点：三者均能峻下逐水，用于水肿臌胀及胸胁停饮等水肿实证，常相须为用。

不同点：甘遂泻水之力最强，兼能祛痰涤饮、消肿散结，治疗痰迷癫痫、瘰疬痰核等；京大戟泻水与涤饮之功类似于甘遂而力稍逊，兼能消肿散结，主要用于肢体水肿及热毒疮疡、瘰疬等；芫花毒性最强，长于泻上半身胸胁水饮，又善祛痰止咳，治疗寒痰壅盛之咳嗽、喘满等，外用能杀虫疗癣。

商陆 Shanglu

【来源】 为商陆科多年生草本植物商陆 *Phytolacca acinosa* Roxb. 或垂序商陆 *Phytolacca-americana* L. 的干燥根。前者主产于河南、安徽、湖北等地；后者主产于山东、浙江等地。秋季或初春采挖，切片，晒干或阴干。生用或醋炙用。

【性味归经】 苦，寒。有毒。归肺、脾、肾、大肠经。

【功效】 泻下利水；外用消肿散结。

【应用】

1. 水肿、臌胀、大便秘结、小便不利 本品既能泻下，又能利水，通利二便，使水湿之邪从二便排出。可单用，或与泽泻、茯苓皮同用，如疏凿饮子。治水肿、小便不利，可将其捣烂，入麝香少许，敷于脐部。

2. 疮痈肿毒 用鲜商陆根，酌加食盐，捣烂外敷。

【用法用量】 煎服，3~9g。外用适量。内服醋炙以减低毒性。

【使用注意】 孕妇忌用。

牵牛子 Qianniuzi

【来源】 为旋花科一年生草质藤本植物裂叶牵牛 *Pharbitis nil*（L.）Choisy 或圆叶牵牛 *Pharbitis purpurea*（L.）Voigt 的干燥成熟种子。主产于辽宁省。秋末果实成熟、果壳开裂时采收，晒干。生用或炒用。

【性味归经】 苦，寒。有毒。归肺、肾、大肠经。

【功效】 泻下逐水，消痰涤饮，去积杀虫。

【应用】

1. 水肿、臌胀 本品既泻下，又利水，通利二便，使水湿从二便排出，宜于实证。可单用研末服，或与茴香为末，姜汁调服；较重者，多与甘遂、京大戟等同用，如舟车丸。

2. 痰壅咳喘 能泻肺气，逐痰饮。常配葶苈子、杏仁等，如牵牛子散。

3. 热结便秘、食积 治实热积滞，便秘腹胀，单用研末服，或与槟榔、大黄等同用；治食积便秘，可与山楂、麦芽等配伍，如山楂化滞丸。

【用法用量】 煎服，3~6g。入丸、散服，每次 1.5~3g。

【使用注意】 孕妇忌用。畏巴豆。

巴豆 Badou

【来源】 为大戟科乔木植物巴豆 *Croton tiglium* L. 的干燥成熟果实。主产于四川、广西、云南等地。秋季果实成熟，果壳尚未开裂时采收，晒干，破开果壳，取出种子，用仁或制霜。将巴豆用米汤浸泡，置日光下暴晒或烘裂，去皮取净仁，炒焦黑用，为巴豆仁；将净巴豆仁碾碎，用多层吸油纸包裹，加热微烘，压榨去油后，碾细过筛用，为巴豆霜。

【性味归经】 辛，热。有大毒。归胃、大肠经。

【功效】 峻下冷积，逐水退肿，祛痰利咽；外用蚀疮。

【应用】

1. 寒积便秘 本品能峻下冷积，开通肠道闭塞，有“斩关夺门之功”。可单用巴豆霜装入胶囊服，或配大黄、干姜制丸服，即三物备急丸。

2. 腹水臌胀 本品有较强的逐水退肿作用，可将巴豆、杏仁炙黄为丸服。

3. 喉痹痰阻及寒实结胸 本品能祛痰利咽以利呼吸。治喉痹、痰涎壅塞气道，呼吸困难，甚窒息欲死，用巴豆霜少量灌服，或用巴豆去皮，线穿纳入喉中，牵出即苏，或与白矾同炒，待矾枯，去巴豆不用，碾矾为细末水调灌服或将末吹入喉中，促使痰涎吐出；治寒实结胸及肺痈脓痰不出，与贝母、桔梗同用，如三物小白散。现代用巴豆霜吹喉，治疗白喉和急性喉炎引起的急性喉梗阻有效。

4. 痈疽、疥癣、恶疮 本品外用有祛疮毒、蚀腐肉之功。治痈疽脓成未溃，常与乳香、没药等制成膏剂，外贴患处，如验方咬头膏；治痈疽溃后，腐肉不脱，可炒至烟尽研末外敷；治疥癣，可用巴豆仁捣泥，加雄黄和匀，外擦患处。

【用法用量】 入丸、散服，每次 0.1~0.3g。外用适量，研末涂患处，或捣烂以纱布包擦患处。内服宜用巴豆霜，以减低毒性。

【使用注意】 孕妇及体虚者忌用。畏牵牛子。

知识拓展

传统认为巴豆得热则助泻，得冷则止泻，故服后泻下不止者，用黄连、绿豆煎汤冷服解之；服后欲泻不泻者，可服热粥以助药力。

泻下药小结见表 8-1、表 8-2、表 8-3。

表 8-1 攻下药功用归纳

药名	功效	应用	特点
大黄	泻下攻积，清热泻火，凉血解毒，逐瘀通经，利湿退黄	实热积滞便秘；血热妄行之吐血、衄血，目赤肿痛及牙龈肿痛；热毒疮疡、肠痈及水火烫伤；瘀血证；湿热黄疸、淋证	泻下力峻猛，有“将军”之称，为治大便秘结、胃肠积滞之要药
芒硝	泻下通便，润燥软坚，清热消肿	实热积滞，燥结便秘；咽痛、目赤、口疮及痈肿疮疡	为治疗实热积滞、大便燥结之常用药
番泻叶	泻下导滞	便秘	长于泻下消胀
芦荟	泻下通便，清肝泻火，杀虫疗疳	热结便秘；肝经实火；小儿疳积	适宜于肝胆实火兼大便秘结者

表 8-2 润下药功用归纳

药名	功效	应用	特点
火麻仁	润肠通便	肠燥便秘	适宜于老年、体虚、产妇津血不足之肠燥便秘
郁李仁	润肠通便，利水消肿	肠燥便秘；水肿腹胀、脚气浮肿	为治肠燥便秘的常用药

表 8-3 峻下逐水药功用归纳

药名	功效	应用	特点
甘遂	泻水逐饮，消肿散结	水肿、臌胀、胸胁停饮；风痰癫痫；痈肿疮毒	为泻下逐饮之峻剂
京大戟	泻水逐饮，消肿散结	水肿、臌胀、胸胁停饮；疮痈肿毒，瘰疬痰核	泻水之功同甘遂，但力稍逊
芫花	泻水逐饮，祛痰止咳；外用杀虫疗疮	水肿、臌胀、胸胁停饮；咳嗽痰喘；头疮、白秃、顽癣	善于泻胸胁之水饮
商陆	泻下利水；外用消肿散结	水肿、臌胀、大便秘结、小便不利；疮痈肿毒	善治水肿、臌胀兼二便不利
牵牛子	泻下逐水，消痰涤饮，去积杀虫	水肿、臌胀；痰壅咳喘；热结便秘、食积	长于泻下逐水兼能通利二便
巴豆	峻下冷积，逐水退肿，祛痰利咽；外用蚀疮	寒积便秘；腹水臌胀；喉痹痰阻及寒实结胸；痈疽、疥癣、恶疮	有“斩关夺门”之力，主治寒积便秘急症

扫码“练一练”

目标检测

一、最佳选择题

1. 既能泻下，又能泻火、解毒的最常用药物是（ ）
   A. 甘遂　B. 大黄　C. 牵牛子
   D. 郁李仁　E. 芦荟
2. 最常用于热结便秘的药物是（ ）
   A. 郁李仁　B. 火麻仁　C. 大黄
   D. 京大戟　E. 芫花
3. 大黄入汤剂以泻下通便，其用法宜（ ）
   A. 后下　B. 先煎　C. 久煎
   D. 另煎　E. 与其他药物同煎
4. 芒硝内服用法是（ ）
   A. 先煎　B. 布包煎
   C. 后下　D. 冲入药汁内服或开水溶后服
   E. 隔水炖服
5. 既能润肠通便又能滋阴补虚的药物是（ ）
   A. 火麻仁　B. 郁李仁　C. 芫花
   D. 番泻叶　E. 商陆

二、配伍选择题

A. 巴豆　　B. 商陆　　C. 大黄

D. 芒硝　　E. 牵牛子

6. 泻下逐水、去积杀虫的药物是（　　）
7. 泻下攻积、活血祛瘀的药物是（　　）
8. 有大毒的药物是（　　）

三、多项选择题

9. 用治肠燥便秘，常相须为用的药物是（　　）

A. 火麻仁　　B. 酸枣仁　　C. 郁李仁

D. 薏苡仁　　E. 益智仁

10. 大黄的功效为（　　）

A. 泻下软坚　　B. 泻下攻积　　C. 清热解毒

D. 清热泻火　　E. 活血祛瘀

（郭景丽）

第九章

祛风湿药

学习目标

1. 掌握祛风湿药的含义、功效、适应范围、配伍原则和使用注意；祛风湿散寒药独活、木瓜、川乌、蕲蛇，祛风湿清热药秦艽、防己，以及祛风湿强筋骨药桑寄生的性味归经、功效、应用、用法用量及使用注意。
2. 熟悉威灵仙、海风藤、桑枝、豨莶草、雷公藤、五加皮的性能与功效；性能功效相似药物的区别。
3. 了解络石藤、丝瓜络、狗脊的主要功效。

案例导入

患者，王某，男，61岁。受凉后出现四肢关节肿胀，疼痛难忍，痛有定处，遇寒痛增，形体消瘦，面色无华，跛行入院。经查下肢关节压痛明显，局部皮色不红，触之不热，活动可，舌红，苔薄白，脉弦紧。

试分析该患者可以选用哪类药物进行治疗？使用时有何注意事项？

凡以祛除风湿、解除痹痛为主要作用的药物，称为祛风湿药。

本类药多具辛香苦燥之性，药性寒温各异，主入脾、肝、肾三经，善行关节、肌肉、筋骨之间。功善祛除肌肉、经络、筋骨间风湿，部分药物还具有止痹痛、强筋骨等作用。适用于风湿痹痛、筋脉拘挛、麻木不仁、半身不遂、腰膝酸痛及下肢痿弱等症。

根据药性、功效特点，本类药物可分为祛风湿散寒药、祛风湿清热药和祛风湿强筋骨药。

使用本类药物时，应根据痹证类型、病程新久及邪犯部位，进行适当选择和相应配伍。如风邪偏盛的行痹，选用祛风力强的祛风湿药，佐以活血养血之品；湿邪偏重的着痹，选用祛湿力强的祛风湿药，佐以燥湿、利湿、健脾药；寒邪偏重的痛痹，选用散寒止痛力强的祛风湿药，佐以温阳散寒通络之品；以关节红肿热痛为主症的热痹，选用祛风湿清热药，佐以清热凉血药；病邪在表，配解表药；久病入里，肝肾虚损而见腰痛足弱者，选用祛风湿强筋骨药，配补肝肾强筋骨药；病邪入络而见血瘀者，配活血通络药；久病气血不足者，配补气养血药。

使用本类药物时，应注意：①痹证多属慢性疾病，需长期用药治疗，为服用方便，可制成酒剂或丸散剂服用。②本类药多辛香苦燥，易耗伤阴血，阴虚血亏者应慎用。

扫码“学一学”

第一节 祛风湿散寒药

本类药物多辛苦温燥，主入肝、脾二经。辛以祛风，苦以燥湿，温以散寒，故有祛风除湿、散寒止痛、舒筋通络等作用。适用于风湿痹痛属寒者。若配伍清热药，亦可用于热痹。

独活 Duhuo

【来源】为伞形科多年生草本植物重齿毛当归 *Angelica pubescens* Maxim. f. *biserrata* Shan *et* Yuan. 的干燥根。主产于湖北、四川、安徽等地。春初苗刚发芽或秋末茎叶枯萎时采挖，烘干或晒干，切片。生用。

【性味归经】辛、苦，微温。归肾、膀胱经。

【功效】祛风除湿，通痹止痛。

【应用】

1. 风寒湿痹 本品有较强的祛风散寒除湿、通痹止痛作用，为治风寒湿痹常用药。然性善下行，尤宜于下半身肌肉关节疼痛。治行痹或痛痹，常与附子、乌头等同用，如独活酒；治肾气虚弱，当风受冷所致的偏枯冷痹、腰膝冷痛、酸软麻木或屈伸不利，多与桑寄生、杜仲等同用，如独活寄生汤。

2. 头风头痛，风寒表证及风寒湿表证 本品有似羌活之疏风散寒、发汗解表之功，但力次之。治头风头痛，常与白芷、川芎等同用；治风寒表证或风寒湿表证，常与防风、荆芥等同用，如荆防败毒散；本品善入肾经而搜伏风，与细辛、川芎等相伍，可治风扰肾经，伏而不出之少阴头痛，如独活细辛汤。

考点提示：独活的应用。

【用法用量】煎服，3~10g。

【使用注意】气血亏虚者慎用。

知识链接

独活与羌活的功用之异同

共同点：二药均能祛风湿，止痛、解表，治风寒湿痹、风寒夹湿的表证、头痛等，常相须为用。

不同点：独活性较缓和，发散之力较羌活弱，多用于风寒湿痹痛在下半身，治头痛属少阴者；羌活性较燥烈，发散力强，常用于风寒湿痹痛在上半身，治头痛因于风寒者。

威灵仙 Weilingxian

【来源】为毛茛科草质藤本植物威灵仙 *Clematis chinensis* Osbeck、棉团铁线莲 *Clematis* *hexa petala* Pall. 或东北铁线莲 *Clematis manshurica* Rupr. 的干燥根及根茎。前者主产于江苏、安徽、浙江等地，应用较广；后二者部分地区应用。秋季采挖，晒干。生用。

【性味归经】辛、咸，温。归膀胱经。

【功效】祛风湿，通经络，消骨鲠。

【应用】

1. 风湿痹痛　本品辛散温通，性猛善走，通行十二经，既能祛风湿，又能通经络而止痛，凡风湿痹痛，无论上下皆宜，为治风湿痹痛之要药。单用为末，温酒调服，或制成蜜丸服，或配当归、桂心为丸服，如神应丸。

2. 诸骨鲠喉　本品能软坚而消骨鲠，单用或加砂糖，米醋煎汤，缓慢咽下。

【用法用量】煎服，6~10g；治骨鲠量宜大，可用至30~50g。

【使用注意】气血亏虚者慎用。

考点提示：威灵仙治骨鲠的特殊作用。

川乌 Chuanwu

【来源】为毛茛科多年生草本植物乌头 *Aconitum carmichaeli* Debx. 的干燥母根。主产于四川、云南、陕西、湖南等地。夏、秋季采挖，晒干。生用或炮制后用。

【性味归经】辛、苦，热。有大毒。归心、肝、脾、肾经。

【功效】祛风除湿，散寒止痛。

【应用】

1. 风寒湿痹　本品辛热升散苦燥，有明显的止痛作用，为治风寒湿痹之佳品，尤宜于寒邪偏盛者。治寒湿头痛、身痛、关节疼痛不可屈伸，常与麻黄、白芍等同用，如乌头汤；治中风手足不仁、筋脉挛痛，常与乳香、地龙等同用，如小活络丹。

2. 诸寒疼痛　本品辛散温通、散寒止痛之功显著。治心腹冷痛、寒疝腹痛及手足厥冷，单用本品浓煎加蜜服，即大乌头煎；治心痛彻背、背痛彻心，常配赤石脂、干姜等，如乌头赤石脂丸。

此外，古方常以本品作为麻醉止痛药，用于手术局部麻醉或外伤瘀痛，多与蟾酥、生南星等配用，如外敷麻药方。

【用法用量】煎服1.5~3g；入丸散或酒剂服，1~2g。入汤剂宜先煎、久煎至入口无麻味。外用适量。一般内服用炮制品，生品只供外用。

【使用注意】有大毒，不宜久服，孕妇忌用。反半夏、瓜蒌、贝母、白及、白蔹。

考点提示：川乌的应用和配伍禁忌。

知识拓展

草乌　为毛茛科多年生野生植物北乌头 *Aconitum lusnezo f fii* Reihb. 的块根。辛、苦，热，有大毒，归心、肝、肾、脾经。功用与川乌相似而药力更强、毒性更大，用于风寒湿痹痛、心腹冷痛、寒疝作痛、跌打伤痛，以及麻醉止痛。用法用量及使用注意同川乌。

蕲蛇 Qishe

【来源】为蝰科动物五步蛇 *Agkistrodon acutus*（Guenther）除去内脏的干燥全体。主产于湖北、江西、浙江等地。夏、秋二季捕捉，剖开腹部，除去内脏，干燥，以黄酒润透去皮骨，切段用。

【性味归经】甘、咸，温。有毒。归肝经。

【功效】祛风通络，止痒，定惊止痉。

【应用】

1. 风湿顽痹、中风半身不遂 本品极具走窜之性，能内走脏腑、外达肌表而透骨搜风，祛风力强，为截风要药。又能通经络，凡风湿痹证无不宜之，尤善治病深日久之风湿顽痹，麻木拘挛，以及中风半身不遂，单用研末黄酒冲服，或入酒剂；或与天麻、独活等同用，如白花蛇酒。

2. 麻风、疥癣、皮肤瘙痒 本品能外走肌表而祛风止痒，又能以毒攻毒，故为治风毒之邪壅于肌肤的常用之品。治麻风、疥癣，多与天麻、荆芥等同用；治皮肤瘙痒，常与刺蒺藜、地肤子等同用。

3. 小儿急慢惊风、破伤风 本品既能祛外风，又能息内风，风去则惊搐自定，为治惊风抽搐之要药。治小儿肝热急惊风，常与蝉蜕、牛黄等同用；治小儿脾虚慢惊，多与天麻、白术等同用；治破伤风，常与乌梢蛇、蜈蚣共研末，煎酒调服，如定命散。

【用法用量】煎服，3~9g；研末服，每次 1~1.5g；一日 2~3 次；或酒浸、熬膏、入丸、散。

【使用注意】阴虚内热者忌服。

知识拓展

金钱白花蛇 为眼镜蛇科银环蛇 *Bungarus multicinctus multicinctus* Blyth 的幼蛇干燥体。性能功用似蕲蛇而力较强。煎服，3~6g；研末吞服，每次 1~1.5g；亦可浸酒服。

乌梢蛇 为游蛇科动物乌梢蛇 *Zaocys dhumnades*（Cantor）除去内脏的干燥体。甘，平，归肝经。功用与蕲蛇相似而药力较缓，尤适于风痹、顽痹、癣痒。煎服，10~15g；散剂每次 2~3g。

蛇蜕 为多种蛇蜕下的干燥表皮膜。甘、咸，平。功能祛风、定惊、止痒、退翳、解毒。用于小儿惊风、皮肤瘙痒、目翳、痈疽肿毒等。煎服，2~3g；研末吞服，每次 0.3~0.6g。

木瓜 Mugua

【来源】为蔷薇科落叶灌木海棠 *Chaenomeles speciosa*（Sweet）Nakai 的干燥近成熟果实。主产于安徽、四川、湖北等地。安徽宣城产者称“宣木瓜”，质量较好。夏秋季果实绿黄时采摘，置沸水中烫至外皮灰白色，对半纵剖，晒干，切片。生用。

【性味归经】酸，温。归肝、脾经。

【功效】舒筋活络，除湿和胃。

【应用】

1. 风湿痹痛，筋脉拘挛 本品味酸入肝经，益筋和血，善舒筋活络，能祛湿除痹，为治湿痹、筋脉拘急之要药。治风湿痹痛，日久不愈，常与威灵仙、蕲蛇等同用；治筋急项强，不能转侧，多与乳香、没药等同用，如木瓜煎；治腰膝重痛，常配伍川乌、威灵仙、牛膝等，如木瓜丸。

2. 脚气水肿 本品温通，祛湿舒筋，为治脚气水肿的常用药，多与吴茱萸、槟榔、紫苏叶等同用，如鸡鸣散。

3. 吐泻转筋 本品温香入脾，能除湿和中而止吐泻，舒筋活络以缓挛急，为治吐泻转筋之要药。多用于湿浊中阻、升降失常所致的呕吐泄泻、腹痛转筋等证。偏寒者，常与吴茱萸、小茴香、紫苏等同用，如木瓜汤；偏热者，配蚕沙、薏苡仁、黄连等，如蚕矢汤。

【用法用量】煎服，6~9g。

【使用注意】胃酸过多者不宜用。

海风藤 Haifengteng

【来源】为胡椒科常绿攀援藤本植物风藤 *Piper kadsura*（Choisy）Ohwi 的干燥藤茎。主产于广东、福建、台湾等地。夏、秋季采割，晒干，切片。生用。

【性味归经】辛、苦，微温。归肝经。

【功效】祛风除湿，通络止痛。

【应用】

风湿痹痛，筋脉拘挛，跌打损伤 本品为治风寒湿痹、筋脉拘挛的常用药，常与独活、威灵仙等同用；治跌打损伤，常与三七、红花等配伍。

【用法用量】煎服，6~12g。

第二节 祛风湿清热药

本类药物多辛苦而性寒，主入肝、脾二经。辛散、苦泄、寒清，故多具有祛风胜湿、通络止痛、清热消肿等作用。适用于风湿热痹、关节红肿热痛诸证。若配伍温经散寒药，亦可用于风寒湿痹。

扫码“学一学”

秦艽 Qinjiao

【来源】为龙胆科多年生草本植物秦艽 *Gentiana macrophylla* Pall.、麻花秦艽 *Gentiana straminea* Maxim.、粗茎秦艽 *Gentiana crassicaulis* Duthie *ex* Burk. 或小秦艽 *Gentiana dahurica* Fisch. 的干燥根。前三种按性状不同分别习称“秦艽”或“麻花艽”，后一种习称“小秦艽”。主产于甘肃、陕西、内蒙古、四川等地。春秋季采挖，晒干，去芦头，切片。生用。

【性味归经】辛、苦，平。归肝、胆、胃经。

【功效】祛风湿，止痹痛，退虚热，清湿热。

【应用】

1. 风湿痹痛，筋脉拘挛，手足不遂　本品能祛风除湿、舒筋活络以利关节、止痹痛，为“风药中之润剂”。广泛用于各种痹证，无论寒热新久，均可配伍应用，尤宜于热痹。治风湿热痹之关节红肿热痛，常与忍冬藤、虎杖等同用；治风寒湿痹之肢节疼痛拘挛，多与川乌、羌活等同用，如秦艽天麻汤。

2. 骨蒸潮热，小儿疳热　本品能退虚热、除骨蒸，亦为治虚热要药，治骨蒸潮热兼风湿最宜。治疗骨蒸日晡潮热，常与青蒿、地骨皮等同用，如秦艽鳖甲散；治小儿疳热兼湿热，多与地骨皮、胡黄连等同用。

3. 湿热黄疸　本品苦以降泄，能清肝胆湿热而退黄。单用或与茵陈、栀子等同用。尤多用于小儿急性黄疸型肝炎。

【用法用量】煎服，3~10g。

防己 Fangji

【来源】为防己科多年生木质藤本植物粉防己（汉防己）*Stephania tetrandra* S. Moore 或马兜铃科多年生缠绕藤本植物广防己（木防己）*Aristolochia fangchi* Y. C. Wu *ex* L. D. Chow *et* S. M. Hwang 的干燥根。前者主产于浙江、安徽、江西、湖北等地，后者主产于广东、广西等地。秋季采挖，晒干，切片。生用。

【性味归经】苦，寒。归膀胱、肺经。

【功效】祛风湿，止痹痛，利水消肿。

【应用】

1. 风湿痹痛　本品能祛风除湿，清热止痛，以木防己效佳。最善治热痹之骨节烦痛、屈伸不利，常与薏苡仁、滑石等同用，如宣痹汤；治风寒湿痹之关节冷痛，多与附子、桂心等同用，如防己汤。

2. 水肿、小便不利　本品善下行而泄下焦膀胱湿热，尤宜于下肢水肿、小便不利，以汉防己效佳。治风邪外袭，水湿内阻，发为头面身肿、小便不利之风水证，常配伍黄芪、白术等，如防己黄芪汤；治一身肌肤悉肿、小便短少之皮水证，多配伍茯苓、黄芪等，如防己茯苓汤；治湿热壅滞之腹胀水肿，多配伍椒目、葶苈子等，如己椒苈黄丸。

3. 湿疹疮毒　治湿疹疮毒，可与苦参、金银花等配伍。

【用法用量】煎服，5~10g。

【使用注意】本品苦寒性重，易伤胃气，不宜大量使用。食欲不振及阴虚无湿热者忌用。

知识拓展

广防己（木防己）　为马兜铃科植物 *Aristolochia fangchi* Y. C. Wu *ex* L. D. Chow *et* S. M. Hwang 的干燥根。味苦、辛，性寒。归膀胱、肾、脾经。功效为祛风止痛、清热利水。用治风湿痹痛、下肢水肿等证。煎服，5~10g。本品不宜大量或长期使用，肾病患者忌用。汉防己偏于利水消肿，广防己偏于祛风湿。由于广防己具有肾毒性，现在临床上较少用。

桑枝 Sangzhi

【来源】为桑科落叶乔木植物桑 *Morus alba* L. 的干燥嫩枝。全国大部分地区均产，主产于江苏、河南、山东等地。春末夏初采收。生用或炒至微黄用，亦可鲜用。

【性味归经】微苦，平。归肝经。

【功效】祛风通络，行水消肿。

【应用】

1. 风湿痹痛，四肢拘挛 本品性平和，能祛风通络，利关节，痹证无论新久、寒热均可应用，善横走肢臂，尤以治上肢风湿痹痛、肩背酸痛为佳。单用熬膏，或配伍其他祛风湿药。偏寒者，可配桂枝、羌活等；偏热者，常配伍秦艽、络石藤等。

2. 水肿、脚气浮肿 本品能利水消肿，可治水肿、脚气。治水肿，常与茯苓皮、大腹皮等同用；治脚气浮肿，多与木瓜、蚕沙等同用。

【用法用量】煎服，9~15g。

雷公藤 Leigongteng

【来源】为卫矛科落叶灌木植物雷公藤 *Tripterygium wilfordii* Hook. f. 干燥根的木质部。主产于福建、浙江、安徽、湖南及江苏等地。秋季采挖，去皮晒干，切段。生用，亦有带皮用者。

【性味归经】辛、苦，寒。有大毒。归肝、肾经。

【功效】祛风除湿，通络止痛，活血消肿，杀虫解毒。

【应用】

1. 风湿顽痹 本品有较强的祛风除湿、活血通络止痛之功，为治风湿顽痹之要药。尤宜于关节红肿热痛、肿胀难消、晨僵、功能受限，甚至关节变形者。单用即效，内服或外敷均可。亦可入复方，常与威灵仙、独活、防风等同用，并宜配伍黄芪、党参、当归补气养血药，以防久服而克伐正气。近年用治风湿性关节炎、类风湿关节炎及坐骨神经痛等，能改善功能活动，减轻疼痛，效果较好。

2. 疔疮肿毒、腰带疮、麻风、顽癣 本品苦寒而燥，既能清热解毒以消肿，又能除湿杀虫以止痒。治热毒痈肿疔疮，常与蟾酥同用；治腰带疮，常配乌药研末调搽患处；治麻风，单用煎服；治顽癣瘙痒，单用为末调涂，或以鲜叶捣烂调搽患处，亦可配伍荆芥、刺蒺藜等。

【用法用量】煎服，1~6g。宜久煎（文火沸煮 2 小时以上）以降低毒性。外用适量，捣烂或研末外敷，调搽。外敷不可超过半小时，否则起疱。

【使用注意】有大毒，内服宜慎。孕妇、体虚者忌用，心肝肾器质性病变及白细胞减少者慎用。

知识拓展

雷公藤毒性极大，以根皮为甚，使用时须剥净二层根皮，以木质部分入药。中毒轻者，停药后症状自行消失；重者应及时洗胃、催吐、导泻、输液排毒、纠正酸中毒、采用对症支持疗法等。

豨莶草 Xixiancao

【来源】为菊科一年生草本植物豨莶 *Siegesbeckia orientalis* L.、腺梗豨莶 *Siegesbeckia pubescens* Makino 或毛梗豨莶 *Siegesbeckia glabrescens* Makino 的干燥地上部分。全国大部分地区均产，以湖南、湖北、江苏等地产量较大。夏、秋季花开前及花期均可采割，晒干，切碎。生用或加黄酒蒸制用。

【性味归经】苦、辛，寒。归肝、肾经。

【功效】祛风除湿，通经活络，清热解毒。

【应用】

1. 风湿痹痛，中风半身不遂 本品善祛经络间风湿而通痹止痛。生用性寒，善治湿热痹痛，常与臭梧桐同用，如豨桐丸；制用寒性大减，多用治风寒湿痹或中风半身不遂等，单用酒蒸为丸，温酒吞服，即豨莶丸。

2. 疮疡肿毒，湿疹瘙痒 本品苦寒，生用有清热解毒、祛风止痒之功。治风疹湿疮，可单用内服或外洗；治疮痈肿毒红肿热痛，可配蒲公英、野菊花等增强清热解毒之力。

【用法用量】煎服，9~12g。外用适量。风湿痹证宜制用，疮疡湿疹宜生用。

络石藤 Luoshiteng

【来源】为夹竹桃科常绿木质藤本植物络石 *Trachelospermum jasminoides* (Lindl.) Lem. 的干燥带叶藤茎。全国南北各地均有分布，主产于江苏、湖北、山东等地。冬季至次春采割，晒干，切段。生用。

【性味归经】苦，微寒。归心、肝、肾经。

【功效】祛风通络，凉血消肿。

【应用】

1. 风湿痹痛，筋脉拘挛 本品善祛风湿，通经络，微寒清热，尤宜于热痹。单用浸酒，或配木瓜、桑枝等。

2. 喉痹、疮肿 本品味苦性微寒，可用于热毒壅盛之喉痹、疮肿。治喉痹肿痛，单用水煎，慢慢含咽，或与金银花、牛蒡子等同用；治痈肿疮毒，多与皂角刺、乳香等同用，如止痛灵宝散。

【用法用量】煎服，6~12g。外用适量，鲜品捣烂外敷。

丝瓜络 Sigualuo

【来源】为葫芦科一年生攀援草本植物丝瓜 *Luffacylindrica*（L.）Roem. 的干燥成熟果实的维管束。全国各地均有栽培。夏秋季采收，切碎。生用或炒用。

【性味归经】甘，平。归肺、胃、肝经。

【功效】祛风，通络，活血，下乳。

【应用】

1. 风湿痹痛　本品作用平和，能祛风、活血通络。治风湿痹证之肌肉麻木、筋脉拘挛，常与防风、秦艽等同用。多入复方。

2. 胸胁胀痛　本品能行气、通络而止痛。用治肝郁气滞之胁肋胀痛，多与柴胡、白芍等同用。

3. 咳嗽痰多　本品能化痰以通络。用治痰阻气滞之咳嗽痰多、胸闷疼痛，常与瓜蒌、薤白等同用。

4. 疮肿、乳痈　本品入肝经通乳络，并能解毒通络而消肿散结。用于热毒疮肿或肝胃热结之乳痈肿痛，常与金银花、蒲公英等配伍。

【用法用量】煎服，6~10g，大剂量可用至60g。外用适量。

第三节　祛风湿强筋骨药

本类药物多甘苦而性温，入肝、肾二经。味苦能燥，甘温补益，故具有祛风湿、补肝肾、强筋骨等作用，主要用于风湿日久累及肝肾所致的腰膝酸软无力、疼痛等风湿痹证，亦可用于肾虚腰痛、骨痿及中风后遗症、半身不遂等。

扫码“学一学”

桑寄生 Sangjisheng

【来源】为桑寄生科常绿小灌木桑寄生 *Taxillus chinensis*（DC.）Danser 的干燥带叶茎枝。主产于广东、广西等地。冬季至次春采割，切段。生用。

【性味归经】苦、甘，平。归肝、肾经。

【功效】祛风湿，补肝肾，强筋骨，安胎元。

【应用】

1. 风湿痹痛，腰膝酸痛　本品苦能燥湿，甘能补益，祛风湿又长于补肝肾、强筋骨。善治肝肾不足之风湿痹痛、腰膝酸软、筋骨无力而日久，多与杜仲、牛膝等同用，如独活寄生汤。

2. 胎漏下血，胎动不安　本品能通过补肝肾而达固冲任、安胎之效。宜于肝肾不足、冲任不固之胎漏下血、胎动不安，常与续断、阿胶等同用，如寿胎丸。

【用法用量】煎服，9~15g。

知识拓展

槲寄生 为桑寄生科植物槲寄生 *Viscum coloratum*（Komar.）Nakai 的干燥带叶茎枝。过去习惯与桑寄生同作寄生药用。《中国药典》（2015 年版）虽单独收载，但所记二者功效主治完全相同。

五加皮 Wujiapi

【来源】 为五加科落叶小灌木植物细柱五加 *Acanthopanax gracilistylus* W. W. Smith 的干燥根皮。主产于湖北、河南、安徽等地。夏秋采挖，剥取根皮，晒干，切厚片。生用。

【性味归经】 辛、苦，温。归肝、肾经。

【功效】 祛风除湿，补益肝肾，强筋壮骨，利水消肿。

【应用】

1. 风湿痹痛 本品长于祛风除湿，兼能温补肝肾，为强壮性祛风湿药，尤宜于老人及久病体虚者。治风湿痹痛，兼肾虚有寒，单用或配当归、牛膝、地龙等，即五加皮酒；或与木瓜、松节等同用，如五加皮散。

2. 筋骨痿软，小儿行迟，体虚乏力 本品有温补之效，能补肝肾、强筋骨。肝肾亏虚之筋骨痿软均可应用；治腰膝软弱，多与怀牛膝、杜仲等同用；治小儿行迟，常与龟甲、续断等同用。

3. 水肿、脚气浮肿 本品能温肾除湿、利水消肿。治水肿，常与茯苓皮、陈皮等配伍，如五皮饮；治脚气肿痛，多与木瓜、大腹皮等同用。

【用法用量】 煎服，5~10g；或酒浸、入丸散服。

【使用注意】 阴虚火旺、舌干口苦者忌服。

知识拓展

香加皮 为萝藦科植物杠柳 *Periploca sepium* Bge. 的干燥根皮。过去习惯与五加皮（南五加皮）同等药用，习称“北五加皮”。但其来源不同，功效各异，应区别应用。本品有毒，功偏利水消肿，兼祛风湿、强筋骨，用于下肢浮肿、风寒湿痹、腰膝酸软，并能强心，用于心悸气短。《中国药典》（2015 年版）单独收载。

狗脊 Gouji

【来源】 为蚌壳蕨科多年生草本植物金毛狗脊 *Cibotium barometz*（L.）J. Sm. 的干燥根茎。主产于云南、广西、浙江、福建等地。秋冬季采挖。蒸后切片晒干或砂烫用。

【性味归经】 苦、甘，温。归肝、肾经。

【功效】 祛风湿，补肝肾，强腰膝。

【应用】

1. 风湿腰痛脊强，肾虚腰膝软弱　本品善祛脊背之风湿而强腰膝。治肝肾不足，兼有风寒湿邪之腰痛脊强，不能俯仰者最为适宜，常与杜仲、桑寄生等同用，如狗脊饮；若配萆薢、菟丝子，可治各种腰痛，即狗脊丸。

2. 肾虚遗尿、尿频、白带过多　本品能补肾固摄。用治肾虚遗尿、尿频，常与益智仁、桑螵蛸等同用；治虚寒带下，多与鹿茸、白蔹等同用，如白蔹丸。

此外，狗脊的绒毛有止血作用，外敷可用于金创出血。

【用法用量】煎服，6~12g。

【使用注意】肾虚有热、小便不利，或短涩黄赤者慎服。

祛风湿药小结见表9-1、表9-2、表9-3。

表9-1　祛风湿散寒药功用归纳

药名	功效	应用	特点
独活	祛风除湿，通痹止痛	风寒湿痹；头风头痛，风寒表证及风寒湿表证	祛风湿止痛之力较强，性善下行，尤善治下半身风寒湿痹
威灵仙	祛风湿，通经络，消骨鲠	风湿痹痛；诸骨鲠喉	性猛善走，通经络；消骨鲠
川乌	祛风除湿，散寒止痛	风寒湿痹；诸寒疼痛	为治风寒湿痹之佳品，尤宜于寒邪偏盛之风湿痹痛
蕲蛇	祛风通络，止痒，定惊止痉	风湿顽痹、中风半身不遂；麻风、疥癣、皮肤瘙痒；小儿急慢惊风、破伤风	善走窜，通表达里，内走脏腑，外达肌肤，祛风通络，定惊止痉，为祛风专药
木瓜	舒筋活络，除湿和胃	风湿痹痛，筋脉拘挛；脚气水肿；吐泻转筋	善舒筋活络，为治风湿痹痛、筋脉拘挛要药
海风藤	祛风除湿，通络止痛	风湿痹痛，筋脉拘挛，跌打损伤	为治风寒湿痹、筋脉拘挛常用药

表9-2　祛风湿清热药功用归纳

药名	功效	应用	特点
秦艽	祛风湿，止痹痛，退虚热，清湿热	风湿痹痛，筋脉拘挛，手足不遂；骨蒸潮热，小儿疳热；湿热黄疸	为“风药中之润剂”，又舒筋络，凡风湿痹痛，无论新久上下、偏寒偏热均宜，尤宜于热痹
防己	祛风湿，止痹痛，利水消肿	风湿痹痛；水肿、小便不利；湿疹疮毒	湿热偏盛痹证者尤宜
桑枝	祛风通络，行水消肿	风湿痹痛，四肢拘挛；水肿、脚气浮肿	善横走肢臂，尤以治上肢风湿痹痛、肩背酸痛为佳
雷公藤	祛风除湿，通络止痛，活血消肿，杀虫解毒	风湿顽痹；疔疮肿毒、腰带疮、麻风、顽癣	祛风湿止痛力强，宜于风湿顽痹
豨莶草	祛风除湿，通经活络，清热解毒	风湿痹痛，中风半身不遂；疮疡肿毒，湿疹瘙痒	尤宜用于风湿热痹
络石藤	祛风通络，凉血消肿	风湿痹痛，筋脉拘挛；喉痹、疮肿	善祛风湿，通经络，尤宜于风湿热痹
丝瓜络	祛风，通络，活血，下乳	风湿痹痛；胸胁胀痛；咳嗽痰多；疮肿、乳痈	作用平和，能祛风活血通络；入肝经通乳络

表 9-3　祛风湿强筋骨药功用归纳

药名	功效	应用	特点
桑寄生	祛风湿，补肝肾，强筋骨，安胎元	风湿痹痛，腰膝酸痛；胎漏下血，胎动不安	长于补肝肾、强筋骨、安胎
五加皮	祛风除湿，补益肝肾，强筋壮骨，利水消肿	风湿痹痛；筋骨痿软，小儿行迟，体虚乏力；水肿、脚气浮肿	长于温肾除湿利水
狗脊	祛风湿，补肝肾，强腰膝	风湿腰痛脊强，肾虚腰膝软弱；肾虚遗尿、尿频、白带过多	温补固摄，止血

扫码“练一练”

目标检测

一、最佳选择题

1. 下列哪种药不具有通络之功（　　）
   A. 千年健　B. 络石藤　C. 海桐皮
   D. 寻骨风　E. 桑枝
2. 木瓜与桑枝均主治（　　）
   A. 筋脉痿弱　B. 湿疹瘙痒　C. 吐泻转筋
   D. 脚气肿痛　E. 痈肿疮毒
3. 络石藤与雷公藤都具有的作用是（　　）
   A. 止痒　B. 通络　C. 安胎
   D. 凉血　E. 清热
4. 治湿热痹痛，当首选（　　）
   A. 防己　B. 秦艽　C. 桑枝
   D. 木瓜　E. 蚕沙
5. 既能治疗痈肿疮毒、湿疹瘙痒，又能治疗高血压的中药是（　　）
   A. 防风　B. 牛膝　C. 桑寄生
   D. 海风藤　E. 豨莶草
6. 治肾虚胎动不安，首选（　　）
   A. 白术　B. 当归　C. 五加皮
   D. 桑寄生　E. 砂仁
7. 阴虚腰膝酸痛及胃酸过多者忌服的中药是（　　）
   A. 五加皮　B. 桑寄生　C. 独活
   D. 蕲蛇　E. 木瓜

二、配伍选择题

A. 寒湿痹痛　B. 湿热痹痛　C. 吐泻转筋
D. 腰膝痿软　E. 四肢拘挛

8. 防己的适应证是（　　）
9. 木瓜的适应证是（　　）

三、多项选择题

10. 秦艽的功效是（　　）

A. 清湿热　B. 通络止痛　C. 祛风湿

D. 退虚热　E. 解毒

11. 属祛风湿、强筋骨的药物是（　　）

A. 独活　B. 桑寄生　C. 狗脊

D. 威灵仙　E. 五加皮

12. 治疗水肿、脚气的药物有（　　）

A. 麻黄　B. 木瓜　C. 防己

D. 五加皮　E. 大黄

13. 桑寄生、五加皮、狗脊的共同功效是（　　）

A. 祛风湿　B. 安胎　C. 补肝肾

D. 调经止血　E. 强筋骨

（郭景丽）

扫码“学一学”

第十章

化湿药

学习目标

1. 掌握化湿药的含义、功效、适应范围、配伍原则和使用注意；广藿香、苍术、厚朴、豆蔻的性味归经、功效、应用、用法用量及使用注意。
2. 熟悉砂仁、佩兰的性能与功效；性能功效相似药物的区别。

案例导入

患者张某，女，28岁，冒雨涉水后出现腹痛腹泻，伴有肠鸣，脘腹胀闷，不思饮食，泛恶欲吐，口淡不渴，头重如裹，肢体酸痛，舌苔白腻，脉濡缓。

试分析该患者可以选用哪类药物进行治疗？

凡气味芳香，性偏温燥，以化湿运脾为主要作用，治疗湿困脾胃病证的药物，称为化湿药，亦称芳香化湿药。

本类药物大多辛香温燥，主入脾、胃二经。芳香能醒脾化湿，温燥可燥湿健脾，故具有化湿运脾、开胃和中、舒畅气机之功。适用于湿浊中阻、脾为湿困、运化失常所致的脘腹痞满、呕吐泛酸、大便溏薄、食少体倦、口甘多涎、舌苔白腻等症。此外，部分药物能芳香解暑，可用于暑温、湿温等证。

湿证有寒湿和湿热之分，使用时需根据不同证型而进行适当配伍。寒湿者，配温里药；湿热者，配清热燥湿药；湿阻气滞，配行气药；脾虚生湿，配健脾药。

使用注意：①化湿药多辛温香燥，易伤阴耗气，故阴虚血燥及气虚者慎用。②因气味芳香，多含挥发油，入煎剂宜后下，不宜久煎，以免降低药效。

广藿香 Guanghuoxiang

【来源】为唇形科多年生草本植物广藿香 *Pogostemon cablin*（Blanco）Benth. 的干燥地上部分。主产于广东。夏秋季枝叶繁茂时采割，日晒夜闷，反复至干，切段。生用。

【性味归经】辛，微温。归脾、胃、肺经。

【功效】芳香化浊，和胃止呕，发表解暑。

【应用】

1. 湿阻中焦证　本品气味芳香，有良好的芳化湿浊、醒脾健胃作用，为芳化湿浊之要药。治湿浊内阻、中气不运所致的脘腹痞闷、少食作呕、神疲体倦等症，常与苍术、厚朴等同用，如不换金正气散。

2. 呕吐　本品既能化湿，又能和中止呕，为治呕吐之常用药，尤适于湿阻呕吐。单用，或配半夏则效更佳；偏寒湿者，多与丁香、白豆蔻等同用；偏湿热者，常与黄连、竹茹等配伍；治妊娠呕吐，则与砂仁、紫苏梗等同用。

3. 暑湿证或湿温初起　本品芳香，外能发表解暑而不峻，内能化湿而不燥热。善治外感风寒、内伤生冷之阴暑证，症见恶寒发热、头痛脘闷、呕恶吐泻等，常与紫苏、厚朴等同用，如藿香正气散；治湿温初起，湿热并重，常与黄芩、滑石等配伍，如甘露消毒丹。

考点提示：藿香的应用。

【用法用量】煎服，3~10g。鲜品加倍。藿香叶偏于发表，藿香梗偏于和中。鲜藿香解暑之力较强，夏季泡汤代茶，可作清暑饮料。

【使用注意】阴虚火旺者忌用。

知识拓展

藿香正气水　主要成分是广藿香油、紫苏叶油、白芷、苍术、厚朴（姜制）、生半夏、茯苓、陈皮、大腹皮、甘草浸膏。功效是解表祛暑，化湿和中。用于外感风寒、内伤湿滞、夏伤暑湿、头痛昏重、脘腹胀痛、呕吐泄泻、胃肠型感冒等病证。

佩兰 Peilan

【来源】为菊科多年生草本植物佩兰（兰草）*Eupatorium fortunei* Turcz. 的干燥地上部分。主产于江苏、河北、山东等地。夏、秋两季分两次采割，去杂质，晒干。生用或鲜用。

【性味归经】辛，平。归脾、胃、肺经。

【功效】化湿，解暑。

【应用】

1. 湿阻中焦证　本品化湿和中之功与广藿香相似，而作用更为缓和，常相须为用，或配伍苍术、厚朴等。又因其性平而不温燥，尤长于治脾经湿热，症见口中甜腻、多涎、口臭的脾瘅，可单用煎汤服，或配伍藿香、厚朴等。

2. 外感暑湿或湿温初起　本品外能散表邪，内能化湿浊。治暑湿证，多与藿香、青蒿等同用；治湿温初起，常与滑石、藿香等同用。

【用法用量】煎服，3~9g。鲜品加倍。

【使用注意】含挥发油，入汤剂宜后下，不宜久煎。

知识链接

佩兰与广藿香的功用之异同

共同点：二药均有化湿、解暑之功效，用于治疗湿阻中焦证及暑湿外感或湿温初起，常相须为用，但广藿香的作用强于佩兰。

不同点：佩兰性平，善治脾经湿热之脾瘅；广藿香还有止呕的作用，用于治疗湿阻中焦的呕吐。

苍术 Cangzhu

【来源】 为菊科多年生草本植物茅苍术 *Atractylodes lancea*（Thunb.）DC. 或北苍术 *Atractylodes chinensis*（DC.）Koidz. 的干燥根茎。前者主产于江苏、湖北、河南等地，以产于江苏茅山一带者质量最好，以此得名；后者产于内蒙古、山西、辽宁等地。春秋季采挖，晒干。生用或炒用。

【性味归经】 辛、苦，温。归脾、胃、肝经。

【功效】 燥湿健脾，祛风散寒，明目。

【应用】

1. 湿阻中焦证 本品苦而温燥，有较强的燥湿运脾之功。对寒湿阻滞中焦、脾失健运之脘腹胀闷、呕恶食少、吐泻乏力、舌苔白腻等最为适宜，常与厚朴、陈皮等同用，如平胃散；治脾虚水湿内停之痰饮或水湿外溢之水肿，则与茯苓、泽泻、猪苓等同用，如胃苓汤；治湿热或暑湿证，多与清热燥湿药同用。

2. 风湿痹痛 本品辛散苦燥，既内燥脾湿，又外祛风湿。尤以疗湿痹见肢麻沉重疼痛为佳，常与独活、秦艽等同用；治湿热痹痛，多与石膏、知母等同用，如白虎加苍术汤；治湿热下注之痿软、带下、湿疹、湿疮等，常与黄柏同用，如二妙散。

3. 外感风寒湿表证 本品辛散性燥，兼能发汗解表。治风寒夹湿表证，多与羌活、防风等同用，如九味羌活汤。

此外，本品尚能明目，用治夜盲及眼目昏涩（如角膜软化症），可单用，或与羊肝、猪肝蒸煮同食。

【用法用量】 煎服，3~9g。

【使用注意】 阴虚内热、气虚多汗者忌服。

厚朴 Houpo

【来源】 为木兰科落叶乔木植物厚朴 *Magnolia officinalis Rehd. et* Wils. 或凹叶厚朴 *Magnolia officinalis Rehd. et Wils. var. biloba Rehd. et* Wils. 的干燥干皮、根皮及枝皮。主产于四川、安徽、湖北等地。4~6 月剥取根皮及枝皮，直接阴干，干皮置沸水中微煮后堆置阴湿处，“发汗”至内表面变紫褐色或棕褐色时，蒸软，取出，卷成筒状，干燥，切片。生用或姜汁炙用。

【性味归经】苦、辛，温。归脾、胃、肺、大肠经。

【功效】燥湿消痰，下气除满。

【应用】

1. 湿阻中焦，脘腹胀满 本品能燥湿、行气、消积以除满，既下有形实满，又散无形湿满，为消除胀满之要药。治湿阻中焦，脾胃气滞之脘闷腹胀、腹痛呕逆，常与苍术、陈皮等同用，如平胃散；治胃肠积滞、脘腹胀痛、大便秘结，多与大黄、枳实等同用，如大承气汤、小承气汤、厚朴三物汤。

2. 痰饮喘咳，梅核气 本品能燥湿化痰，降气平喘。治素有喘咳，复感风寒而发，常与桂枝、杏仁等同用，如桂枝加厚朴杏子汤；治痰湿壅肺、胸闷咳喘，常与紫苏子、橘皮等同用，如苏子降气汤；治痰凝气滞之梅核气，多与半夏、茯苓等相配，如半夏厚朴汤。

考点提示：厚朴为消除胀满之要药。

【用法用量】煎服，3~9g。

【使用注意】体虚及孕妇慎用。

知识拓展

厚朴花 为厚朴的干燥花蕾。辛，温。归脾、胃经。功能芳香化湿、行气宽胸。用于湿阻气滞之脘腹胀满、食欲不振等症。煎服，3~10g。

砂仁 Sharen

【来源】为姜科多年生草本植物阳春砂 *Amomum villosum* Lour.、绿壳砂 *Amomum villosum* Lour. var. *xanthioides* T. L. Wu *et* Senjen 或海南砂 *Amomum longiligulare* T. L. Wu. 的干燥成熟果实。阳春砂主产于我国广东、广西等地；绿壳砂产于越南、泰国、印度尼西亚等地；海南砂主产于我国广东、海南及湛江地区，以阳春砂质量为优。夏、秋间果实成熟时采收，晒干或低温干燥。用时打碎，生用。

【性味归经】辛，温。归脾、胃、肾经。

【功效】化湿和胃，温脾止泻，理气安胎。

【应用】

1. 湿阻中焦，脾胃气滞证 本品有良好的化湿醒脾、行气温中之功。常用于湿阻或气滞所致的脾胃不和诸证，寒湿气滞者尤宜，常与厚朴、枳实等同用；脾胃气滞者，常配木香、枳实等，如香砂枳术丸；脾胃虚弱者，常配党参、茯苓等，如香砂六君子汤。

2. 脾胃虚寒吐泻 本品有开胃止呕、温脾止泻之效。单用研末吞服，或与干姜、附子等同用。

3. 气滞胎动不安及妊娠恶阻 本品能行气和中而止呕安胎。治妊娠气滞、胎动不安，可与人参、白术等同用，如泰山磐石散；治妊娠呕逆不能食，单用炒熟研末服，名缩砂散。

【用法用量】煎服，3~6g。宜后下。

【使用注意】阴虚有热者忌服。

豆蔻 Doukou

【来源】为姜科多年生本草白豆蔻 *Amomun kravanh* Pierre ex Gagnep. 或爪哇白豆蔻 *Amomum compactum* Soland ex Maton 的干燥成熟果实。主产于柬埔寨、老挝、越南、斯里兰卡等地，我国云南、广东、广西等地亦有栽培。秋季采收，晒干。生用，用时捣碎。

【性味归经】辛，温。归肺、脾、胃经。

【功效】化湿行气，温中止呕。

【临床应用】

1. 湿滞中焦及脾胃气滞证 本品性极芳香，功用似砂仁，常与之相须为用，或与厚朴、陈皮等同用。治湿温初起，湿邪偏重，常与薏苡仁、杏仁等同用，如三仁汤；治湿温初起，热重于湿，常与黄芩、滑石等同用，如黄芩滑石汤。

2. 呕吐 本品既能化湿、行气、温中，又善止呕，尤以胃寒湿阻气滞之呕吐最为适宜。单用为末服，或与藿香、半夏等同用。治小儿胃寒吐乳，可与砂仁、甘草共研细末，常掺口中。

【用法用量】煎服，3~6g。入汤剂宜后下。

【使用注意】火升作呕者不宜用。

知识链接

豆蔻与砂仁的功用之异同

共同点：二药均具有化湿行气、温中止呕、止泻之功，常相须为用，治疗湿阻中焦及脾胃气滞证。

不同点：豆蔻化湿行气之力偏于中上焦，温中偏在胃而善止呕，临床上可用于湿温痞闷；砂仁化湿行气之力略胜，作用偏于中下焦，温中重在脾而善止泻。

化湿药小结见表10。

表10 化湿药功用归纳

药名	功效	应用	特点
广藿香	芳香化浊，和胃止呕，发表解暑	湿阻中焦证；呕吐；暑湿证或湿温初起	为芳香化湿浊要药
佩兰	化湿，解暑	湿阻中焦证；外感暑湿或湿温初起	发表之力不及藿香，化内湿、辟秽浊，善治脾瘅
苍术	燥湿健脾，祛风散寒，明目	湿阻中焦证；风湿痹痛；外感风寒湿表证	为燥湿健脾要药，凡痰饮、水肿、带下等脾湿偏盛者均宜
厚朴	燥湿消痰，下气除满	湿阻中焦，脘腹胀满；痰饮喘咳，梅核气	长于下气、消积、除满，凡湿阻、食积、气滞而致脘腹胀满者均可，为消除胀满要药

续表

药名	功效	应用	特点
砂仁	化湿和胃，温脾止泻，理气安胎	湿阻中焦，脾胃气滞证；脾胃虚寒吐泻；气滞胎动不安及妊娠恶阻	醒脾调胃要药 作用偏于中下焦，善理脾胃气滞，长于温脾止泻
豆蔻	化湿行气，温中止呕	湿滞中焦及脾胃气滞证；呕吐	作用偏于中上焦，善理脾肺气滞，长于温胃止呕

扫码“练一练”

目标检测

一、最佳选择题

1. 既能燥湿健脾又能祛风湿的药是（　　）

A. 厚朴　　B. 苍术　　C. 独活

D. 羌活　　E. 防风

2. 治外有风寒表证内兼湿阻中焦宜选（　　）

A. 藿香　　B. 白豆蔻　　C. 五加皮

D. 砂仁　　E. 茯苓

3. 治湿阻气滞之脘腹胀闷、腹痛及咳喘多痰宜选（　　）

A. 佩兰　　B. 砂仁　　C. 厚朴

D. 藿香　　E. 白豆蔻

4. 治风湿痹证兼夜盲宜选（　　）

A. 苍术　　B. 砂仁　　C. 木瓜

D. 白豆蔻　　E. 厚朴

5. 既能化湿行气，又能温中止呕的药是（　　）

A. 藿香　　B. 佩兰　　C. 豆蔻

D. 厚朴　　E. 苍术

二、配伍选择题

A. 苍术　　B. 佩兰　　C. 砂仁

D. 厚朴　　E. 白豆蔻

6. 功能化湿行气、温中止呕，又能安胎的药是（　　）

7. 功能化湿解暑的药是（　　）

A. 化湿行气，温中止呕止泻，安胎　　B. 化湿，解暑，止呕

C. 化湿，解暑　　D. 燥湿健脾，祛风湿

E. 化湿行气，温中止呕

8. 砂仁的功效是（　　）

9. 苍术的功效是（　　）

三、多项选择题

10. 砂仁、豆蔻均具有的作用是（　　）

A. 化湿　　B. 行气　　C. 温中

D. 止呕　　E. 止血

11. 具有止呕作用的药物是（　　）

A. 苍术　　B. 砂仁　　C. 豆蔻

D. 藿香　　E. 厚朴

12. 具有安胎作用的药物是（　　）

A. 藿香　　B. 苍术　　C. 砂仁

D. 紫苏　　E. 黄芩

（郭景丽）

第十一章

利水渗湿药

学习目标

1. 掌握利水渗湿药的含义、功效、适应范围、配伍原则和使用注意；利水消肿药茯苓、泽泻、薏苡仁，利尿通淋药车前子、木通，以及利湿退黄药茵陈、金钱草、虎杖的性味归经、功效、应用、用法用量及使用注意。
2. 熟悉猪苓、滑石、石韦的性能与功效；性能功效相似药物的区别。
3. 了解萆薢、海金沙的主要功效。

案例导入

患者张某，男，32岁。刻下症见颜面及双下肢水肿，面色少华，神疲倦怠，自述病情时轻时重，近日下肢水肿明显，腰膝酸软，小便短少，身体困重，胸闷，纳呆，泛恶，舌淡胖，苔白腻，脉沉缓。

试分析该患者可以选用哪类药物进行治疗？使用时有何注意事项？

凡以通利水道、渗泄水湿为主要作用，用于治疗水湿内停病证的药物，称为利水渗湿药。

本类药物味多甘淡，性平或微寒，主入肺、肾、膀胱经，长于利水消肿、利尿通淋、利湿退黄，主要用于各种水肿、小便不利、淋证、痰饮、湿温、黄疸、带下、湿痹、湿疮等水湿内停所致的各种病证。

根据药物性能特点和应用范围，利水渗湿药可分为利水消肿药、利尿通淋药、利湿退黄药三类。

使用利水渗湿药，应注意根据患者的正邪偏胜及症状轻重，相应地选择配伍药物以增强疗效。若水肿骤起兼有表证，可与宣肺解表药配伍；若下焦湿热蕴结，可与清热燥湿药配伍；热伤血络而尿血者，可与凉血止血药配伍；若脾弱生湿或肾阳衰微导致水湿泛滥，可配与温补脾肾药以标本兼顾。此外，气行则水行，利水不效当考虑佐以行气药，以增强疗效。

使用注意：①本类药物易耗伤津液，故阴亏津少、肾虚遗精遗尿者应慎用或忌用。②有些药物有较强的通利作用，孕妇应慎用。

考点提示：利水渗湿药的分类。

扫码“学一学”

第一节　利水消肿药

本类药物性多平或微寒，味甘淡，多入肾、膀胱、小肠经，甘淡能渗水湿，服药后小便通利，尿量增多，通过利尿实现消肿。主要用于治疗水湿内停的水肿、小便不利及痰饮泄泻等病证，故称利水消肿药。部分药物还有健脾、止泻的功效，对脾虚有湿者尤宜。

茯苓 Fuling

【来源】为多孔菌科真菌茯苓 *Poria corns*（Schw.）Wolf 的干燥菌核。主产于安徽、湖北、河南、云南等地。多于 7~11 月采挖，挖出后除去泥沙，堆置“发汗”后，摊开晾至表面干燥，再“发汗”，反复数次至现皱纹、内部水分大部散失后，阴干，称为“茯苓个”；或将鲜茯苓按不同部位切制，阴干，分别称为“茯苓块”和“茯苓片”。生用。

【性味归经】甘、淡，平。归心、肺、脾、肾经。

【功效】利水渗湿，健脾，宁心。

【应用】

1. 水肿、痰饮　本品甘能补脾，淡能渗泄，性平则作用和缓，无寒热之偏，可用治寒热虚实各种水肿，为利水消肿之要药。治水湿内停之水肿、小便不利、头痛发热、烦渴欲饮，常与猪苓、泽泻、白术、桂枝同用，如五苓散；治水肿胀满、足胫浮肿、上气不得卧，常与白术、桂心、泽泻等同用，如茯苓丸；治脾肾阳虚水肿，常与附子、白术等配伍，如真武汤；治痰饮内停之目眩心悸，常与桂枝、白术同用，如苓桂术甘汤。

2. 脾虚诸证　本品甘淡既能利水渗湿，又能健脾，尤宜治脾虚湿盛泄泻。每与党参、白术、甘草等补脾药同用，即四君子汤；治脾胃虚弱，食积内停、脘腹痞胀、大便溏薄，与白术、山楂、山药等同用，如健脾丸；治脾虚湿盛之泄泻，常与党参、白术等同用，如参苓白术散。

3. 心悸、失眠　本品入心脾经，能宁心安神，常用于心悸、失眠。治心脾两虚，气血不足之心神不宁，多与黄芪、当归、远志等同用，如归脾汤；治水气凌心之心悸，与桂枝、白术同用，如茯苓甘草汤。

【用法用量】煎服，10~15g。用于安神，常以少量朱砂拌用，即“朱茯苓”，服用宜入丸散。

【使用注意】虚寒精滑者忌用。

知识拓展

茯苓皮　为多孔菌科真菌茯苓菌核的干燥外皮。多于 7~10 月采挖，加工茯苓时，收集削下的外皮，阴干。甘、淡，平。归肺、脾、肾经。善行皮肤水湿，治脾失健运，水湿外溢肌肤，症见头面四肢悉肿、气喘胸闷、小便不利。常与五加皮、地骨皮、生姜皮、大腹皮同用，如五皮散。

茯神 为多孔菌科植物茯苓菌核中间天然抱有松根的白色部分。取茯苓切去白茯苓后，选茯苓中间抱有松根者，除去杂质，晒干。甘、淡，平。归心、脾经。善治惊悸，健忘，失眠，惊痫，小便不利。常与石菖蒲、远志、茯苓、人参同用，如茯神丸。

薏苡仁 Yiyiren

【来源】 为禾本科植物薏苡 *Coix lacryma-jobi L. var. mayuen.*（Roman.）Stapf 的干燥成熟种仁。主产于福建、江苏、河北、辽宁等地。秋季果实成熟时采割植株，晒干，打下果实，再晒干，除去外壳、黄褐色种皮和杂质，收集种仁。生用或炒用。

【性味归经】 甘、淡，凉。归脾、胃、肺经。

【功效】 利水渗湿，健脾止泻，除痹，排脓，解毒散结。

【应用】

1. 水肿、小便不利、脚气 本品甘淡，利水渗湿兼能健脾，功同茯苓，善治脾虚湿盛之证，常相须为用。治湿盛水肿，小便不利，可单用或与茯苓、白术等药同用；治寒湿伤肾，脚气冲心，筋脉痹挛，常与附子、桂心、羌活等同用，如薏苡仁丸；治湿温初起，头痛恶寒，身重疼痛，常与滑石、豆蔻、厚朴等同用，如三仁汤。

2. 脾虚泄泻 本品能健脾止泻，尤宜治脾虚湿盛之泄泻。常与补脾益气之人参、白术、山药、莲子等同用，如参苓白术散。

3. 湿痹拘挛 本品既能渗湿，又能舒筋脉、缓和拘挛疼痛。治手足流注，麻木作痛，难以屈伸，常与苍术、桂心、麻黄等同用，如苍术薏苡汤；治风湿痹痛，筋脉挛急，一身尽痛，常与麻黄、苦杏仁、炙甘草合用，如麻杏薏甘汤。

4. 肺痈、肠痈 本品能排脓消痈。治肺痈，热毒壅滞，痰瘀互结，常与芦根、冬瓜仁、桃仁等同用，如苇茎汤；治肠痈，可与附子、败酱草同用，如薏苡附子败酱散。

此外，本品尚能解毒散结，现代临床用于赘疣、癌肿的治疗。

【用法用量】 煎服，9~30g。健脾止泻宜炒用，余生用。本品力缓，用量宜大。除入汤剂、丸剂、散剂外，亦可煮羹、粥饭食用，为食疗佳品。

【使用注意】 津液不足者及孕妇慎用。

猪苓 Zhuling

【来源】 为多孔菌科真菌猪苓 *Polyporus umbellatus*（Pers.）Fries 的干燥菌核。寄生于桦树、枫树、柞树等的腐朽根上。主产于陕西、云南、河南、河北等地。春、秋二季采挖，除去泥沙，干燥。切片，生用。

【性味归经】 甘、淡，平。归肾、膀胱经。

【功效】 利水渗湿。

【应用】

小便不利、水肿、泄泻、淋浊 本品利水渗湿作用较茯苓强，但无补益作用。治水湿内停之水肿、小便不利，常与茯苓、泽泻、白术、桂枝同用，如五苓散；治水热互结伤阴的小便不利，常与滑石、阿胶等配伍，如猪苓汤；治妊娠水肿，可单用为末，以热水调服；治肠胃寒湿、濡泻无度，常与肉豆蔻、黄柏同用，如猪苓丸；治热淋，常配伍木通、茵陈等，如十味导赤汤。

【用法用量】 煎服，6~12g；或入丸散。

【使用注意】 阴虚患者及无水湿者慎用。

知识链接

猪苓、茯苓、薏苡仁的功用之异同

共同点：三者均有利水渗湿之功。

不同点：猪苓利水作用较茯苓强，但无补益之效；茯苓性平，能补益心脾、宁心安神，可治心脾两虚之心悸、失眠；薏苡仁性凉，入肺胃经，能消痈排脓，可治肺痈、肠痈及湿热痹痛。

泽泻 Zexie

【来源】 为泽泻科植物泽泻 *Alisma orientalis*（Sam.）Juzep. 的干燥块茎。主产于福建、四川、江西等地，产于福建者为道地药材。冬季茎叶开始枯萎时采挖，洗净，干燥，除去须根和粗皮。生用、麸炒或盐炙用。

【性味归经】 甘、淡，寒。归肾、膀胱经。

【功效】 利水渗湿，泄热，化浊降脂。

【应用】

1. 小便不利、水肿、泄泻、痰饮 本品善利水渗湿而不伤阴，治水肿胀满、小便不利，常与茯苓、猪苓、桂枝、白术同用，如五苓散；治大便濡泻、小便短涩，常配伍苍术、厚朴等，如胃苓汤；治痰湿停饮之头晕目眩，常与白术同用，如泽泻汤。

2. 湿热带下、淋浊、遗精 本品性寒入膀胱经，善清下焦湿热。治湿热带下、小便淋浊，或湿热下注，扰动精室，常与木通、车前子、龙胆等同用，如龙胆泻肝汤；本品盐炙入肾可泻肾火，治阴虚火旺之遗精、小便频数，常与熟地、山茱萸等同用，如六味地黄丸。

此外，本品尚能降脂，现代多用于治疗高脂血症。

【用法用量】 煎服，6~10g。

第二节 利尿通淋药

扫码"学一学"

本类药物性多寒凉，味苦或甘淡，多入膀胱、肾经，具有利尿通淋、清利湿热等作用，主要用于治疗下焦湿热导致的小便短赤、热淋、血淋、石淋、膏淋等证。部分药物还有清热解暑、通经下乳、清肺化痰的功效，可治暑温暑湿、乳汁不下、肺热咳嗽等。

车前子 Cheqianzi

【来源】 为车前科植物车前 *Plantago asiatica* L. 或平车前 *Plantago depressa* Willd. 的干燥

成熟种子。前者分布于全国各地；后者分布于北方各省区。夏、秋二季种子成熟时采收果穗，晒干，搓出种子，除去杂质。生用或盐炙用。

【性味归经】甘，寒。归肝、肾、肺、小肠经。

【功效】清热利尿通淋，渗湿止泻，明目，祛痰。

【应用】

1. 热淋、水肿、小便不利　本品能清热利尿、通淋，为治淋要药，古方常单用。治湿热下注之淋证，常与木通、萹蓄、山栀子等同用，如八正散；治石淋，常与滑石、海金沙、广金钱草同用；治肾阳虚水肿，小便不利，常与泽泻、茯苓、附子等同用，如金匮肾气丸。盐炙能增强利水通淋的效果。

2. 泄泻　本品能利水渗湿，分清泌浊而止泻，利小便而实大便，尤宜湿盛于大肠而小便不利之水泻，可单用本品研末，米饮送服，或与白术、茯苓等配伍。治暑湿所致之泄泻，常与香薷、藿香等解暑化湿药相须使用；治阴虚肾燥、小便不利、大便滑泻，可与山药同用，如薯蓣芣苢汤。

3. 目赤肿痛、目暗昏花　本品能清肝热，明目退翳。治肝热目赤涩痛，常与决明子、菊花、蒺藜等同用，如车前子散；治肝肾阴虚之目暗昏花、迎风流泪，常与菟丝子、熟地同用，如驻景丸。

4. 痰热咳嗽　本品性寒，能清肺热，止咳化痰，可单用。治疗肺热咳嗽，痰多黄稠，常与瓜蒌、黄芩、浙贝母等同用。

考点提示：车前子的应用。

【用法用量】煎服，9~15g。入煎剂宜包煎。

【使用注意】肾虚遗精滑精者慎用。

滑石 Huashi

【来源】为硅酸盐类矿物滑石族滑石，主含含水硅酸镁［$Mg_3(Si_4O_{10})(OH)_2$］。主产于广东、江西、辽宁等地。采挖后，除去泥沙和杂石。砸成碎块用，或水飞晾干用。

【性味归经】甘、淡，寒。归膀胱、肺、胃经。

【功效】利尿通淋，清热解暑；外用祛湿敛疮。

【应用】

1. 热淋、石淋　本品能清膀胱湿热而通利水道，为治湿热淋证常用药。治湿热下注之淋证，常与木通、车前子、萹蓄等同用，如八正散；治石淋涩痛，常与海金沙、木通等同用，如海金沙散。

2. 暑湿、湿温　本品甘淡而寒，既能利水湿，又能解暑热，是夏季治疗暑湿热证常用药。治暑湿烦渴、小便短赤，常与甘草同用，即六一散；治湿热胀满、小便不利、大便滑泻，常与茯苓、泽泻、猪苓等同用，如大橘皮汤；治湿温初起及暑温夹湿，常与薏苡仁、白豆蔻、杏仁等配伍，如三仁汤。

3. 湿疹、湿疮、痱子　本品外用能清热祛湿。治湿疹、湿疮，可单用，或与炉甘石、煅石膏、枯矾、黄柏等同用为末，撒布患处；治小儿体热痱疮，常与枯矾等同用，如滑石散。

【用法用量】煎服，10~20g，宜包煎。外用适量，敷患处。

【使用注意】脾胃虚寒、热病伤津及孕妇忌用。

木通 Mutong

【来源】为木通科植物木通 *Akebia quinata*（Thunb.）Decne.、三叶木通 *Akebia trifoliata*（Thunb.）Koidz. 或白木通 *Akebia trifoliata*（Thunb.）Koidz. *var. australis*（Diels）Rehd. 的干燥藤茎。木通主产于陕西、山东、江苏等地；三叶木通主产于河北、山西、山东等地；白木通主产于西南地区及陕西、山西等地。秋季采收，截取茎部，除去细枝，阴干。切片，生用。

【性味归经】苦，寒。归心、小肠、膀胱经。

【功效】利尿通淋，清心除烦，通经下乳。

【应用】

1. 淋证、水肿　本品能利尿通淋，导湿热之邪从小便出。治湿热下注之淋证，常与滑石、车前子、萹蓄、山栀子等同用，如八正散。

2. 心烦尿赤、口舌生疮　本品苦寒，能上清心经之火，下泄小肠之热。治心火上炎、热移小肠之口舌生疮、心烦尿赤，常与生地黄、竹叶、甘草同用，如导赤散。

3. 经闭乳少　本品能通经下乳。治产后乳汁不畅或不下，常与漏芦、天花粉等同用，如木通汤；治气血两虚所致乳汁不下，常与人参、黄芪、当归、麦冬等同用，如通乳丹。

4. 痹痛　本品能利关节通血脉。治行痹、痛痹、着痹，可单用，如木通汤；治湿热痹痛，可与桑枝、薏苡仁、秦艽等同用。

【用法用量】煎服，3~6g。

【使用注意】气弱津伤、精滑遗尿、小便过多者及孕妇忌服。

知识拓展

川木通　本品为毛茛科植物小木通 *Clematis armandi* Franch. 或绣球藤 *Clematis montana* Buch. -Ham. 的干燥藤茎。淡、苦，寒。归心、肺、小肠、膀胱经。功能清热利尿，通经下乳。用于水肿、淋病、小便不通、关节痹痛、经闭乳少。为近代收载品种，民间常与木通混用。

关木通　本品为马兜铃科植物东北马兜铃 *Aristolochia manshuriensis* Kom. 的干燥藤茎。苦，寒，有毒。归心、小肠、膀胱经。功能清心火，利小便，通经下乳。用于口舌生疮、心烦尿赤、水肿、热淋涩痛、白带、经闭乳少、湿热痹痛。为近代收载品种，民间常与木通混用。本品因含马兜铃酸，使用不当可致肾衰竭。

石韦 Shiwei

【来源】为水龙骨科植物庐山石韦 *Pyrrosia sheareri*（Bak.）Ching、石韦 *Pyrrosia lingua*（Thunb.）Farwell 或有柄石韦 *Pyrrosia petiolosa*（Christ）Ching 的干燥叶。全年均可采收，

除去根茎和根，晒干或阴干。生用。

【性味归经】甘、苦，微寒。归肺、膀胱经。

【功效】利尿通淋，清肺止咳，凉血止血。

【应用】

1. 淋证 本品利尿通淋，尤宜治血淋。治血淋，常与蒲黄、当归、芍药同用；治石淋、劳淋、热淋之小便不利、淋沥频数，常与通草、滑石、瞿麦等同用，如石韦散；治五淋涩痛，常与泽泻、猪苓、海金沙等同用，如海金沙散。

2. 肺热咳喘 本品性寒，能清肺止咳，常与芦根、鱼腥草等同用。此外，现代临床用其水煎液治疗痰多咳喘。

3. 血热出血 本品能凉血止血，尤宜治血热妄行之吐血、衄血、尿血、崩漏，可单用为末。治崩中漏下、便血，常与白垩、龙骨、海螵蛸等同用，如白垩丸。

【用法用量】煎服，6~12g。

萆薢 Bixie

【来源】为薯蓣科植物粉背薯蓣 *Dioscorea hypoglauca Palibin*、绵萆薢 *Dioscorea septemloba* Thunb. 或福州薯蓣 *Dioscorea futschauensis* Uline ex R. Kunth 的干燥根茎。前者称为“粉萆薢”，主产于浙江、安徽、江西等地；后两者称为“绵萆薢”，主产于浙江、福建等地。秋、冬二季采挖，除去须根，洗净，切片，晒干。生用。

【性味归经】苦，平。归肾、胃经。

【功效】利湿去浊，祛风除痹。

【应用】

1. 膏淋、白浊、带下 本品能利湿，分清泌浊，为治膏淋要药。治膏淋，常与石韦、车前子、黄柏等同用，如萆薢饮；治白浊，常与益智仁、石菖蒲、乌药同用，如萆薢分清饮；治白带过多，常与泽泻、白术、苍术等同用。

2. 风湿痹痛 本品能祛风除痹，尤宜治腰膝痹痛、筋脉屈伸不利。治腰膝酸痛、筋脉拘急，常与牛膝、杜仲、桂心、防风、附子等同用，如萆薢丸。

【用法用量】煎服，9~15g。

【使用注意】肾阴亏虚、遗精滑精者慎用。

海金沙 Haijinsha

【来源】为海金沙科植物海金沙 *Lygodium japonicum*（Thunb.）Sw. 的干燥成熟孢子。主产于广东、浙江等地。秋季孢子未脱落时采割藤叶，晒干，搓揉或打下孢子，除去藤叶。生用。

【性味归经】甘、咸，寒。归膀胱、小肠经。

【功效】清利湿热，通淋止痛。

【应用】

淋证 本品甘寒性降，能清热通淋，为治诸淋涩痛之要药，尤宜治尿道涩痛。可单用，也可与滑石、木通等同用，如二神散。治热淋，常与车前子、瞿麦等同用；治石淋，常与金钱草、萹蓄等同用；治血淋，常与石韦、白茅根等同用；治膏淋，与滑石、甘草同用，如海金沙散。

【用法用量】煎服，6~15g，宜包煎。

【使用注意】肾阴亏虚者慎用。

扫码“学一学”

第三节　利湿退黄药

本类药物性多寒凉，味苦，多入脾、胃、肝、胆经。能渗利肝胆之湿，清泄肝胆之热，并可利胆退黄，故以利湿退黄为主要功效，治疗湿热黄疸、目黄、身黄、小便黄等症，亦用于淋证、湿热疮疹等。部分药物还有解毒消肿的功效，可治蛇虫咬伤、痈肿疮毒等。

茵陈 Yinchen

【来源】为菊科植物滨蒿 *Artemisia scoparia* Waldst. et Kit. 或茵陈蒿 *Artemisia capillaris* Thunb. 的干燥地上部分。主产于陕西、山西、安徽等地。春季幼苗高 6~10cm 时采收，或秋季花蕾长成至花初开时采割。春季采收的习称“绵茵陈”，秋季采割的称“花茵陈”或“茵陈蒿”，除去杂质和老茎，晒干。生用。

【性味归经】苦、辛，微寒。归脾、胃、肝、胆经。

【功效】利胆退黄，清利湿热。

【应用】

1. 黄疸　本品能清利肝胆之湿热，为治黄疸要药，适当配伍则可无分寒热而用之。治身目悉黄、小便短赤之阳黄，常与栀子、大黄等同用，如茵陈蒿汤；治肢体逆冷、脉沉细迟之阴黄，常与附子、干姜、炙甘草同用，如茵陈四逆汤。

2. 暑湿、湿疮、瘙痒　本品能清利湿热。治暑温、湿温，常与藿香、豆蔻、滑石等同用，如甘露消毒丹；治血风瘙痒，可单用煎浓汤洗，或与何首乌、防风、白蒺藜等同用，如何首乌散。

【用法用量】煎汤，或入丸散。煎服 6~15g。外用适量，煎汤熏洗。

【使用注意】血虚萎黄者慎用。

金钱草 Jinqiancao

【来源】为报春花科植物过路黄 *Lysimachia christinae* Hance 的干燥全草。主产于四川与长江流域各省区。夏、秋二季采收，除去杂质，晒干。鲜用或生用。

【性味归经】甘、咸，微寒。归肝、胆、肾、膀胱经。

【功效】利湿退黄，利尿通淋，解毒消肿。

【应用】

1. 湿热黄疸　本品能除湿热、退黄疸，为治湿热黄疸之常用药。治湿热蕴结肝胆、失于疏泄之黄疸，常与茵陈蒿、栀子、虎杖等同用，以增强清利肝胆湿热之力。

2. 石淋、热淋 本品能利尿通淋，善消结石，尤宜治石淋。治石淋、热淋，可单用或与海金沙、鸡内金、石韦、滑石等同用，以增强清下焦湿热、通淋排石之功；治石淋兼肾虚，可与补肾之桑寄生、胡桃仁等同用。

3. 痈肿疔疮、蛇虫咬伤 本品能解毒散瘀，消肿止痛，常用鲜品内服或外敷。治疮毒痈肿、乳痈、火丹、毒蛇咬伤及跌打损伤，可单用鲜品捣汁饮，或捣敷患处，亦可与野菊花、蒲公英、苦参等同用，以加强清热解毒作用。

【用法用量】煎服，15~60g。鲜品加倍。外用适量。

【使用注意】脾胃虚寒者慎用。

知识拓展

广金钱草 为豆科植物广金钱草 *Desmodium styracifolium*（Osb.）Merr. 的干燥地上部分。为华南地区习用品，临床常作为金钱草使用。甘、淡，凉。归肝、肾、膀胱经。功能利湿退黄，利尿通淋。用于黄疸尿赤、热淋、石淋、小便涩痛、水肿尿少。煎服，15~30g。

虎杖 Huzhang

【来源】为蓼科植物虎杖 *Polygonum cuspidatum* Sieb. et Zucc. 的干燥根茎和根。全国大部分地区有分布。春、秋二季采挖，除去须根，洗净，趁鲜切短段或厚片，晒干。鲜用或生用。

【性味归经】微苦，微寒。归肝、胆、肺经。

【功效】利湿退黄，清热解毒，散瘀止痛，止咳化痰。

【应用】

1. 湿热黄疸、淋浊、带下 本品能利湿退黄。治阳黄，常与龙胆、紫草等同用，如紫胆茶；治淋证、小便赤涩不利，常与石韦、瞿麦、海金沙等同用，如石韦汤；治带下，常与黄柏、萆薢、薏苡仁同用。

2. 痈肿疮毒、水火烫伤 本品能清热凉血解毒。治小儿疮疹，常与牛蒡子、荆芥穗、紫草等同用，如倍金散；治热疮疼痛，常与滑石、甘草等同用，煎汤外洗，如白金散；治水火烫伤，可单用，或与大黄、紫草等份为末，麻油调敷。

3. 风湿痹痛、经闭、癥瘕、跌打损伤 本品入血分，能活血散瘀止痛，历代医家多称其“主通利月水，破留血癥结”。治风湿痹痛，常与桂心、川芎、防风等同用，如虎杖散；治经闭、痛经、癥瘕，常与红花、益母草、三棱、莪术等配伍；治跌打损伤、血瘀不散，常与三七、红花、乳香、没药等同用。

4. 肺热证 本品能清肝肺热。治肺热咳嗽、咳痰等，常与枇杷叶、杏仁、贝母等配伍使用；治肝肺热毒积滞、大肠干涸，常与黄芩、贝母、柴胡等同用。

【用法用量】煎服，9~15g；或入丸散。外用适量，制成煎液或油膏涂敷。

【使用注意】孕妇慎用。

利水渗湿药小结见表 11-1、表 11-2、表 11-3。

表 11-1　利水消肿药功用归纳

药名	功效	应用	特点
茯苓	利水渗湿，健脾，宁心	水肿、痰饮；脾虚诸证、心悸、失眠	利水和缓并能健脾，为利水消肿要药
薏苡仁	利水渗湿，健脾止泻，除痹，排脓，解毒散结	水肿、小便不利、脚气；脾虚泄泻；湿痹拘挛；肺痈、肠痈	利水健脾功用与茯苓相同，兼除湿痹消内痈
猪苓	利水渗湿	小便不利、水肿、泄泻、淋浊	功长利水而力强，主湿盛证
泽泻	利水渗湿，泄热，化浊降脂	小便不利、水肿、泄泻、痰饮；湿热带下、淋浊、遗精	功长利水而力强，并清热，主治下焦湿热证

表 11-2　利尿通淋药功用归纳

药名	功效	应用	特点
车前子	清热利尿通淋，渗湿止泻，明目，祛痰	热淋、水肿、小便不利；泄泻；目赤肿痛、目暗昏花；痰热咳嗽	为治湿热淋证之常品
滑石	利尿通淋，清热解暑；外用祛湿敛疮	热淋、石淋；暑湿、湿温；湿疹、湿疮、痱子；	尤宜于热淋之小便淋沥涩痛及石淋尿有砂石者
木通	利尿通淋，清心除烦，通经下乳	淋证、水肿；心烦尿赤、口舌生疮；经闭乳少；痹痛	尤善清泄心火、小肠之火，入血分，通经下乳、通利血脉及关节
石韦	利尿通淋，清肺止咳，凉血止血	淋证；肺热咳喘；血热出血	凉血止血，尤宜于血淋涩痛
萆薢	利湿去浊，祛风除痹	膏淋、白浊、带下；风湿痹痛	利湿分清去浊，为治膏淋要药
海金沙	清利湿热，通淋止痛	淋证	善治尿道疼痛，为治诸淋涩痛之要药

表 11-3　利湿退黄药功用归纳

药名	功效	应用	特点
茵陈	利胆退黄，清利湿热	黄疸；暑湿、湿疮、瘙痒	为治黄疸要药，无论阳黄、阴黄，均可配伍应用
金钱草	利湿退黄，利尿通淋，解毒消肿	湿热黄疸；石淋、热淋；痈肿疔疮、蛇虫咬伤	善利尿通淋，排除结石，为治结石之要药
虎杖	利湿退黄，清热解毒，散瘀止痛，止咳化痰	湿热黄疸、淋浊、带下；痈肿疮毒、水火烫伤；风湿痹痛、经闭、癥瘕、跌打损伤；肺热证	散瘀止痛，化痰止咳，泻热通便

扫码“练一练”

目标检测

一、最佳选择题

1. 治水肿伴心悸失眠，宜选用的药物是（　　）
   A. 茯苓　　B. 朱砂　　C. 磁石
   D. 泽泻　　E. 薏苡仁
2. 既利水通淋，又清解暑热的药物是（　　）

A. 滑石　　B. 木通　　C. 金钱草
D. 车前子　　E. 地肤子

3. 治疗血淋，宜首选（　　）
A. 萆薢　　B. 木通　　C. 石韦
D. 滑石　　E. 金钱草

4. 治疗膏淋，宜首选（　　）
A. 萆薢　　B. 木通　　C. 石韦
D. 滑石　　E. 金钱草

二、配伍选择题

A. 薏苡仁　　B. 泽泻　　C. 茯苓
D. 木通　　E. 石韦

5. 能清泻肾火的药物是（　　）
6. 能通经下乳的药物是（　　）
7. 能清肺止咳的药物是（　　）
8. 能清热排脓的药物是（　　）

三、多项选择题

9. 盐炙引药入肾、增强疗效的药物有（　　）
A. 茯苓　　B. 泽泻　　C. 海金沙
D. 车前子　　E. 虎杖

10. 利水渗湿药的主要功效有（　　）
A. 利水消肿　　B. 养心安神　　C. 利尿通淋
D. 清热化痰　　E. 利湿退黄

（李大炜）

扫码“学一学”

第十二章

温 里 药

学习目标

1. 掌握温里药的含义、功效、适应范围、配伍原则和使用注意；附子、干姜、肉桂、吴茱萸的性味归经、功效、应用、用法用量及使用注意。
2. 熟悉小茴香、丁香的性能与功效；性能功效相似药物的区别。
3. 了解高良姜、花椒的主要功效。

案例导入

患者朱某，男，20岁。因夏季贪凉饮冷，胃痛暴作，脘腹拘急作痛，得热痛减，遇寒痛增，不思饮食，口淡不渴，或喜热饮，苔薄白，脉弦紧。

试分析该患者可以选用哪类药物进行治疗？使用时有何注意事项？

凡以温里散寒为主要作用，用于治疗里寒证的药物，称为温里药，又称祛寒药。

本类药物味多辛苦，性温热，主入脾、胃、肾、心经，长于辛散温通，走脏腑祛里寒，部分药物兼能温经止痛、补火助阳，主要用于脘腹冷痛、寒疝寒泄、阳痿宫冷、腰膝冷痹等病证。部分温里药能入心肾经，长于温阳通脉、回阳救逆，主要用于心悸怔忡、畏寒肢冷、亡阳厥逆等病证。

使用温里药，应注意根据患者不同的证候，相应地选择配伍药物以增强疗效。如寒邪入内、表邪未清，可与发散风寒药配伍，以表里双解；若寒凝气滞血瘀，可与行气活血药配伍，以气血通畅；若脾肾两虚，可与温补脾肾药配伍，以温阳散寒；若亡阳厥逆，可与大补元气药配伍，以回阳固脱。

使用注意：①本类药物多辛热燥烈，易耗阴助火，故气候炎热或素体火旺者应减少用量。②孕妇慎用，中病即止。③凡实热证、阴虚火旺、阴液亏虚者忌用。④热伏于里、真热假寒证禁用。

附子 Fuzi

【来源】为毛茛科植物乌头 *Aconitum carmichaelii* Debx. 的子根的加工品。主产于四川、陕西、湖南、湖北等地。6月下旬至8月上旬采挖，除去母根、须根及泥沙，根据不同的工艺加工成“盐附子”“黑顺片”“白附片”等规格。此外，地道产区江油还有“炮天雄”的炮制规格。

【性味归经】辛、甘，大热。有毒。归心、肾、脾经。

【功效】回阳救逆，补火助阳，散寒止痛。

【应用】

1. 亡阳证 本品辛热燥烈，药效迅猛，能通周身阳气，挽将散之元阳，为“回阳救逆第一品药”。治阳虚欲脱、冷汗自出、四肢厥逆、下利清谷、脉微欲绝，与干姜、炙甘草同用，如四逆汤；治阳衰气脱、自汗气促、四肢厥逆、呃逆自利，宜与大补元气之人参同用，如参附汤。

2. 阳虚证 本品能上助心阳，中温脾阳，下补肾阳，凡肾、脾、心诸脏阳气衰弱者均适用。治心阳衰弱、心悸气短、胸痹心痛，可与人参、桂枝等同用；治湿久伤阳、痿弱不振、肢体麻痹、痔疮下血，与生白术、干姜、茯苓同用，如术附姜苓汤；治阳痿滑精、宫冷不孕、腰膝冷痛、形寒肢冷、大便溏薄、尿频清长，常与肉桂、杜仲、山茱萸等同用，如右归丸；治阳虚兼外感风寒，常与麻黄、细辛同用，如麻黄附子细辛汤。

3. 寒痹证 本品能温通经络，散寒止痛，尤宜治寒痹剧痛。治风湿相搏，骨节烦痛，掣痛不得屈伸、伸之痛剧，汗出短气，小便不利，恶风不欲去衣，与桂枝、炙甘草、白术同用，如甘草附子汤。

【用法用量】煎服，3~15g，宜先煎、久煎，至口尝无麻辣感为度。

【使用注意】本品有毒，生品外用，内服须炮制。孕妇及阴虚阳亢者忌用。反半夏、瓜蒌、贝母、白蔹、白及。

考点提示：附子的应用配伍及使用注意。

干姜 Ganjiang

【来源】为姜科植物姜 *Zingiber offcinale* Rosc. 的干燥根茎。主产于四川、广东、广西、湖北等地。冬季采挖，除去须根和泥沙，晒干或低温干燥，趁鲜切片晒干或低温干燥者称为“干姜片”。生用。

【性味归经】辛，热。归脾、胃、肾、心、肺经。

【功效】温中散寒，回阳通脉，温肺化饮。

【应用】

1. 脾胃寒证 本品入脾胃经，长于温中散寒，无论实寒虚寒均可，为温暖中焦之要药。治脘腹冷痛、脉迟，可单用研粉冲服，或与高良姜同用，如二姜丸；治心下痞满、呕吐不食、四肢不温，与人参、炙甘草、白术同用，如理中丸；治干呕吐逆、吐涎沫，常与半夏同用，如半夏干姜散。

2. 亡阳证 本品辛热入心肾经，能回阳通脉。治亡阳厥逆、脉微欲绝，常与附子相须为用，以增强回阳救逆之功，又可降低附子的毒烈之性，如四逆汤、干姜附子汤等，故有“附子无姜不热”之说。

3. 寒饮喘咳 本品能温肺散寒，温脾化饮。治恶寒发热、无汗咳喘、痰多而稀，常与麻黄、细辛、桂枝等同用，如小青龙汤。

【用法用量】煎服，3~10g。

【使用注意】阴虚内热及血热妄行者忌用。

知识拓展

生姜 本品为姜科植物姜 *Zingiber officinale* Rosc. 的新鲜根茎。鲜用。味辛性温，长于解表散寒，兼能和胃止呕。

炮姜 本品为干姜用沙烫的炮制加工品。辛味减弱转苦，长于温经止血，守而不走，多用于虚寒的出血症。

生姜皮 本品为姜科植物姜 *Zingiber offcinale* Rosc. 的干燥根茎外皮。味辛性凉，长于行水消肿。

肉桂 Rougui

【来源】 为樟科植物肉桂 *Cinnamomum cassia* Presl 的干燥树皮。主产于广西、广东、云南等地。多于秋季剥取，阴干，干皮去栓皮的称为“桂心”，采自粗枝或幼树皮成卷筒状的称为“官桂”。切片，生用。

【性味归经】 辛、甘，大热。归肾、脾、心、肝经。

【功效】 补火助阳，引火归原，散寒止痛，温经通脉。

【应用】

1. 肾阳虚证 本品能补火助阳、引火归原，为治命门火衰之要药。治元阳不足所致的阳痿滑精、宫冷不孕、腰膝冷痛、形寒肢冷、大便溏薄、尿频清长等，常与肉桂、杜仲、山茱萸等同用，如右归丸；治真阳不足，虚阳上浮所致的眩晕目赤、肾虚作喘、右尺浮大、沉按无力，常与附子、熟地、茯苓等同用，如八味肾气丸。

2. 寒凝诸痛、吐泻 本品能散寒止痛，祛痼冷沉寒。治久寒积冷、心腹绞痛、泄泻肠鸣、米谷不化、手足厥冷，常与干姜、高良姜、荜茇同用，如大已寒丸；治寒疝积聚、心腹疼痛，常与附子、高良姜、川芎、枳实等同用，如桂心汤。

3. 经血闭阻 本品辛散温通，能通行气血经脉。治胸痹气短、心痛彻背，常与细辛、干姜、瓜蒌等同用，如细辛散；治寒凝经闭、癥瘕刺痛，与当归尾、醋三棱、醋莪术等同用，如归术破瘕汤；治寒凝血滞的闭经、痛经、产后瘀滞腹痛等证，可与当归、川芎等同用，如少腹逐瘀汤。

此外，久病体虚、气血不足者，在补益气血时少量加入本品，能起到鼓舞气血生长的作用，如十全大补汤、人参养荣汤。

【用法用量】 煎服，1~5g，宜后下或开水泡服；研末冲服，每次 1~2g。

【使用注意】 阴虚阳亢、里有实热、血热出血者及孕妇忌用。不宜与赤石脂同用。

吴茱萸 Wuzhuyu

【来源】 为芸香科植物吴茱萸 *Evodia rutaecarpa*（Juss.）Benth.、石虎 *E rutaecarpa*

(Juss.) Benth. *var. officinalis* (Dode) Huang 或疏毛吴茱萸 *E. rutaecarpa* (Juss.) Benth. *var. bodinieri* (Dode) Huang 的干燥近成熟果实。主产于贵州、广西、湖南、云南、陕西、浙江、四川等地。8~11 月果实尚未开裂时，剪下果枝，除去枝、叶、果梗等杂质，晒干或低温干燥。生用或制用。

【性味归经】 辛、苦，热。有小毒。归肝、脾、胃、肾经。

【功效】 散寒止痛，降逆止呕，助阳止泻。

【应用】

1. 肝寒气滞诸痛 本品入肝肾经，能散寒止痛，为治肝寒气滞诸痛之要药。治寒凝肝脉、疝气疼痛，常与茴香、木香、川楝子同用，如导气汤；治厥阴头痛、干呕吐涎沫，常与生姜、人参、大枣同用，如吴茱萸汤；若治寒凝肝经、瘀血阻滞之痛经、经产腹痛，常与当归、川芎、桂枝等同用，如温经汤。

2. 呕吐吞酸 本品能和中降逆止呕。治疗胃寒呕吐、呃逆之证，常与半夏、生姜等温胃止呕药同用；治肝火犯胃、肝胃不和之脘腹胀痛、呕吐吞酸，常与黄连同用，如左金丸。

3. 五更泄泻 本品能温肾暖脾、助阳止泻，为治脾肾阳虚、五更泄泻之要药。治脾肾虚寒之久泻或五更泄泻，可单用为末，醋调敷脐或与肉豆蔻、补骨脂、五味子同用，如四神丸。

此外，脾肾阳虚所致口舌生疮者，可单用为末，醋调敷涌泉穴。

【用法用量】 煎服，2~5g，或入丸散。外用适量。

【使用注意】 本品辛热燥烈，易耗气动火，故不宜多用、久服。阴虚有热者忌服。

知识拓展

左金丸 原方出自《丹溪心法·卷一》，用黄连六倍于吴茱萸，为末制丸。方中重用黄连苦寒泻火为君，佐以辛热之吴茱萸，既能降逆止呕、制酸止痛，又能制约黄连之过于寒凉。二味配合，一清一温，苦降辛开，以收相反相成之效。若寒邪盛，胃痛呕逆，现代临床常增大吴茱萸用量比例，医者多名之反左金。

小茴香 XiaohuiXiang

【来源】 为伞形科植物茴香 *Foeniculum vulgare* Mill. 的干燥成熟果实。全国各地均有栽培，主产于山西、内蒙古、甘肃等地。秋季果实初熟时采割植株，晒干，打下果实，除去杂质。生用或盐炙用。

【性味归经】 辛，温。归肝、肾、脾、胃经。

【功效】 散寒止痛，理气和胃。

【应用】

1. 寒疝腹痛、睾丸偏坠、痛经、少腹冷痛 本品能温煦肝肾，散寒止痛，为治疝气要药。治肝肾不足、寒凝肝脉证之小腹疼痛、疝气等，常配伍当归、肉桂、乌药等，如暖肝煎；治寒疝腹痛，可盐炙单用煎服或与乌药、高良姜、川楝子等同用，如天台乌药散；治肝经受寒之少腹冷痛，或冲任虚寒之痛经，可与当归、肉桂、川芎等同用。

2. 中焦寒凝气滞证 本品能温中散寒，理气和胃止呕。治胃寒气滞证，可与高良姜、香附等药同用；治脾胃虚寒之腹痛呕吐，可与白术、生姜等同用；治妊娠恶阻之腹痛，常与陈皮、藿香、砂仁等同用，如和胃饮。

【用法用量】 煎服，3~6g。外用适量。

【使用注意】 阴虚火旺者慎用。

知识拓展

八角茴香 本品为木兰科植物八角茴香 *Illicium verum* Hook. f. 的干燥成熟果实。习称大茴香，主产于福建、广东、广西等地。辛，温。归肝、肾、脾、胃经。功能温阳散寒，理气止痛。用于寒疝腹痛、肾虚腰痛、胃寒呕吐、脘腹冷痛。

丁香 Dingxiang

【来源】 为桃金娘科植物丁香 *Eugenia caryophyllata* Thunb. 的干燥花蕾。习称公丁香，亦有用果实入药者，习称母丁香。主产于坦桑尼亚、马来西亚、印度尼西亚等地，我国广东、海南也有栽培。当花蕾由绿色转红时采摘，晒干。生用。

【性味归经】 辛，温。归脾、胃、肺、肾经。

【功效】 温中降逆，补肾助阳。

【应用】

1. 脾胃虚寒，呃逆呕吐 本品辛温，能温中焦降呕逆，为治胃寒呕逆之要药。治胃寒呕吐，常与半夏、生姜等同用；治虚寒呃逆，多与党参、柿蒂等同用，如丁香柿蒂汤；治小儿胃虚气逆、呕吐不定，与人参、广藿香同用，如丁香散。

2. 心腹冷痛 本品温中散寒止痛。治心腹冷痛，常与吴茱萸、延胡索等同用。

3. 肾虚阳痿 本品能补肾助阳，宜盐水炙，常与肉桂、淫羊藿等补益肾阳药同用。治阳痿不举，可与黑附片、蛇床子、紫梢花等同用，如九品扶阳散。此外，亦有用母丁香者，如种子金丹。

【用法用量】 煎服，1~3g；或入丸散，内服或研末外敷。

【使用注意】 热证及阴虚内热者慎用。不与郁金同用。

高良姜 Gaoliangjiang

【来源】 为姜科植物高良姜 *Alpinia officinarum* Hance 的干燥根茎。主产于广东、广西、海南等地。夏末秋初采挖，除去须根和残留的鳞片，洗净，切段，晒干。生用。

【性味归经】 辛，热。归脾、胃经。

【功效】 散寒止痛，温胃止呕。

【应用】

1. 脘腹冷痛 本品能温散脾胃寒邪止痛，为治胃寒冷痛之常用药。治胃寒脘腹冷痛，可单用酒炙为末，或与炮姜同用，如二姜丸；治寒凝心脉之猝然心腹绞痛、两胁支满，常与厚朴、当归、桂心同用，如高良姜汤。

2. 胃寒呕吐，嗳气吞酸 本品能祛寒温胃止呕。治寒邪内侵之呕吐，多与半夏、生姜等同用；治虚寒呕吐，多与党参、白术等同用；治伤寒呕哕不止、饮食不下，常与广藿香、陈皮等同用，如藿香汤。

【用法用量】煎服，3~6g；研末服，每次3g。外用适量。

花椒 Huajiao

【来源】为芸香科植物青椒 *Zanthoxylum schinifolium* Sieb. et Zucc. 或花椒 *Z. bungeanum* Maxim. 的干燥成熟果皮。前者主产于东北各省区；后者主产于四川、陕西、河北等地，以四川产者为佳，习称川椒、蜀椒。秋季采收成熟果实，晒干，除去种子和杂质。生用或炒用。

【性味归经】辛，温。归脾、胃、肾经。

【功效】温中止痛，杀虫止痒。

【应用】

1. 脘腹冷痛、呕吐泄泻 本品辛温入脾胃经，能温中止痛，暖脾止泻。治脾胃虚寒，脘腹冷痛、呕吐，常与干姜、人参、饴糖同用，如大建中汤；治寒湿中阻、腹痛吐泻，常与苍术、厚朴等同用；治小儿夏月伤湿，冷入肠胃，泄泻不止，与肉豆蔻同用，如川椒丸。

2. 虫积腹痛 本品能杀虫驱蛔止痛，宜生用。治蛔厥，脘腹阵痛、时发时止、得食则吐，甚则吐蛔，与乌梅、黄连等同用，如乌梅丸。

3. 湿疹、阴痒 本品能杀虫止痒，可单用，宜生用。治妇人阴痒不可忍，常与吴茱萸、蛇床子等同用煎汤熏洗，如椒茱汤；治湿疹瘙痒，单用或与苦参、蛇床子、地肤子等同用，煎汤外洗。

此外，《神农本草经》记载，本品“主邪气咳逆”，治上气咳嗽，如蜀椒丸；亦可治牙痛，可单用或醋煎，含患处。

【用法用量】煎服，3~6g。外用适量，煎汤熏洗。

温里药小结见表12。

表12 温里药功用归纳

药名	功效	应用	特点
附子	回阳救逆，补火助阳，散寒止痛	亡阳证；阳虚证；寒痹证	有毒而力强，为“回阳救逆第一品药”
干姜	温中散寒，回阳通脉，温肺化饮	脾胃寒证；亡阳证；寒饮喘咳	长于暖脾阳，偏治脾寒腹痛泄泻，兼回阳通脉，温肺化饮
肉桂	补火助阳，引火归原，散寒止痛，温经通脉	肾阳虚证；寒凝诸痛、吐泻；经血闭阻	善补命门之火，为治命门火衰之要药；温经通脉，引火归原；鼓舞气血生长
吴茱萸	散寒止痛，降逆止呕，助阳止泻	肝寒气滞诸痛；呕吐吞酸；五更泄泻	散寒止痛，善治寒滞肝脉诸痛证，兼能燥湿助阳止泻

续表

药名	功效	应用	特点
小茴香	散寒止痛，理气和胃	寒疝腹痛、睾丸偏坠、痛经、少腹冷痛；中焦寒凝气滞证	温肾暖肝，散寒止痛，为治寒疝腹痛之要药
丁香	温中降逆，补肾助阳	脾胃虚寒，呃逆呕吐；心腹冷痛；肾虚阳痿	善温中降逆，为治胃寒呕吐之要药
高良姜	散寒止痛，温胃止呕	脘腹冷痛；胃寒呕吐，嗳气吞酸	长于止痛止呕，偏治胃寒冷痛，呕吐噫气
花椒	温中止痛，杀虫止痒	脘腹冷痛、呕吐泄泻；虫积腹痛；湿疹、阴痒	内服温中，外用杀虫；药食均常用

扫码“练一练”

目标检测

一、最佳选择题

1. 附子回阳救逆常配（　　）
   A. 肉桂　B. 细辛　C. 干姜
   D. 吴茱萸　E. 高良姜
2. 长于温补命门之火而益阳消阴、引火归原的中药是（　　）
   A. 吴茱萸　B. 肉桂　C. 鹿茸
   D. 附子　E. 干姜
3. 能温中止痛、杀虫止痒的药物是（　　）
   A. 苦参　B. 花椒　C. 黄柏
   D. 芒硝　E. 干姜

二、配伍选择题

A. 附子配干姜　B. 附子配细辛　C. 肉桂配附子
D. 吴茱萸配五味子　E. 干姜配半夏

4. 温中散寒效佳，治亡阳欲脱及中虚寒盛效佳的配伍是（　　）
5. 补火助阳、散寒止痛力强的配伍是（　　）
6. 既温中散寒，又降逆止呕的配伍是（　　）

A. 附子　B. 干姜　C. 肉桂
D. 小茴香　E. 丁香

7. 不宜与赤石脂同用的是（　　）
8. 不宜与郁金同用的是（　　）
9. 不宜与半夏同用的是（　　）

三、多项选择题

10. 能温里，又能止呕的药物是（　　）
    A. 干姜　B. 肉桂　C. 吴茱萸
    D. 丁香　E. 高良姜

（李大炜）

第十三章

理气药

扫码“学一学”

学习目标

1. 掌握理气药的含义、功效、适应范围、配伍原则和使用注意；陈皮、枳实、木香、香附、川楝子的性味归经、功效、应用、用法用量及使用注意。
2. 熟悉青皮、沉香、薤白、乌药、佛手的性能与功效；性能功效相似药物的区别。
3. 了解荔枝核、柿蒂的主要功效。

案例导入

患者高某，男，30 岁，受凉后出现脘腹胀痛，不思饮食，食生冷后痛剧，喜热饮，面色白，手足冷，舌苔薄白，脉弦紧有力。

试分析该患者可以选用哪类药物进行治疗？

凡以调理气机为主要作用，常用于治疗气滞或气逆证的药物，称为理气药，又称行气药。其中理气作用强者，又称为破气药。

本类药物味多辛、苦，性温，善入脾、肝、肺经。具有理气健脾、疏肝解郁、理气宽胸、行气止痛、破气散结等功效，主要用于气滞证和气逆证。气滞证包括脾胃气滞、肝气郁结、肺气壅滞等；气逆证包括胃气上逆、肝气上逆、肺气上逆等。部分药物兼有燥湿、化痰、散寒、清热、降逆平喘、止呕等作用。

使用理气药，应根据气滞证的证型选择合适的药物，并进行相应的配伍。如肝气郁结选用长于疏肝理气的药物，若兼肝血不足、寒凝肝脉，应分别配伍养血柔肝药、暖肝散寒药；脾胃气滞者选用长于理气调中的药物，若兼见食积、气虚、湿热、寒湿等，则应分别配伍消食药、补中益气药、清热燥湿药、温里药；肺气壅滞者选用长于理气宽胸的药物，若兼有外邪、痰饮，则应分别配伍解表药、化痰药。另外，还要根据兼证配伍，如兼月经不调、瘰疬，应分别配伍调经、活血之品。

使用注意：①本类药物多辛燥，易耗气伤阴，故气阴不足者慎用。②破气药作用峻猛，耗气更强，孕妇慎用。③本类药物多含芳香挥发性成分，入汤剂不宜久煎，以免影响疗效。

考点提示：理气药的适应证。

陈皮 Chenpi

【来源】为芸香科植物橘 *Citrus reticulata* Blanxo 及其栽培变种的干燥成熟果皮。主产于广东、福建、四川等地。药材分为“陈皮”和“广陈皮”。秋末冬初采摘成熟果实，剥取果皮，晒干或低温干燥。切丝，生用。

【性味归经】苦、辛，温。归肺、脾经。

【功效】理气健脾，燥湿化痰。

【应用】

1. 脾胃气滞证 本品气味芳香入脾，能健运脾胃，为调中快膈之要药，凡脾胃气滞诸证均可应用。用治脘腹胀痛、呕恶等，常配伍香附、紫苏梗等，如香苏散；治脾虚气滞、食少纳呆、腹泻，常配伍白术、党参、茯苓等，如异功散；治湿阻中焦、脘闷腹胀、食少纳呆，常配伍苍术、厚朴，如平胃散；治食积气滞、脘腹胀痛，可配山楂、神曲等，如保和丸；治外感风寒、内伤湿滞之腹痛、呕吐、泄泻，可配藿香、紫苏叶等，如藿香正气散。

2. 痰湿壅滞证 本品辛行苦散温通，既能燥湿化痰，又能理肺之壅滞，为治痰之要药。治疗湿痰咳嗽气喘、痰多、胸闷，常配伍半夏、茯苓，如二陈汤；治疗寒痰咳嗽、痰多清稀，常配伍干姜、细辛；治疗脾虚失运而致的痰湿阻肺，可配党参、白术等，如六君子汤。

3. 呕吐、呃逆证 本品善疏理气机、调畅中焦而使之升降有序，凡呕吐、呃逆，无论寒热虚实均可用之。治胃寒呕吐，常与生姜同用；治胃热呕吐，常与黄连、竹茹同用；治外感风寒、内伤湿滞之呕吐，常与藿香、紫苏等同用。

此外，本品也常用于补益方中，使补而不腻。

考点提示：陈皮的功效应用。

【用法用量】煎服，3~10g。

知识拓展

橘核 苦平，专入肝经。行气散结止痛。用于疝气、睾丸肿痛、乳房结块等。

橘络 甘苦平，归肺肝经。通络行气化痰。用于痰滞经络之咳嗽痛引胸胁。

橘叶 辛苦平，归肝经。疏肝行气，散结消肿。用于胁肋胀痛、乳痈、乳房结块。

化橘红 柚子的外皮。性能如陈皮，兼能消食化积。用于咳嗽痰多兼有食积不化者。

青皮 Qingpi

【来源】为芸香科植物橘 *Citrus reticulata* Blanco 及其栽培变种的干燥幼果或未成熟果皮。主产于广东、福建、四川等地。5~6 月收集自落的幼果，晒干，习称“个青皮”或“青皮子”；7~8 月采收未成熟的果实，在果皮上纵剖成四瓣至基部，除尽瓤瓣，晒干，习称“四花青皮”。生用或醋炙用。

【性味归经】苦、辛，温。归肝、胆、胃经。

【功效】疏肝破气，消积化滞。

【应用】

1. 肝气郁滞证 本品辛散温通，苦泄下行，作用峻猛，入肝胆经，能疏肝、散结、止痛，用于各种肝气郁结之证。治疗肝气郁结、胁肋胀痛、经前乳房胀痛，常配伍柴胡、香附等；治乳痈初起、寒热不甚，配伍蒲公英、金银花等以行气散结，消痈止痛；治寒凝气滞、疝气小腹痛牵引睾丸，配伍乌药、小茴香等以疏肝破气、散寒通滞，如天台乌药散。

2. 食积气滞证 本品入胃经，能消积滞，除胀满。用于食积气滞、胃脘胀痛，可配伍焦三仙、炒枳壳等；若气滞较甚致腹痛、大便不通，可配伍木香、槟榔或枳实、大黄等。

3. 癥瘕痞块 本品气味峻烈，苦泄力大，能破气散结。可治疗癥瘕痞块、肝脾肿大等，常配伍三棱、莪术等。

【用法用量】煎服，3~10g。醋炙疏肝止痛力强，麸炒缓和药性，破气宜生用。

【使用注意】性燥烈易耗气伤正，气虚及孕妇慎用。

考点提示：陈皮与青皮的功效应用区别。

知识链接

陈皮与青皮的功用之异同

共同点：二者性味均辛苦温，有行气化滞的功效，均可用于脾胃气滞证。

不同点：陈皮行气力缓，偏理脾肺之气，且有健脾、燥湿化痰之功，凡痰湿内阻、脾肺气滞所致之证，均为常用，为治湿痰、寒痰咳嗽的要药；青皮苦泄辛散力强，破气力大，主疏肝理气而散结止痛，多用于肝气郁结之胁痛、乳房胀痛、寒疝疼痛及癥瘕积聚等；有消积之功，治食积气滞者尤良。

枳实 Zhishi

【来源】为芸香科植物酸橙 *Citrus aurantium* L. 及其栽培变种或甜橙 *Citrus sinensis* Osbeck 的干燥幼果。主产于四川、江西、福建等地。5~6 月收集自落的果实，除去杂质，自中部横切为两半，晒干或低温干燥，较小者直接晒干或低温干燥。生用或麸炒用。

【性味归经】苦、辛、酸，微寒。归脾、胃经。

【功效】破气消积，化痰除痞。

【应用】

1. 胃肠气滞证 本品辛苦性微寒，行气力强，有“冲墙倒壁之功”，善破气消积而除胀满，为破气消积要药。用于食积气滞，脘腹痞满胀痛，常与麦芽、神曲等同用，如曲麦枳术丸；用于热结便秘气滞，腹满胀痛拒按，常与大黄、芒硝等同用，如大承气汤；用于湿热泻痢或大便不爽，常配伍黄连、黄芩等，如枳实导滞丸。

2. 痰浊阻滞，胸脘痞满 本品能化痰以消痞，破气以散结。用于胸痹证，痰浊阻于胸中之胸闷、胸痛、心悸、气短等症，常与薤白、桂枝、瓜蒌等同用，如枳实薤白桂枝汤；

用于结胸证，痰热结于胃脘、心下痞满、食少纳呆，可与黄连、瓜蒌、半夏同用，如小陷胸加枳实汤。

此外，本品可用治中气下陷所致之胃下垂、脱肛、子宫脱垂等，常与黄芪、柴胡、升麻等补气升阳药配伍，以增强疗效。

【用法用量】 煎服，3~10g，大量可用至30g。炒后性较平和。

【使用注意】 孕妇慎用。

知识拓展

枳壳　为酸橙及栽培变种的接近成熟的去瓤果实。生用或麸炒用。性味苦、辛、酸，微寒。归脾、胃经。能理气宽中，行滞消胀，作用缓和，偏于理气，主治脾胃气滞胀满。用法用量及使用注意同枳实。

木香 Muxiang

【来源】 为菊科植物木香 *Aucklandia lappa* Decne. 的干燥根。又名云木香。主产于云南、四川、广西等地。秋、冬二季采挖，除去泥沙和须根，切断，大的再纵剖成瓣，干燥后撞去粗皮。晒干，生用或煨用。

【性味归经】 辛、苦，温。归脾、胃、大肠、三焦、胆经。

【功效】 行气止痛，健脾消食。

【应用】

1. 脾胃气滞证　本品善行脾胃气滞而止痛，且有健脾消食之功，为行气止痛之要药。治脾虚气滞、纳呆、脘腹胀满，常配伍砂仁，如香砂六君子丸；治脾胃气滞、脘腹胀痛，常配伍陈皮、厚朴；治食积气滞，常配伍枳实、白术等，如枳术丸。

2. 大肠气滞证　本品入大肠经，善行大肠之气滞，为治湿热泻痢里急后重之要药。用于湿热泻痢、腹痛、里急后重，常与黄连、槟榔、大黄等同用，如香连丸、木香槟榔丸。

考点提示：木香善行脾胃大肠气滞，为行气止痛之要药。

3. 肝胆气滞证　本品兼疏利肝胆而止痛，用于肝气郁结、胁肋胀痛及黄疸，常与茵陈、栀子、柴胡等同用；治寒疝腹痛及睾丸偏坠疼痛，可与川楝子、小茴香等同用。

【用法用量】 煎服，3~6g。生用行气力强，煨用行气力缓而多用于止泻。

【使用注意】 阴虚津亏火旺者慎用。

知识拓展

川木香　为菊科植物川木香 *Vladimiria souliei*（*Franch.*）Ling 或灰毛川木香 *Vladimiria souliei*（*Franch.*）Ling *var. cinerea* Ling 的干燥根。《中国药典》2015年版单独收载，性味、归经与木香同，功偏行气止痛，用于胸胁、脘腹胀痛，肠鸣腹泻，里急后重。

香附 Xiangfu

【来源】 为莎草科植物莎草 *Cyperus rotundus* L. 的干燥根茎。主产于广东、河南、山东等地。秋季采挖，燎去毛须，置沸水中略煮或蒸透后晒干，或燎后直接晒干。生用或醋炙用。

【性味归经】 辛、微苦、微甘，平。归肝、脾、三焦经。

【功效】 疏肝解郁，理气调中，调经止痛。

【应用】

1. 肝郁气滞证　本品归肝经，长于疏肝理气、行气止痛，为治疗肝郁气滞之要药。治疗肝气郁滞之胁肋胀痛、乳房胀痛，寒热均可，常与柴胡、枳壳等同用，如柴胡疏肝散；治寒凝气滞、肝气犯胃之胁肋胀痛、胃脘胀满、嗳气呕恶，可与高良姜同用，如良附丸。

2. 月经不调、痛经、乳房胀痛　本品既能疏肝理气，又能调经止痛，为“气中之血药”，妇科调经止痛之要药，被称为“气病之总司，女科之主帅”。治肝郁气滞之月经不调、痛经，可单用，或与柴胡、当归、川芎等配伍，如香附芎归汤；治乳房结块或胀痛，可与柴胡、青皮等配伍。

考点提示：香附既为肝郁气滞要药，又是妇科调经要药。

【用法用量】 煎服，6~10g。醋炙止痛力增强。

知识链接

木香与香附的功用之异同

共同点：二者均为理气止痛常用之品，均可用于气滞所致的痛证。

不同点：木香辛散香燥，善行胃肠气滞，且能调中，对胃肠气滞之脘腹胀痛、泻痢后重效佳；香附味辛，微甘、微苦，性平，长于疏肝理气、调经止痛，多用于肝气郁滞之胁肋胀痛、月经不调、痛经等。

沉香 Chenxiang

【来源】 为瑞香科植物白木香 *Aquilaria sinensis*（Lour,）Gilg 含有树脂的木材。主产海南、广东、云南、台湾等地。全年均可采收，割取含树脂的木材，除去不含树脂的部分，阴干。锉末或磨粉，生用。

【性味归经】 辛、苦，微温。归脾、胃、肾经。

【功效】 行气止痛，温中止呕，纳气平喘。

【应用】

1. 寒凝气滞之胸腹胀痛　本品温而不燥，行而不泄，理气而不耗气，为理气良药。治寒凝气滞之胸腹胀痛，可与乌药、木香等配伍，如沉香四磨汤；治脾胃虚寒之脘腹冷痛，常配伍肉桂、附子、干姜等，如沉香桂附丸；用治湿阻气滞之胸痞、脘腹胀痛，常配半夏、木香等。

2. 胃寒呕吐　本品既能温中散寒，又能降逆止呕，治疗寒邪犯胃之呕吐，可与陈皮、胡椒等同用；治脾胃虚寒、呕吐呃逆、经久不愈，可与丁香、柿蒂等同用。

3. 虚喘证 本品辛散温通，入肾经，可以温肾阳、纳气平喘。用治下元虚冷、肾不纳气之虚喘证，常与肉桂、附子、补骨脂等同用，如黑锡丹；治上盛下虚之痰饮喘嗽，常与紫苏子、半夏等配伍，如苏子降气汤。

考点提示：既降逆气，又纳肾气，治气逆喘息虚实皆宜。

【用法用量】煎服，1~5g，后下；或磨汁冲服，或入丸、散剂，每次0.5~1g。

【使用注意】气虚下陷及阴虚火旺者慎用。

知识拓展

进口沉香 为瑞香科植物沉香 Aquilaria agallocha Roxb. 含树脂的木材。主产于东南亚、印度等地。性味功效与国产沉香同，但其树脂含量高（入水下沉，故名沉香或沉水香），质优效佳。多磨汁服或入丸散剂，每次0.5~1g。

薤白 Xiebai

【来源】为百合科植物小根蒜 *Allium macrostemon* Bge. 或薤 *Allium chinense* G. Don 的干燥鳞茎。主产于江苏、浙江、吉林等地。夏、秋二季采挖，洗净，除去须根，蒸透或置沸水中烫透，晒干。生用。

【性味归经】辛、苦，温。归心、肺、胃、大肠经。

【功效】通阳散结，行气导滞。

【应用】

1. 胸痹证 本品上开胸痹，下泄气滞，善散阴寒之凝滞，通胸阳之闭结，为治胸痹之要药。用于痰湿、气滞、寒凝、胸阳不振之胸闷、胸痛、心悸、气短等，常与瓜蒌、半夏等同用，如瓜蒌薤白白酒汤、瓜蒌薤白半夏汤、枳实薤白桂枝汤等；治痰瘀胸痹，常配瓜蒌、丹参、川芎等行气宽胸、活血化瘀药。

2. 胃肠气滞证 本品辛行苦降，有行气导滞、消胀止痛之功，为治胃肠气滞、里急后重之良药。治疗胃寒气滞之脘腹痞满胀痛，单用或与高良姜、砂仁等同用；治湿热泻痢之腹痛、里急后重，可配伍木香、黄连等。

【用法用量】煎服，5~10g。

【使用注意】气虚无滞、胃弱纳呆及不耐蒜味者慎服。

知识拓展

薤白配伍瓜蒌 薤白辛温，通阳散结，瓜蒌甘寒，宽胸散结、润肠。两药相合，理气宽胸，散结止痛，用于痰浊壅滞胸中、阳气闭塞不通而致的胸闷、胸痛等，也可用于痰浊壅滞、肺失宣降之咳嗽痰多、气喘及便秘。

薤白配伍香附 薤白辛温，行气导滞，香附辛平，疏肝解郁。两药相合，温中散寒，行气止痛力强，用于胃寒气滞、脘腹疼痛、痞满食少。

川楝子 Chuanlianzi

【来源】为楝科植物川楝 *Melia toosendan* Sieb. et Zucc. 的干燥成熟果实。主产于四川。冬季果实成熟时采收，除去杂质，干燥。用时捣破，生用或麸炒用。

【性味归经】苦、寒。有小毒。归肝、小肠、膀胱经。

【功效】疏肝泄热，行气止痛，杀虫。

【应用】

1. 肝郁化火诸痛证 本品苦寒清泄，能疏肝行气止痛，肝胃气滞兼热者尤为适宜，常配伍延胡索，即金铃子散；本品可清肝火，治肝胆火盛之急躁易怒，可配伍龙胆、栀子、地黄等；治肝胃不和，常与柴胡、白芍配伍。

考点提示：川楝子苦寒清泄，肝胃气滞兼热者最宜。

2. 虫积腹痛 本品苦寒有毒，能驱杀肠道寄生虫，味苦又能降泄气机而行气止痛。用治蛔虫等引起的虫积腹痛，可与槟榔、使君子等同用。

此外，本品又能清热燥湿，杀虫而疗癣。可用本品焙黄研末，以油调膏，外涂治头癣、秃疮。

【用法用量】煎服，5~10g。外用适量，研末调涂。炒用寒性减低。

【使用注意】本品有小毒，不宜过量或持续服用，以免中毒。又因性寒，脾胃虚寒者慎用，孕妇慎用。

乌药 Wuyao

【来源】为樟科植物乌药 *Lindera aggregata*（Sims）Kosterm. 的干燥块根。主产于安徽、浙江、陕西等地。全年均可采挖，除去细根，洗净，趁鲜切片，晒干，或直接晒干。生用或麸炒用。

【性味归经】辛、温。归肺、脾、肾、膀胱经。

【功效】行气止痛，温肾散寒。

【应用】

1. 寒凝气滞诸痛证 本品辛香温散，入脾肺经，用于寒凝气滞之少腹冷痛，可配伍木香、香附、陈皮等；治胸闷胁肋胀痛，可配伍瓜蒌、枳壳等；治脘腹胀痛，可配伍木香、陈皮、紫苏梗等；治痛经，可配伍当归、川芎等。

2. 下元虚冷之尿频、遗尿 本品能温肾散寒，缩尿止遗。治肾阳不足、膀胱虚冷之遗尿、尿频，常与山药、益智仁配伍，以温肾散寒、助阳化气，如缩泉丸。

考点提示：乌药为治寒凝气滞胸腹诸痛之要药。

【用法用量】煎服，6~10g。

【使用注意】本品辛温香燥，能耗气伤阴，故气阴不足或有内热者慎服。

佛手 Foshou

【来源】为芸香科植物佛手 *Citrus medica* L. var. *sarcodactylis* Swingle 的干燥果实。主产于

广东、四川、浙江等地。秋季果实尚未变黄或刚变黄时采收，纵切成薄片，晒干或低温干燥。生用。

【性味归经】辛、苦、酸，温。归肝、脾、胃、肺经。

【功效】疏肝理气，和胃止痛，燥湿化痰。

【应用】

1. 肝郁气滞证 本品辛散，长于疏肝解郁、行气止痛。用于肝郁胸胁胀痛、脘腹痞满等，可配伍柴胡、郁金、枳实等同用。

2. 脾胃气滞证 本品可理气和中，调和脾胃。治疗脾胃气滞之脘腹胀痛、呕恶食少，可配伍枳壳、陈皮、木香等同用。

3. 痰湿壅滞证 本品既能燥湿化痰，又能行气宽中。用于久咳痰多、胸闷胁痛，可配伍陈皮、半夏、瓜蒌皮等。

【用法用量】煎服，3~10g。

荔枝核 Lizhihe

【来源】为无患子科植物荔枝 *Litchi chinensis* Sonn. 的干燥成熟种子。主产于福建、广东、广西等地。夏季采摘成熟果实，除去果皮和肉质假种皮，洗净，晒干。用时打碎，生用或盐水炙用。

【性味归经】甘、微苦，温。归肝、肾经。

【功效】行气散结，祛寒止痛。

【应用】

1. 疝气腹痛，睾丸肿痛 本品苦泄温通，既可疏肝理气，又可祛寒止痛，为治肝经寒凝气滞之疝气疼痛、睾丸肿痛之常用要药。用治寒疝腹痛，可配伍小茴香、吴茱萸、橘核等；治肝经湿热下注之睾丸肿痛，可配伍大黄、龙胆等。

2. 痛经，产后腹痛 本品疏肝止痛，可治疗妇女痛经、产后腹痛，常配伍川芎、柴胡等同用。

此外，本品尚可治疗肝胃不和之胃脘疼痛，可配伍木香研末服，如荔香散。

【用法用量】煎服，5~10g。

柿蒂 Shidi

【来源】为柿树科植物柿 *Diospyros kaki* Thunb. 的干燥宿萼。主产于四川、广东、广西等地。冬季果实成熟时采摘，食用时收集，洗净，晒干。生用。

【性味归经】苦、涩，平。归胃经。

【功效】降逆止呕。

【应用】

呃逆证 本品入胃经，善降胃气而止呃逆，其性平和，故凡胃气上逆之呃逆，不论寒热虚实，均可应用。治胃寒呃逆，可与丁香、生姜配伍，如柿蒂汤；治胃热呃逆，可配伍竹茹、芦根等；治脾胃虚寒呃逆，可配伍人参、丁香等；治痰湿壅滞之呃逆，可配伍半夏、旋覆花等。

【用法用量】煎服，5~10g。

【使用注意】气虚下陷者慎用。

理气药小结见表13。

表13 理气药功用归纳

药名	功效	应用	特点
陈皮	理气健脾，燥湿化痰	脾胃气滞证；痰湿壅滞证；呕吐、呃逆证	长于理气调中健脾、燥湿化痰，为脾肺二经气分药
青皮	疏肝破气，消积化滞	肝气郁滞证；食积气滞证；癥瘕痞块	行气力强，主疏肝胆之气，偏于疏肝破气，消积化滞
枳实	破气消积，化痰除痞	胃肠气滞证；痰浊阻滞，胸脘痞满	气锐力猛，善于破气除痞，化痰消积
木香	行气止痛，健脾消食	脾胃气滞证；大肠气滞证；肝胆气滞证	行气调中止痛之要药，治湿热泻痢里急后重之要药
香附	疏肝解郁，理气调中，调经止痛	肝郁气滞证；月经不调、痛经、乳房胀痛	疏肝理气之良药，妇科调经之要药
沉香	行气止痛，温中止呕，纳气平喘	寒凝气滞之胸腹胀痛；胃寒呕吐；虚喘证	沉降下行，温中降逆止呕，纳气平喘
薤白	通阳散结，行气导滞	胸痹证；胃肠气滞证	善通胸中之阳，散阴寒之凝结，为治胸痹要药
川楝子	疏肝泄热，行气止痛，杀虫	肝郁化火诸痛证；虫积腹痛	苦寒降泄，兼清肝火、泄郁热，尤宜于肝郁化火诸痛证
乌药	行气止痛，温肾散寒	寒凝气滞诸痛证；下元虚冷之尿频、遗尿；	上达脾肺，下达肾、膀胱，温肾散寒
佛手	疏肝理气，和胃止痛，燥湿化痰	肝郁气滞证；脾胃气滞证；痰湿壅滞证	偏理肝胃之气而止痛力较强
荔枝核	行气散结，祛寒止痛	疝气腹痛，睾丸肿痛；痛经，产后腹痛	为治肝经寒凝气滞之疝气疼痛、睾丸肿痛之常用要药
柿蒂	降逆止呕	呃逆证	为止呃要药，凡胃气上逆所致的各种呃逆，均可配伍使用

目标检测

一、最佳选择题

1. 既可用于肝气郁滞之胁肋作痛，又可用于食积不化的药物是（　　）

A. 青皮　　B. 陈皮　　C. 柴胡

D. 川楝子　　E. 香附

2. 善于疏肝解郁、调理气机、调经止痛的药物是（　　）

A. 川楝子　　B. 沉香　　C. 香附

D. 木香　　E. 枳壳

3. 善治肝气郁滞之痛经，人称“气病之总司，女科之主帅”的药物是（　　）

扫码“练一练”

A. 香附　　B. 木香　　C. 佛手

D. 青皮　　E. 沉香

4. 既可用于寒凝气滞之胸闷、胁痛，又可用于肾阳不足之遗尿尿频的药物是（　　）

A. 木香　　B. 沉香　　C. 乌药

D. 香附　　E. 荔枝核

5. 寒痰湿浊凝滞于胸中，胸阳不振，咳唾胸痹，宜选用（　　）

A. 佛手　　B. 陈皮　　C. 青皮

D. 木香　　E. 薤白

二、配伍选择题

A. 温肾纳气　　B. 调经止痛　　C. 散结消滞

D. 杀虫疗癣　　E. 燥湿化痰

6. 香附除疏肝理气外，还能（　　）

7. 沉香除行气止痛外，还能（　　）

8. 川楝子除行气止痛外，还能（　　）

三、多项选择题

9. 陈皮的功效有（　　）

A. 理气　　B. 调中　　C. 散寒

D. 燥湿　　E. 化痰

10. 理气药具有的功效为（　　）

A. 理气健脾　　B. 疏肝解郁　　C. 行气止痛

D. 温经止痛　　E. 破气散结

（李　森）

第十四章

消食药

扫码“学一学”

学习目标

1. 掌握消食药的含义、功效、适应范围、配伍原则和使用注意；山楂、鸡内金、莱菔子的性味归经、功效、应用、用法用量及使用注意。
2. 熟悉神曲、麦芽、谷芽的性能与功效；性能功效相似药物的区别。

案例导入

患者何某，男，35岁。暴饮暴食后出现胃脘疼痛，胀满不消，疼痛拒按，嗳腐吞酸，呕吐不消化食物，其味腐臭，吐后痛减，不思饮食，大便不爽，得矢气后稍舒，舌苔厚腻，脉滑有力。

试分析该患者可以选用哪类药物进行治疗？使用时有何注意事项？

凡以健脾开胃、消食导滞为主要作用，用于治疗食伤积滞的药物，称为消食药。

本类药物多甘平，主入脾、胃经，长于消食化积、健脾开胃、和中导滞，主要用于宿食停留、饮食不消所致的不思饮食、脘腹胀满、嗳气吞酸、恶心呕吐、大便失常等脾胃虚弱、消化不良病证。部分消食药兼有化瘀、消肿、消石等作用，随证配伍可用于血瘀、乳房肿胀、结石等病证。

本类药物多属渐消缓散之品，适用于病情较缓、积滞不甚者。临床应用应根据食积的性质及兼证，选择合适的药物，并进行适当配伍以增强疗效。一般食积轻症，单用或多药合用皆可；若脾胃气滞，食积内停，可与理气药配伍，以行气宽中；若脾胃虚弱，运化无力，可与健脾养胃药配伍，以标本兼治；若有寒象兼证，可与温里药配伍，以温中散寒；若积食郁而化热，可与苦寒轻下药配伍，以泻热导滞；若兼湿浊痰饮，可与芳香化湿药配伍，以醒脾化湿。

使用注意：①本类药物作用缓和，但部分药物也有耗气之弊，气虚无食积痰滞者应慎用。②不宜过用久服，以免耗伤正气。③病情急重者，本类药物缓不济急，当改用其他药物或其他方法。

山楂 Shanzha

【来源】 为蔷薇科植物山里红 *Crataegus pinnatifida* Bge. *var. major* N. E. Br. 或山楂 *Crataegus pinnatifida* Bge. 的干燥成熟果实。主产于山东、河南、河北等地。秋季果实成熟时采收，切片，干燥。生用、炒用或炒焦用。

【性味归经】 酸、甘，微温。归脾、胃、肝经。

【功效】 消食健胃，行气散瘀，化浊降脂。

【应用】

1. 饮食积滞　本品味酸而甘，微温不热，能治各种饮食积滞，为治油腻肉食积滞之要药，可炒焦单用。治食积停滞、胃脘胀痛，常与炒神曲、炒麦芽、陈皮等同用，如消食丸；治脾虚气弱、饮食不消，常与人参、白术等同用，如健脾丸。

2. 泻痢腹痛　本品味酸，能收敛止泻，可炒焦单用。治食积痞满、嗳腐吞酸，或呕吐泄泻，常与神曲、半夏、陈皮等同用，如保和丸；治痢疾初起、里急后重，常配黄连、苦参等。

3. 血瘀证　本品入肝脾经，能行气化浊散瘀，宜生用。治食积血瘀、疝气疼痛，与香附、吴茱萸等同用，如《类证治裁·卷六》立效散；治妇人气滞血瘀、经水不利，与当归尾、香附等同用，如通瘀煎；治产后伤食、恶露不尽，与川芎、桃仁等同用，如《傅青主女科》三消丸。

此外，本品能化浊降脂，现代临床常用其治疗冠心病、心绞痛、高脂血症等。

【用法用量】 煎服，9~12g，大剂量 30g。生山楂消食散瘀，焦山楂止泻止痢。

【使用注意】 脾胃虚弱而无积滞者或胃酸分泌过多者慎用。

神曲 Shenqu

【来源】 为辣蓼、青蒿、杏仁等药物加入面粉或麸皮混合后，经发酵而成的加工品。全国各地均产。生用或炒用。

【性味归经】 甘，辛，温。归脾、胃经。

【功效】 健脾和胃，消食化积。

【应用】

饮食积滞　本品能健脾和胃，消食化积，广泛用于各种食积证，常与麦芽、山楂共炒焦入药，习称“焦三仙”。同时，因本品辛温，略能解表，尤宜治外感表证兼食滞。用治宿食停饮之脘痛吞酸、嘈杂嗳腐，常与苍术、陈皮同用，如曲术丸；治食积生痰之咳嗽，常与陈皮、半夏等同用，如曲麦二陈汤；治脾胃虚寒、泻食不化，常与丁香、肉豆蔻同用，如丁香神曲散。

此外，丸剂中若含金石、介壳类药物，难以消化，常用神曲糊丸以护脾胃、助消化，如代赭石丸。

【用法用量】 煎服，10~15g。止泻宜炒焦用。

鸡内金 Jineijin

【来源】 为雉科动物家鸡 *Gallus gallus domesticus* Brisson 的干燥砂囊内壁。全国各地均产。杀鸡后，取出鸡肫，立即剥下内壁，洗净，干燥。生用、炒用或醋炙用。

【性味归经】 甘，平。归脾、胃、小肠、膀胱经。

【功效】 健胃消食，涩精止遗，通淋化石。

【应用】

1. 饮食积滞，小儿疳积 本品能健胃消食，有较强的消食化积作用，广泛用于各种食积证。治食积胀满、小儿疳积，常与沉香、砂仁等同用，如鸡金散。

2. 肾虚遗精，遗尿 本品能固精缩尿止遗，可焙干单用，研末温酒送服。治肾虚遗尿、小便失禁，常与菟丝子、肉苁蓉、五味子等同用，如菟丝子散。

3. 石淋，胆结石 本品能化坚消石，宜生用研末。用治石淋、肝胆结石，常与金钱草、海金沙等同用。

【用法用量】 煎服，3~10g；研末服，每次 1.5~3g，研末用效果优于煎剂。

知识拓展

鸡内金还能治疗口腔疮疡类疾病，治乳蛾口疮，可单用烧灰存性，研服，如《普济方·卷二七二》鸡内金散；治走马牙疳，可单用烧灰存性，或与白芷、铜青、麝香同用，如《证治准绳·幼科》内金散。

麦芽 Maiya

【来源】 为禾本科植物大麦 *Hordeum vulgare* L. 的成熟果实经发芽干燥的炮制加工品。全国各地均产。将麦粒用水浸泡后，保持适宜温、湿度，待幼芽长至约 5mm 时，晒干或低温干燥。生用、炒黄或炒焦用。

【性味归经】 甘，平。归脾、胃经。

【功效】 行气消食，健脾开胃，回乳消胀。

【应用】

1. 食积不消 本品甘平入脾胃经，能健脾消食，尤宜治米面淀粉类食物所致食积证。治脾虚食积、胸膈痞闷，常与白术、木香、陈皮等同用，如白术汤；治食积停滞、胃脘胀痛，常与炒神曲、炒山楂、陈皮等同用，如消食丸；治小儿疳积，常与炒神曲、川楝子等同用，如《医方类聚·卷二五四》六神丸。

2. 乳房胀痛，妇女断乳 本品能行气回乳消胀，可单用，宜炒用，大剂量使用。治产妇乳房肿胀坚硬、疼痛难忍，与川芎、当归、白芍、熟地同用，如回乳四物汤。

此外，本品生用能健脾和胃、疏肝行气，但疏肝之力较弱。用治肝气不舒、肝胃不和，常与柴胡、厚朴、白术等同用，如培脾舒肝汤。

【用法用量】煎服，10～15g，大剂量30～120g。生用功偏消食健胃，炒用长于回乳消胀。

【使用注意】授乳期妇女忌用。

知识拓展

“焦三仙”是由山楂、神曲、麦芽三药炒焦后合用，可明显增强消食化积功能，堪称中药中助消化的“仙药”，故称为“焦三仙”。炒焦后，可发挥消积化滞与止泻的双重作用，对食积不消、腹胀食少、泄泻者尤为适宜。

谷芽 Guya

【来源】为禾本科植物粟 *Setaria italica*（L.）Beauv. 的成熟果实经发芽干燥的炮制加工品。主产于北方各省区。将粟谷用水浸泡后，保持适宜的温、湿度，待须根长至约6mm时，晒干或低温干燥。生用、炒黄或炒焦用。

【性味归经】甘，温。归脾、胃经。

【功效】消食和中，健脾开胃。

【应用】

食积不消 本品能消食和中，健脾开胃，作用与麦芽相似而稍缓，两者常相须为用。生用宜于和中，炒用宜于消食，炒焦用宜于化积滞，也可生熟同用。用治食积证，常配伍山楂、神曲、麦芽等；治脾胃虚弱、饮食不消，常与茯苓、山药、薏苡仁、莲子、砂仁、芡实、白扁豆同用，如八仙糕。

【用法用量】煎服，9～15g，大剂量可用30～60g。

【使用注意】华南地区处方中谷芽多以稻芽代替。

知识拓展

稻芽 为禾本科植物稻 *Oryza sativa* L. 的成熟果实经发芽干燥的炮制加工品。主产于南方各省区。将稻谷用水浸泡后，保持适宜的温、湿度，待须根长至约1cm时，干燥。因性味、归经、功效及用法用量同谷芽，临床常作为谷芽混用，尤以南方为甚。

莱菔子 Laifuzi

【来源】为十字花科植物萝卜 *Raphanus sativus* L. 的干燥成熟种子。全国各地均产。夏季果实成熟时采割植株，晒干，搓出种子，除去杂质，再晒干。生用或炒用，用时捣碎。

【性味归经】辛、甘，平。归肺、脾、胃经。

【功效】消食除胀，降气化痰。

【应用】

1. 食积气滞证　本品能消食化积，下气除胀。治食积停滞、胸脘痞满、嗳腐吞酸等，常与炒山楂、炒神曲、陈皮等同用，如保和丸；脾胃虚弱者，加白术，如大安丸。

2. 痰壅喘咳　本品辛散，生用能降气化痰，尤宜治喘咳痰壅、胸闷食积。治气壅痰盛咳嗽，与苦杏仁同用，如杏仁萝卜子丸；治咳嗽多痰、气喘唾血，与桃仁、杏仁同用，如莱菔子煎；治高年寒咳，气逆痰痞，多与紫苏子、白芥子同用，如三子养亲汤。

【用法用量】煎服，5~12g。生用长于祛痰，炒用长于消食除胀。

【使用注意】气虚及无食积、痰滞者慎用。不宜与人参同用。

消食药小结见表14。

表14　消食药功用归纳

药名	功效	应用	特点
山楂	消食健胃，行气散瘀，化浊降脂	饮食积滞；泻痢腹痛；血瘀证	助脾健胃，促进消化，善消油腻肉食积滞
神曲	健脾和胃，消食化积	饮食积滞	尤宜于外感表证兼食滞者；可助金石贝壳类药物消化
鸡内金	健胃消食，涩精止遗，通淋化石	饮食积滞，小儿疳积；肾虚遗精，遗尿；石淋，胆结石	为消食健胃良药和治小儿疳积要药；兼能涩精止遗，化坚消石
麦芽	行气消食，健脾开胃，回乳消胀	食积不消；乳房胀痛，妇女断乳	善消米面薯蓣等淀粉类食物积滞；回乳消胀，疏肝解郁
谷芽	消食和中，健脾开胃	食积不消	作用与麦芽相似而稍缓，两者常相须为用
莱菔子	消食除胀，降气化痰	食积气滞证；痰壅喘咳	善行气消食除胀，食积不化、中焦气滞者尤宜；兼降气化痰

目标检测

一、最佳选择题

1. 山楂治血瘀证宜（　　）

A. 生用　　B. 炒黄用　　C. 炒焦用

D. 蜜炙用　　E. 盐炙用

2. 授乳期妇女不宜使用的药物是（　　）

A. 山楂　　B. 神曲　　C. 麦芽

D. 鸡内金　　E. 莱菔子

3. 用于小儿疳积最合适的药物是（　　）

A. 山楂　　B. 神曲　　C. 麦芽

D. 鸡内金　　E. 莱菔子

扫码“练一练”

二、配伍选择题

A. 山楂　　B. 麦芽　　C. 鸡内金

D. 莱菔子　　E. 神曲

4. 瘀阻腹痛、痛经可选择的药物是（　　）
5. 石淋及胆结石可选（　　）
6. 咳嗽痰多、胸闷食少可选（　　）

（李大炜）

第十五章

驱虫药

扫码“学一学”

学习目标

1. 掌握驱虫药的含义、功效、适应范围、配伍原则和使用注意；槟榔、使君子、苦楝皮的性味归经、功效、应用、用法用量及使用注意。
2. 了解雷丸、南瓜子的主要功效。

案例导入

患者孙某，女，27岁。自去年冬开始，脘痛及胁，现已下延腹部，病甚时呕蛔，大便亦有成虫排出，舌苔薄白，中厚而腻，脉象沉细而弦。

试分析该患者可以选用哪类药物进行治疗？使用时有何注意事项？

凡以驱除或杀灭人体寄生虫为主要作用，用于治疗消化道寄生虫病的药物，称为驱虫药。

本类药物多具毒性，主入脾、胃、大肠经，生用长于杀灭、麻痹及驱除寄生虫，主要用于消化道蛔虫病、绦虫病、蛲虫病、姜片虫病等。部分驱虫药有消积、行气、利水、润肠等作用，随证配伍可用于食积、气滞、水肿、便秘等病证。

使用驱虫药，应注意根据寄生虫的种类及患者的证候，相应地选择配伍药物以增强疗效。一般蛔虫病可见脐周阵痛、睡眠不安、磨牙等症；绦虫病可见大便不调、便中有白色节片状虫体等症；钩虫病可见嗜食异物、面黄虚肿等症；蛲虫病可见夜间及熟睡肛门或会阴奇痒等症。若久病虚寒，可与补中祛寒药配伍；证见热者，可与苦寒清热药配伍；病急实证者，可与泻下药配伍；病缓虚证者，可与补益扶正药配伍。

使用注意：①本类药物对正气多有损伤，需要控制用量，以免中毒或损伤正气。②一般在空腹时服药，使药物充分作用于虫体。③素体虚弱、年高体衰及孕妇慎用。④病情急重发热或腹痛剧烈者，不宜急予驱虫药，应待症状缓和后再施用。

槟榔 Binlang

【来源】 为棕榈科植物槟榔 *Areca catechu* L. 的干燥成熟种子。主产于海南、福建、云南、台湾等地。春末至秋初采收成熟果实，用水煮后，干燥，除去果皮，取出种子，干燥。捣碎或切片，生用、炒黄或炒焦用。

【性味归经】苦、辛，温。归胃、大肠经。

【功效】杀虫消积，行气，利水，截疟。

【应用】

1. 多种肠道寄生虫病 本品生用能杀虫，对各种肠道寄生虫均有驱杀作用。其治绦虫病疗效最佳，可单用或与石榴皮同用，如《圣济总录·卷九十九》槟榔散；治疗姜片虫病，可配伍乌梅、甘草；治蛔厥，常与细辛、黄连、花椒等同用，如乌梅丸。

2. 食积气滞，泻痢后重 本品辛散苦泄，炒用能行气消积。可用于食积气滞、腹胀便秘及痢疾里急后重等，常配木香、青皮等，如木香槟榔丸；治小儿宿食不化，发热有时，与牵牛子、枳壳、大黄等同用，如《圣惠方·卷八十八》槟榔丸；治小儿食积兼虫证，可与山楂、神曲、使君子等同用，如芦荟肥儿丸。

3. 脚气水肿 本品辛温，生用能行气利水。治水肿实证，常配伍泽泻、商陆等，如疏凿饮子；治寒湿脚气肿痛，配木瓜、吴茱萸等，如鸡鸣散。

4. 疟疾 本品能截疟。治疟久不愈，结为癥瘕，与鳖甲、川芎等同用，如鳖甲煎。

【用法用量】煎服，3~10g；驱绦虫、姜片虫用量为30~60g。

【使用注意】脾虚便溏或气虚下陷者忌用。

知识拓展

疟疾 古籍所载之疟、疟证、疟疾与西医学所指疟原虫侵染之病并非完全对等。现摘引清代陈修园著述供读者参考：“疟疾不离少阳。少阳为半表半里，邪居表里之界。入与阴争则寒，出与阳争则热。争则病作，息则痛止。止后其邪仍据于少阳之经。浅则一日一作，深则二日一作，更深则三日一作。虽有别经，总以少阳为主。故仲景以‘弦’字概本症之脉，盖于治法只一小柴胡汤。热多烦渴，加知母、花粉；寒多身疼，加干姜、桂枝。治之得法。一二服可愈。”若疟原虫为病，绝非一二服可愈之神奇。

使君子 Shijunzi

【来源】为使君子科植物使君子 *Quisqualis indica* L. 的干燥成熟果实。主产于广东、广西、云南、四川等地。秋季果皮变紫黑色时采收，除去杂质，干燥。去壳取仁或用时捣碎，生用或炒香用。

【性味归经】甘，温。归脾、胃经。

【功效】杀虫消积。

【应用】

1. 蛔虫病、蛲虫病 本品能杀虫，为驱蛔要药，尤宜于小儿。治蛔虫轻症，炒香单用，五更空腹嚼服即可；治小儿虫作腹痛、口吐涎沫，可与槟榔、苦楝皮等同用，如安虫丸。

2. 小儿疳积 本品炒用能健脾开胃消疳。治小儿一切疳证，与黄连、木香、人参等同用，如集圣丸。

【用法用量】 煎服，9~12g，捣碎入煎剂；使君子仁 6~9g，多入丸散或单用，分1~2次服用。小儿每岁 1~1.5 粒，炒香嚼服，1 日总量不超过 20 粒。

【使用注意】 服药时忌饮浓茶。大量服用或生品内服可致呃逆、眩晕、呕吐、腹泻等不良反应。

考点提示： 使君子的用法用量及使用注意。

苦楝皮 Kulianpi

【来源】 为楝科植物川楝 *Melia toosendan* Sieb. et Zuec. 或楝 *Melia azedarach* L. 的干燥树皮和根皮。前者主产于四川、湖北、贵州等地；后者全国大部分地区均产。春、秋二季剥取，晒干，或除去粗皮，晒干。鲜用或生用。

【性味归经】 苦，寒。有毒。归肝、脾、胃经。

【功效】 杀虫，疗癣。

【应用】

1. 蛔虫病、蛲虫病、钩虫病 本品苦寒有毒，对各种肠道寄生虫均有驱杀作用，为广谱驱虫药。单用水煎、煎膏或制成片剂、糖浆服用；亦可配伍使君子、槟榔等，如化虫丸。

2. 疥癣瘙痒 本品苦寒能清热燥湿，杀虫止痒。治疥疮、头癣、体癣、湿疮、湿疹瘙痒等，可单用研末，以猪脂调涂患处。

【用法用量】 煎服，3~6g。外用适量，研末，用猪脂调敷患处。

【使用注意】 本品有毒，不可过量或久服。孕妇及肝肾功能不全者慎用。

雷丸 Leiwan

【来源】 为白蘑科真菌雷丸 *Omphalia lapidescens* Schroet. 的干燥菌核。主产于四川、贵州、云南等地。秋季采挖，洗净，晒干。生用。

【性味归经】 微苦，寒。归胃、大肠经。

【功效】 杀虫消积。

【应用】

1. 绦虫病、钩虫病、蛔虫病等 本品生用能杀虫，对各种肠道寄生虫均有驱杀作用。尤宜治寸白虫病，可单用研末服；治三虫病，与川芎同用，如雷丸散；治小儿虫作腹痛，与槟榔、使君子、苦楝皮等同用，如安虫丸。

2. 小儿疳积 本品苦寒能杀虫消疳。治小儿疳积，与使君子同用，如消疳散；治食积兼虫证，与山楂、神曲、使君子等同用，如芦荟肥儿丸。

【用法用量】 入丸散，15~21g；研粉服，一次 5~7g，饭后用温开水调服，一日 3 次，连服 3 天。

【使用注意】 不宜入煎剂。脾胃虚寒者慎服。

南瓜子 Nanguazi

【来源】为葫芦科植物南瓜 *Cucurbita moschata*（Duch. ex Lam.）Duch. ex Poir. 的干燥成熟种子。主产于浙江、江苏、河北、山东等地。夏、秋季食用南瓜时，收集成熟种子，去除瓤膜，洗净，晒干。连壳生用，以鲜用者良。

【性味归经】甘，平。归胃、大肠经。

【功效】杀虫。

【应用】

多种肠道寄生虫病 本品古书未见记载，但现代临床研究表明，其能杀虫而不伤正气，且无毒性，尤宜治绦虫病。可单用研末，或与槟榔、使君子等驱虫药同用。

【用法用量】研粉，60~120g，冷开水调服，不宜入煎剂。

驱虫药小结见表15。

表15 驱虫药功用归纳

药名	功效	应用	特点
槟榔	杀虫消积，行气，利水，截疟	多种肠道寄生虫病；食积气滞，泻痢后重；脚气水肿；疟疾	治疗绦虫证疗效最佳，常与南瓜子同用
使君子	杀虫消积	蛔虫病、蛲虫病；小儿疳积	治蛔虫要药；驱虫不伤正
苦楝皮	杀虫，疗癣	蛔虫病、蛲虫病、钩虫病；疥癣瘙痒	广谱驱虫药
雷丸	杀虫消积	绦虫病、钩虫病、蛔虫病等；小儿疳积	以驱杀绦虫为佳
南瓜子	杀虫	多种肠道寄生虫病	杀虫而不伤正气，且无毒性，尤宜治绦虫病

扫码"练一练"

目标检测

一、最佳选择题

1. 驱虫药适宜服用的时间是（　　）

A. 饭前　　B. 饭后　　C. 空腹

D. 睡前　　E. 发热时

2. 忌与浓茶同服的药物是（　　）

A. 槟榔　　B. 使君子　　C. 苦楝皮

D. 雷丸　　E. 南瓜子

二、配伍选择题

A. 1~3g　　B. 3~6g　　C. 6~15g

D. 15~30g　　E. 30~60g

3. 槟榔驱绦虫的成人一日用量是（　　）

4. 苦楝皮驱蛔虫的成人一日用量是（　　）

三、多项选择题

5. 炒用能消积的药物是（　　）

A. 槟榔　　B. 使君子　　C. 苦楝皮

D. 雷丸　　E. 南瓜子

（李大炜）

第十六章

止 血 药

学习目标

1. 掌握止血药的含义、功效、适应范围、配伍原则和使用注意；凉血止血药大蓟、小蓟、地榆、槐花，化瘀止血药三七、茜草、蒲黄，收敛止血药白及，以及温经止血药艾叶的性味归经、功效、应用、用法用量及使用注意。
2. 熟悉侧柏叶、白茅根、仙鹤草的性能与功效；性能功效相似药物的区别。
3. 了解棕榈炭、炮姜、血余炭的主要功效。

案例导入

患者张某，女，50 岁。以月经持续 3 周为主诉入院。患者月经淋漓不尽，猝然其势若崩，夹有瘀块，出血颜色紫暗，小腹疼痛拒按，舌质暗红，舌尖边时见瘀点，脉沉涩。

试分析该患者可以选用哪类药物进行治疗？使用时有何注意事项？

凡以制止体内外出血为主要作用，常用于治疗各种出血证的药物，称为止血药。

本类药味多苦涩或甘，其性寒温有异，均入血分，以入心、肝、脾经为主。味苦既可清泄血分之热，又能散瘀血之阻滞，味涩能收敛止血，味甘可缓和药性，具有减缓血行、制止体内外出血之功，主要适用于各部位出血病证，如咯血、衄血、吐血、尿血、便血、崩漏、紫癜及创伤出血等。血液为人体重要的物质，凡出血之证，如不及时有效地制止，会致使血液耗损，进而造成机体衰弱，甚至危及生命，故止血药的应用具有重要的意义。

止血药的药性各有不同，具有寒、温、散、敛之别。如药性寒凉，功能凉血止血，适用于血热之出血；药性温热，能温经止血，适用于虚寒出血；兼有化瘀作用，功能化瘀止血，适用于出血而兼有瘀血；药性收敛，功能收敛止血，可用于出血日久不止等。因此，根据性能特点和应用范围，止血药可分为凉血止血药、化瘀止血药、收敛止血药、温经止血药四类。

应用止血药，应根据出血的病因和病情，选择相适应的药物，并进行必要的配伍，以达到标本兼治的效果。如血热之出血，应选用凉血止血药配伍清热凉血药；阴虚火旺、阴虚阳亢之出血，应配伍滋阴降火潜阳的药物；瘀血所致出血，应选化瘀止血药配伍活血行气药；虚寒性出血，应选用温经收敛止血药配伍温里药和健脾助阳之品；脾气下陷导致的便血、崩漏等应配伍升举之品；气火上逆引起的吐血、衄血，可配伍降气之品。

使用注意：①使用凉血止血药及收敛止血药，有凉遏敛邪留瘀之弊，因此，对瘀血导致的出血及邪实者慎用，不宜单独使用。②在出血的初期，不宜过早使用收敛性较强的止血药，以免瘀血阻滞。③大量出血者，可见气随血脱、亡阳、亡阴之证，应首先考虑大补元气、急救回阳以及滋阴增液以免贻误病机。

考点提示：止血药的分类、配伍方法与使用注意。

扫码“学一学”

第一节 凉血止血药

本类药物性属寒凉，味多甘苦，主入肝、心、大肠经。入血分，能清泄血分之热而止血，适用于血热妄行所致的各种出血病证，症见出血量多而色鲜红，伴心烦、口渴、便秘、尿黄、舌红苔黄、脉数等。本类药物虽有凉血之功，但清热作用不强，在治疗血热出血病证时，常需配清热凉血药物同用；若治血热夹瘀之出血，宜配化瘀止血药，或配伍少量的化瘀行气之品；急性出血较甚者，可配伍收敛止血药以加强止血之效。本类药物均为寒凉之品，原则上不宜用于虚寒性出血，又因其寒凉易于凉遏留瘀，故不宜过量久服。

考点提示：凉血止血药的特点及适应证。

大蓟 Daji

【来源】为菊科植物蓟 *Crsium japonicum* DC. 的干燥地上部分或根。主产于安徽、山东、江苏等地。夏、秋季花开时割取地上部分，或秋末挖根，除去杂质。晒干，生用或炒炭用。

【性味归经】甘、苦，凉。归心、肝经。

【功效】凉血止血，散瘀解毒消痈。

【应用】

1. 血热出血证 本品寒凉而入血分，长于清血分热而凉血止血，为治血热出血之要药，主治血热妄行之诸出血证。尤多用于吐血、咯血及崩漏下血，常与小蓟相须为用；也可单味用鲜大蓟根或叶捣汁服；亦可配小蓟、侧柏叶等同用，如十灰散。若治外伤出血，可用本品研末外敷。

2. 热毒痈肿 本品既能凉血解毒，又能散瘀消肿，无论内外痈肿都可使用，为治疗痈肿疮毒常用之品。单味内服或外敷均可，以鲜品为佳。若外用治疮痈肿毒，多与盐共研，或鲜品捣烂外敷。

【用法用量】煎服，9～15g，鲜品可用至30～60g。外用适量，捣敷患处。

【使用注意】本品清泄散瘀，故孕妇及无瘀滞者慎服，脾胃虚寒者忌服。

小蓟 Xiaoji

【来源】为菊科植物刺儿菜 *Cirsium setosum*（Willd.）MB. 或刻叶刺儿菜 *Cephanoplos setoxum*（Willd.）*Kitarn.* 的干燥地上部分。全国大部分地区均产。夏、秋季花期采集，除去杂质，晒干。生用或炒炭用。

【性味归经】甘、苦，凉。归心、肝经。

【功效】凉血止血，散瘀解毒消痈。

【应用】

1. 血热出血证 本品性属寒凉，善清血分之热而凉血止血，咯吐衄血、便血崩漏等出血为血热妄行所致者皆可选用。治疗多种出血证，常与大蓟、侧柏叶、白茅根、茜草等同用，如十灰散。鉴于本品兼能利尿通淋，故尤善治尿血、血淋，可单味应用，也可配伍生地、滑石、山栀、淡竹叶等，如小蓟饮子。

2. 热毒痈肿 本品能清热解毒、散瘀消肿，用治热毒疮疡初起肿痛之证。可单用鲜品捣烂敷患处，也可与乳香、没药同用，如神效方。

【用法用量】煎服，5~12g，鲜品加倍。外用适量，捣敷患处。

【使用注意】本药清泄散瘀，故孕妇及无瘀滞者慎服，脾胃虚寒者忌服。

考点提示：大蓟与小蓟功效及主治的异同。

知识链接

大蓟和小蓟的功用之异同

共同点：二者均味甘性凉，均能凉血止血、散瘀解毒消痈，广泛用治血热出血诸证及热毒疮疡。

不同点：大蓟散瘀消痈力强，止血作用广泛，故对吐血、咯血及崩漏下血尤为适宜；小蓟药力较弱，但兼能利尿通淋，故以治血尿、血淋为佳。

地榆 Diyu

【来源】为蔷薇科植物地榆 *Sanguisorba officinalis* L. 或长叶地榆 *Sanguisorba officinalis L. var. longifolia*（*bert*）Yü et Li 的根。前者产于我国南北各地，后者主要产于安徽、浙江、江苏、江西等地。春季将发芽时或秋季植株枯萎后采挖，除去须根，洗净。晒干生用或炒炭用。

【性味归经】苦、酸、涩，微寒。归肝、大肠经。

【功效】凉血止血，解毒敛疮。

【应用】

1. 血热出血证 本品味苦性寒入血分，长于泄热而凉血止血，味兼酸涩，又能收敛止血，可用治多种血热妄行所致出血之证。又因其性下降，故尤宜于下焦之下血。用治便血因于热甚，常配伍生地黄、白芍、黄芩、槐花等，如约营煎；用治痔疮出血，血色鲜红，常与槐角、防风、黄芩、枳壳等配伍，如槐角丸；用治血热甚，崩漏量多色红，兼见口燥唇焦，可与生地黄、黄芩、牡丹皮等同用，如治崩极验方。本品苦寒兼酸涩，功能清热解毒、凉血涩肠而止痢，对于血痢不止者亦有良效，常与甘草同用，如地榆汤。

2. 水火烫伤、湿疹、疮疡痈肿 本品苦寒能泻火解毒，味酸涩能敛疮，为治水火烫伤之要药，可单味研末麻油调敷，或配大黄粉，或配黄连、冰片研末调敷。用治湿疹及皮肤溃烂，可以本品浓煎外洗，或用纱布浸药外敷，亦可配煅石膏、枯矾研末外掺患处；用治疮疡痈肿，无论成脓与否均可运用，若初起未成脓，可单用地榆煎汁浸洗，或湿敷患处；若已成脓，可用单味鲜地榆叶，或配伍其他清热解毒药，捣烂外敷局部。

考点提示：地榆为治水火烫伤之要药。

【用法用量】煎服，9~15g，大剂量可用至30g；或入丸、散剂。外用适量。止血多炒炭用，解毒敛疮多生用。

【使用注意】本品性寒酸涩，凡虚寒性便血、下痢、崩漏及出血有瘀者慎用。对于大面积烧伤患者，不宜使用地榆制剂外涂，以防其所含鞣质被大量吸收而引起中毒性肝炎。

槐花 Huaihua

【来源】为豆科植物槐 Sophora japonica L. 的干燥花蕾及花。全国各地区均产，以黄土高原和华北平原为多。夏季花未开放时采收其花蕾，称为“槐米”；花开放时采收，称为“槐花”。采收后除去花序的枝、梗及杂质，及时干燥。生用、炒用或炒炭用。

【性味归经】苦，微寒。归肝、大肠经。

【功效】凉血止血，清肝泻火。

【应用】

1. 血热出血证　本品性属寒凉，功能凉血止血，可用治血热妄行所致的各种出血之证。因其苦降下行，善清泄大肠之火热而止血，故对下部血热所致的痔血、便血等最为适宜。用治新久痔血，常配伍黄连、地榆等，如榆槐脏连丸；用治便血属血热甚者，常与山栀配伍，如槐花散。

2. 肝火上炎之目赤、头痛眩晕　本品味苦性微寒，长于清泻肝火，凡肝火上炎所导致的目赤、头胀头痛及眩晕等证，均可用单味煎汤代茶饮，或配伍夏枯草、菊花等。

【用法用量】煎服，5~10g。外用适量。止血多炒炭用，清热泻火宜生用。

【使用注意】脾胃虚寒及阴虚发热而无实火者慎用。

考点提示：比较地榆与槐花药性、功效及主治的异同。

知识链接

地榆与槐花的功用之异同

共同点：地榆与槐花均味微寒，入肝、大肠二经，均能凉血止血，用治血热妄行之出血诸证，因其性下行，故以治下部出血证为宜。

不同点：地榆凉血之中兼能收涩，凡下部之血热出血，诸如便血、痔血、崩漏、血痢等皆宜；槐花无收涩之性，其止血功在大肠，故以治便血、痔血为佳，槐花还善清肝火。槐角为槐的成熟果实，原名槐实。性味、功效、主治与槐花相似，但止血作用较槐花为弱，而清降泄热之力较强，兼能润肠，主要用于痔血、便血，尤多用于痔疮肿痛出血之证，常与地榆、黄芩、当归等同用，如槐角丸（《和剂局方》）。煎服，6~12g，或入丸、散。孕妇慎用。

侧柏叶 Cebaiye

【来源】为柏科植物侧柏 *Platycladus orientalis*（L.）Franco 的干燥枝梢及叶。全国各地均产。多在夏、秋季节采收，除去粗梗及杂质，阴干。生用或炒炭用。

【性味归经】苦、涩，寒。归肺、肝、脾经。

【功效】凉血止血，化痰止咳，生发乌发。

【应用】

1. 各种出血证　本品苦涩性寒，善清血热，兼能收敛止血，为治各种出血病证之要药，尤以血热者为宜。若治血热妄行之吐血、衄血，常与荷叶、地黄、艾叶同用，如四生丸；治尿血、血淋，配伍蒲黄、小蓟、白茅根等；治肠风、痔血或血痢，常配槐花、地榆；治崩漏下血，多与芍药同用。本品亦可用于虚寒性出血，常配伍温里祛寒之品。

2. 肺热咳嗽　本品苦能降泄，寒能清热，长于清肺热，化痰止咳。适用于肺热咳喘、痰稠难咳者，可单味运用，或配伍贝母、制半夏等。

3. 脱发、须发早白　本品寒凉入血而祛风，有生发乌发之效，适用于血热脱发、须发早白。如以本品为末，和麻油涂之，治头发不生；以生柏叶、附子研末，猪脂为丸，入汤中洗头，治脱发。

【用法用量】煎服，6~12g。外用适量。止血多炒炭用，化痰止咳宜生用。

【使用注意】虚寒者不宜单用，出血有瘀血者慎服。

白茅根 Baimaogen

【来源】为禾本科植物白茅 *Imperata cylindrica Beauv. var. major*（Nees）C. E. Hubb. 的干燥根茎。全国各地均产，但以华北地区较多。春、秋二季采挖，除去须根及膜质叶鞘，洗净，晒干。切段生用。

【性味归经】甘，寒。归肺、胃、膀胱经。

【功效】凉血止血，清热利尿。

【应用】

1. 血热出血证　本品味甘性寒入血分，能清血分之热而凉血止血，可用治多种血热出血之证；又兼能清热利尿，故尤多用于膀胱湿热蕴结而致尿血、血淋之证。单用有效，或配伍其他凉血止血药。治鼻衄、吐血，可以本品煎汁或鲜品捣汁服用；治咯血，与藕节同用，如二鲜饮；用治血尿，单用本品煎服；治血尿属虚热者，常与人参、地黄等同用，如茅根饮子。

2. 水肿、小便不利、热淋、黄疸　本品能清热利尿，而达利水消肿、利尿通淋、利湿退黄之效。如治热淋、水肿、小便不利，均单用本品煎服，也可与其他清热利尿药同用；治湿热黄疸，常与茵陈、山栀等同用。

【用法用量】煎服，9~30g，鲜品加倍，以鲜品为佳，可捣汁服。多生用，止血亦可炒炭用。

【使用注意】本品性寒，故脾胃虚寒及血分无热者忌服。

知识链接

白茅根、芦根的功用之异同

共同点：二者均能清肺胃热而利尿，治疗肺热咳嗽、胃热呕吐和小便淋痛，且常相须为用。

不同点：白茅根偏入血分，以凉血止血见长；芦根偏入气分，以清热生津为优。

第二节 化瘀止血药

本类药物味多苦泄，主入肝经。功善止血又能化瘀，有止血不留瘀的特点。适用于瘀血内阻、血不循经之出血病证，症见出血紫暗或夹有瘀块，或疼痛，痛处固定不移，或有包块，口唇、面部、爪甲青紫，舌质紫，脉细涩或结代。部分药物尚能消肿、止痛，还可用治跌打损伤、经闭、瘀滞心腹疼痛等病证。本类药物随证配伍也可用于其他各种出血之证。

扫码"学一学"

扫码"看一看"

三七 Sanqi

【来源】为五加科植物三七 *Panax notoginseng*（Burk.）F. H. Chen 的干燥根和根茎。主产于云南、广西等地。夏末秋初开花前或冬季种子成熟后采挖，洗净，晒干。生用或研细粉用。

【性味归经】甘、微苦，温。归肝、胃经。

【功效】化瘀止血，消肿定痛。

【应用】

1. 各种出血证 本品味甘微苦性温，入肝经血分，功善止血，又能化瘀生新，有止血不留瘀、化瘀不伤正的特点，对体内外各种出血，无论有无瘀滞，均可应用，尤以有瘀滞者为宜。单味内服外用均有良效。治吐血、衄血、崩漏，可单用本品，米汤调服；治咳血、吐血、衄血及二便下血，可与花蕊石、血余炭合用，如化血丹。

2. 跌打损伤，瘀血肿痛 本品活血化瘀而消肿定痛，为治瘀血诸证之佳品，为伤科之要药。凡跌打损伤，或筋骨折伤、瘀血肿痛等，本品皆为首选药物。用治上述病证，可以三七为末，黄酒或白开水送服；若皮肤破损，亦可用三七粉外敷，如配伍活血行气药同用，则活血定痛之功更著。本品对痈疽肿痛也有良效，常以本品研末，米醋调涂；治痈疽破烂，常与乳香、没药、儿茶等同用。

考点提示：三七的功效及应用。

【用法用量】煎服，3~9g；多研末吞服，每次1~3g。外用适量。

【使用注意】孕妇慎用。

茜草 Qiancao

【来源】为茜草科植物茜草 *Rubia cordifolia* L. 的干燥根及根茎。主产于安徽、江苏、山东、河南、陕西等地。春、秋二季采挖，除去茎苗、泥土及细须根，洗净，晒干。生用或炒用。

【性味归经】 苦，寒。归肝经。

【功效】 凉血，祛瘀，止血，通经。

【应用】

1. 出血证 本品味苦性寒，善走血分，既能凉血止血，又能活血行血，有止血不留瘀的特点，适用于血热夹瘀之出血证。治吐血不止，单用本品为末煎服；治衄血，可与艾叶、乌梅同用，如茜梅丸；治血热崩漏，常配生地、生蒲黄、侧柏叶等；治气虚不摄的崩漏下血，常与黄芪、白术、山茱萸等同用，如固冲汤；治尿血，常与小蓟、白茅根等同用。

2. 血瘀经闭，跌打损伤，风湿痹痛 本品能通经络、行瘀滞，故可用治经闭、跌打损伤、风湿痹痛等血瘀经络闭阻之证，为妇科调经要药。治血滞经闭，单用本品酒煎服，或与桃仁、红花、当归等同用；治跌打损伤，可单味泡酒服，或与三七、乳香、没药等同用；治痹证，也可单用浸酒服，或配伍鸡血藤、海风藤、延胡索等。

【用法用量】 煎服，6~10g。止血宜炒炭用，活血通经宜生用或酒炒用。

【使用注意】 本品苦寒降泄，故脾胃虚寒及无瘀滞者慎服。

蒲黄 Puhuang

【来源】 为香蒲科植物水烛香蒲 *Typha angustifolia* L.、东方香蒲 *Typha orientalis* Presl 或同属植物的干燥花粉。主产于浙江、江苏、安徽、湖北、山东等地。夏季采收蒲棒上部的黄色雄性花序，晒干后碾轧，筛取花粉。生用或炒用。

【性味归经】 甘，平。归肝、心包经。

【功效】 止血，化瘀，通淋。

【应用】

1. 各种出血证 本品甘平，长于收敛止血，兼有活血行瘀之功，为止血行瘀之良药，有止血不留瘀的特点，对出血证无论属寒属热，有无瘀滞，均可应用，但以属实夹瘀者尤宜。用治吐血、衄血、咯血、尿血、崩漏等，可单用冲服，亦可配伍其他止血药；治外伤出血，可单用外敷伤口。

2. 瘀血诸痛证 本品能行血通经，消瘀止痛，凡跌打损伤、痛经、产后疼痛、心腹疼痛等瘀血作痛者均可运用，尤为妇科所常用。治跌打损伤，单用蒲黄末，温酒服；治心腹疼痛、产后瘀痛、痛经等，常与五灵脂同用，如失笑散。

3. 血淋 本品既能止血，又能利尿通淋，故可用治血淋，常与生地、冬葵子同用，如蒲黄散。

【用法用量】 煎服，5~10g，包煎。外用适量，研末调敷。止血多炒用，化瘀、利尿多生用。

【使用注意】 孕妇慎用。

考点提示：三七、茜草、蒲黄的功用异同。

知识链接

三七、茜草、蒲黄的功用之异同

共同点：三者均能化瘀止血，主治出血有瘀滞。

不同点：三七善治体内外多种出血证，又能消肿定痛，为伤科要药；茜草多用于血热夹瘀的出血证，亦能通经，用于跌打损伤、风湿痹痛等；蒲黄可用于出血证，无论寒热均可，兼有利尿的作用，用于血淋、小便不利。

第三节　收敛止血药

本类药物寒凉或平，主入肝、胃、肺经。大多味涩，或为炭类，或质黏，故能收敛止血。广泛用于各种出血病证，以虚损或外伤出血更为适宜。然其收涩，有留瘀敛邪之弊，临证每多配化瘀止血药或活血祛瘀药；对于出血有瘀或出血初期邪实者，当慎用之。

扫码“学一学”

白及 Baiji

【来源】 为兰科植物白及 *Bletilla striata*（Thunb.）Reichb. f. 的干燥块茎。主产于贵州、四川、湖南、湖北、安徽、河南、浙江、陕西等地。夏、秋二季采挖，除去须根，洗净，晒干。生用。

【性味归经】 苦、甘、涩，微寒。归肺、肝、胃经。

【功效】 收敛止血，消肿生肌。

【应用】

1. 各种出血证　本品为收敛止血之要药，可用治体内外各种出血证，尤多用于肺胃出血证。治诸内出血证，可用单味研末，糯米汤调服；治咯血，可配伍枇杷叶、阿胶等，如白及枇杷丸；治吐血、便血，常与乌贼骨同用；用治外伤或金创伤出血，可单味研末外掺或水调外敷。

2. 痈肿疮疡，手足皲裂，水火烫伤　本品有消肿生肌敛疮之功，为外疡消肿生肌的常用药。治疮疡初起，可单用本品研末外敷，或与金银花、皂角刺、乳香等同用，如内消散；治疮痈已溃，久不收口，可与黄连、贝母、轻粉等为末外敷，如生肌干脓散；治水火烫伤、手足皲裂、肛裂等，多研末外用，麻油调涂。

【用法用量】 煎服，6~15g；研末吞服，每次3~6g。外用适量。

【使用注意】 不宜与乌头类药同用。

知识拓展

白及配三七　三七活血散瘀止血，消肿止痛；白及补肺生肌，收敛止血。三七走而不守，白及守而不走，三七以散为主，白及以收为要。二药伍用，一走一守，一散一收，相互促进，相互制约，补肺生肌，行瘀止血之力增强。

白及配煅石膏 白及止血消肿，生肌敛疮；煅石膏则清热敛疮生肌。二药合用相须相助，产生协调作用，使生肌敛疮之力大增，又有一定的清热止血作用，常用于金刃所伤、出血不止，或手足皲裂、时有渗血，或疮疡肿毒溃破、久不收口等证。

白及配海螵蛸 二者均能收敛止血，海螵蛸又可制酸止痛，二药合用，不但止血力强，且能促进溃疡愈合，多用于治疗胃、十二指肠溃疡之吐血、便血等证。

考点提示：白及与海螵蛸的配伍意义。

仙鹤草 Xianhecao

【来源】为蔷薇科植物龙牙草 *Agrimonia pilosa* Ledeb. 的干燥地上部分。主产于浙江、江苏、湖南、湖北等地。夏、秋二季茎叶茂盛时采割，除去杂质，晒干。生用或炒炭用。

【性味归经】苦、涩，平。归心、肝经。

【功效】收敛止血，止痢，截疟，补虚，解毒。

【应用】

1. 出血证 本品味涩收敛，功能收敛止血，广泛用于全身各部的出血之证。因其药性平和，大凡出血病证，无论寒热虚实，皆可应用。治血热妄行之出血证，可配生地、牡丹皮等凉血止血药；若用于虚寒性出血证，可与炮姜、艾叶等温经止血药同用。

2. 腹泻、痢疾 本品性涩敛，能涩肠止泻止痢，因本品药性平和，兼能补虚，又能止血，故对于血痢及久病泻痢尤为适宜，可单用本品水煎服，也可配伍地榆等。

3. 疟疾寒热 本品有解毒截疟之功，治疗疟疾寒热，可单以本品研末，于疟发前 2 小时吞服，或水煎服。

4. 脱力劳伤 本品有补虚、强壮的作用，可用治劳力过度所致的脱力劳伤，故常又被称为脱力草。用治神疲乏力、面色萎黄而纳食正常，常与大枣同煮，食枣饮汁；治气血亏虚之神疲乏力、头晕目眩，可与党参、熟地、龙眼肉等同用。

5. 疮疖痈肿、阴痒带下 本品能解毒杀虫，可用治疮疖痈肿、阴痒带下等。

【用法用量】煎服，6~12g。止血可炒炭用。外用适量，捣敷或煎汤熏洗。

【使用注意】本品收敛，故泻痢兼表证发热者不宜服。

棕榈炭 Zonglütan

【来源】为棕榈科植物棕榈 *Trachycarpus fortunei*（HooK. f.）H. Wendl. 的干燥叶柄的炭化物。主产于长江以南各地。全年可采，一般在 9~10 月间采收，以陈久者为佳。采集时，割取叶柄下延部分及鞘片，除去纤维状棕毛，晒干，切成小片。煅炭用。

【性味归经】苦、涩，平。归肝、肺、大肠经。

【功效】收敛止血。

【应用】

多种出血证 本品药性平和，味苦而涩，为收敛止血之要药，广泛用于各种出血之证，尤多用于妇女崩漏，以无瘀滞者为宜，可单味应用。治崩漏不止，单用即效，也常与血余炭、侧柏叶等同用；治血热妄行之吐血、咯血，可与小蓟、山栀等同用，如十灰散；治冲任虚寒之崩漏下血，常与炮姜、乌梅同用，如如圣散；治便血，可与艾叶、附子同用，如棕艾散。

此外，本品苦涩收敛，能止泻止带，尚可用于久泻久痢、妇人带下。

【用法用量】煎服，3~9g；或研末服，每次1~1.5g。外用适量。

【使用注意】本品收涩力强，出血兼有瘀滞及湿热下痢初起者慎用。

考点提示：比较白及、仙鹤草和棕榈炭的性能及功用异同。

知识链接

白及、仙鹤草、棕榈炭的功用之异同

共同点：三者均长于收敛止血，善于治疗内外伤诸出血而无瘀滞者。

不同点：白及微寒而质黏涩，为止血、消肿生肌、敛疮之良药，擅长治疗肺胃出血；仙鹤草性平，寒热虚实之出血均适宜，又可消积止痢、解毒抗癌、截疟、杀虫、补虚，作用比较广泛；棕榈炭性平，收敛力很强，出血而无瘀滞者无论寒热均可。

血余炭 Xueyutan

【来源】为人发制成的炭化物。各地均有。取头发，除去杂质，用碱水洗去油垢，清水漂净，晒干。焖煅成炭，放凉后使用。

【性味归经】苦，平。归肝、胃经。

【功效】收敛止血，化瘀利尿。

【应用】

1. 各种出血证 有与棕榈炭相似的收涩止血作用，而药力稍弱，兼能消瘀，故有止血而不留瘀的特点，可用于各种出血证，既可内服，也可外用。治鼻衄、齿衄、肌衄等，皆以本品外用；治咯血、吐血，常与花蕊石、三七同用，如化血丹；治血淋，常配蒲黄、生地等；治便血、痔血，可与地榆、槐花等同用，如三灰散；治崩漏，可单用本品，与酒和服。

2. 小便不利 本品苦降下行，能化瘀通窍，通利水道，故可用治小便不利，常与滑石、白鱼同用，如滑石白鱼散。

【用法用量】煎服，5~10g；或研末服，每次1.5~3g。外用适量，研末撒或调敷。

扫码"学一学"

第四节 温经止血药

本类药物性属温热，能温内脏、益脾阳、固冲脉而统摄血液，具有温经止血之效。适用于脾不统血、冲脉失固之虚寒性出血病证，症见出血淋漓不止、血色暗淡、面色萎黄、气怯懒言、缠绵不愈，兼有食欲不振、腹泻肠鸣、手足厥冷、唇淡口和、脉虚细迟缓等。若属脾不统血，应与益气健脾药同用；若肾虚冲脉失固，宜与益肾暖宫补摄之品同用。本类药性温热，热盛火旺之出血者忌用。

艾叶 Aiye

【来源】 为菊科植物艾 *Artemisia argyi* Levl. et Vent. 的干燥叶。全国大部分地区均产，以湖北蕲州产者为佳，称“蕲艾”。夏季花未开时采摘，除去杂质，晒干或阴干。生用、捣绒或制炭用。

【性味归经】 辛、苦，温。有小毒。归肝、脾、肾经。

【功效】 温经止血，散寒止痛，外用燥湿止痒。

【应用】

1. 虚寒性出血证 本品辛温可散寒，能暖气血而温经脉，为温经止血之要药，适用于虚寒性出血病证，尤宜于崩漏。治虚寒性崩漏下血，常与阿胶、干地黄等同用，如胶艾汤；治脾阳亏虚，统摄无权之吐衄、便血，多配党参、干姜等。

2. 虚寒性腹痛 本品辛散温通，有温经散寒止痛之功。用治脾胃虚寒所致的脘腹冷痛，可以单味艾叶煎服，或以之炒热熨敷脐腹，或配伍温中理气之品。

3. 月经不调、痛经、胎动不安 本品能温经脉、逐寒湿、止冷痛，尤善调经，为治妇科下焦虚寒或寒客胞宫之要药。治妇女宫冷不孕、痛经、月经不调，常与香附、川芎、当归等同用，如艾附暖宫丸；治下焦虚寒，冲任不固之胎动不安、胎漏下血，常与续断、桑寄生等同用。

4. 皮肤瘙痒 本品能燥湿止痒，用治湿疹、疥癣，可单用，或配黄柏、花椒等煎水外洗，或配枯矾研末外敷。

【用法用量】 煎服，3~9g。外用适量。温经止血宜炒炭用，余生用。

【使用注意】 本品辛香温燥，故不可过量或持续服用。阴虚血热者忌服。

知识拓展

艾灸 是将艾叶捣绒，制成艾条、艾炷等，熏灸体表穴位或特定部位，以温煦气血、透达经络，从而达到防病治病目的的一种治疗方法。艾灸的作用广泛，具有调和阴阳，温通经络、驱散寒邪，行气活血、消瘀散结，温阳补虚、补中益气，回阳救逆，防病保健、强身益寿等效用。广泛应用于内科、外科、妇科、儿科、五官科等，特别对风寒湿痹、脾胃虚证、气滞积聚、上盛下虚、厥逆脱证、外感表证、咳嗽痰喘等疾病有较好疗效。

考点提示： 艾叶的功效及应用。

炮姜 Paojiang

【来源】 为姜科植物姜 Zingiber officinale Rosc. 干燥根茎的炮制品，又名黑姜。主产于四川、贵州等地。以干姜砂烫至鼓起，表面呈棕褐色，或炒炭至外表色黑，内至棕褐色入药。

【性味归经】 辛，热。归脾、胃、肾经。

【功效】 温经止血，温中止痛。

【应用】

1. 虚寒性出血 本品性温，主入脾经，能温经止血，为治脾胃虚寒、脾不统血之虚寒性出血证的要药。可单味为末应用，也可随证配伍。治疗虚寒性吐血、便血，常与人参、黄芪、附子等同用；治冲任虚寒之崩漏下血，可与乌梅、棕榈同用，如如圣散。

2. 虚寒性腹痛、腹泻 本品性温，善暖脾胃，能温中止痛止泻，适用于虚寒性腹痛、腹泻。治中寒水泻，可以本品研末饮服；治脾虚冷泻不止，常配伍厚朴、附子；治寒凝腹痛，常配高良姜，如二姜丸；治产后血虚寒凝、小腹疼痛，可与当归、川芎等同用，如生化汤。

【用法用量】 煎服，3~9g；或入丸散，每次1~2g。外用适量，研末调敷。

【使用注意】 本品辛燥，故孕妇慎服，阴虚有热之出血证忌服。

考点提示： 艾叶与炮姜的药性、功效及主治病证的异同。

知识链接

生姜、干姜和炮姜的功用鉴别 本为一物，均能温中散寒，适用于脾胃寒证。由于鲜干质量与炮制不同，其性能亦异。生姜长于散表寒，又为呕家之圣药；干姜偏于祛里寒，为温中散寒之至药；炮姜善走血分，长于温经而止血。

艾叶与炮姜的功用鉴别 均有温经止血之功，适用于虚性出血证。艾叶擅长治疗崩漏下血，又能散寒湿、理气血、暖子宫，常用于治疗经寒不调、腹中冷痛、宫冷不孕等证，还能祛痰止咳平喘，外用作为艾灸原料，可以透经络、暖气血；炮姜味苦涩，主脾肝，善温脾阳、散中寒，主治脾不统血之虚寒性出血，还能温中止痛、止泻。

止血药小结见表16-1至表16-4。

表16-1 凉血止血药功用归纳

药名	功效	应用	特点
大蓟	凉血止血，散瘀解毒，消痈	血热出血证；热毒痈肿	为治血热出血之要药，治痈肿疮毒常用之品
小蓟	凉血止血，散瘀解毒，消痈	血热出血证；热毒痈肿	以治血尿、血淋为佳
地榆	凉血止血，解毒敛疮	血热出血证；水火烫伤、湿疹、疮疡痈肿	水火烫伤之要药
槐花	凉血止血，清肝泻火	血热出血证；肝火上炎之目赤、头痛眩晕	有清肝泻火之功效
侧柏叶	凉血止血，化痰止咳，生发乌发	各种出血证；肺热咳嗽；脱发、须发早白	治各种出血病证之要药，尤以血热出血为宜
白茅根	凉血止血，清热利尿	血热出血证；水肿、小便不利、热淋、黄疸	多用治尿血

表 16-2　化瘀止血药功用归纳

药名	功效	应用	特点
三七	化瘀止血，消肿定痛	各种出血证；跌打损伤，瘀血肿痛	伤科要药
茜草	凉血，祛瘀，止血，通经	血瘀经闭，跌打损伤，出血证；风湿痹痛	为妇科调经要药
蒲黄	止血，化瘀，通淋	各种出血证；瘀血诸痛证；血淋	尤适宜于实夹瘀滞之出血证

表 16-3　收敛止血药功用归纳

药名	功效	应用	特点
白及	收敛止血，消肿生肌	各种出血证；痈肿疮疡，手足皲裂，水火烫伤	收敛止血要药，善治肺胃出血
仙鹤草	收敛止血，止痢，截疟，补虚，解毒	出血证；腹泻、痢疾；疟疾寒热；脱力劳伤；疮疖痈肿、阴痒带下	无论寒热虚实之出血均可应用
棕榈炭	收敛止血	多种出血证	收敛止血力强
血余炭	收敛止血，化瘀利尿	各种出血证；小便不利	收涩止血力稍弱，兼能消瘀，可用于各种出血证

表 16-4　温经止血药功用归纳

药名	功效	应用	特点
艾叶	温经止血，散寒止痛，外用燥湿止痒	虚寒性出血证；虚寒性腹痛；月经不调、痛经、胎动不安；皮肤瘙痒	温经止血的要药，常用于妇科温经散寒、调经止痛
炮姜	温经止血，温中止痛	虚寒性出血；虚寒性腹痛、腹泻	脾阳虚、脾不统血之出血证的要药

扫码“练一练”

目标检测

一、最佳选择题

1. 大面积烧伤患者，不宜外用的药物是（　　）

A. 槐花　　B. 蒲黄　　C. 地榆

D. 茜草　　E. 白及

2. 既能止血止痢，又能杀虫、补虚的药物是（　　）

A. 党参　　B. 仙鹤草　　C. 侧柏叶

D. 黄芪　　E. 三七

3. 生用能活血化瘀、凉血止血，炒用能收敛止血的药物是（　　）

A. 槐花　　B. 白茅根　　C. 仙鹤草

D. 茜草　　E. 炮姜

4. 内服能治下焦血热所致的出血证，外用又能疗烫伤、湿疹的药物是（　　）

A. 穿心莲　　B. 垂盆草　　C. 白蔹

D. 白及　　E. 地榆

5. 既能凉血止血，又能散瘀消痈，还可利胆退黄的药物是（　　）

A. 黄连　　B. 地黄　　C. 牡丹皮

D. 大蓟　　　　E. 地榆

6. 既能收敛止血，又能截疟、止痢的药物是（　　）

A. 仙鹤草　　　　B. 小蓟　　　　C. 侧柏叶

D. 炒槐花　　　　E. 白茅根

7. 治疗脾胃虚寒所致的吐血、便血，首选（　　）

A. 高良姜　　　　B. 生姜　　　　C. 炮姜

D. 干姜　　　　E. 槐花

二、配伍选择题

A. 血热出血　　　　B. 虚寒出血　　　　C. 血瘀出血

D. 一切出血　　　　E. 以上均不正确

8. 大蓟擅长治疗（　　）

9. 艾叶擅长治疗（　　）

10. 三七擅长治疗（　　）

（王育虎）

第十七章

活血化瘀药

学习目标

1. 掌握活血化瘀药的含义、功效、适应范围、配伍原则和使用注意；活血止痛药川芎、延胡索、郁金，活血调经药丹参、益母草、红花、桃仁、牛膝，活血疗伤药马钱子，以及破血消癥药莪术、水蛭的性味归经、功效、应用、用法用量及使用注意。
2. 熟悉姜黄、乳香、没药、鸡血藤、土鳖虫、骨碎补、血竭、三棱、穿山甲的性能与功效；性能功效相似药物的区别。
3. 了解五灵脂、王不留行、自然铜的主要功效。

案例导入

患者刘某，男，43岁。因高处坠落发生"脑震荡后遗症"。现症见头晕头痛，痛如针刺，劳累多思则头痛加剧，健忘，冬季手指冰凉，夜寐欠佳，多梦，舌质紫暗，苔薄稍腻，脉沉弦细，沉取迟涩。

试分析该患者病证的主要病机，可以选择哪些药物进行治疗？

凡以消散瘀血、通利血脉、促进血行为主要作用，常用于治疗瘀血证的药物，称为活血化瘀药或活血祛瘀药，简称活血药或化瘀药。其中作用峻猛、活血作用强的药物，又称为破血药或逐瘀药。

本类药药性多温，部分偏寒，药味多辛、苦，部分药味咸，主入心、肝两经。具有活血化瘀之功，并通过活血化瘀而达到止痛、调经、疗伤、消肿、消痈、破血消癥等作用。适用于临床各科见瘀血证者，症见身痛如针刺、痛有定处，或体内癥瘕积聚，或中风之半身不遂、肢体麻木，或关节痹痛日久，或跌仆损伤、瘀肿疼痛，或月经不调、经闭、痛经、产后腹痛，或顽固性失眠，或肌肤甲错、面色黧黑等。

根据药物作用特点和应用范围，活血化瘀药分为活血止痛药、活血调经药、活血疗伤药和破血消癥药四类。

使用活血化瘀药，应注意区分病证的寒热虚实及症状轻重，相应地进行配伍应用。如兼有寒象，寒凝血脉，则配伍温里药，如高良姜、肉桂；兼有热象，瘀热互结者，常配伍清热药，如栀子、茵陈等；兼有虚象，久瘀体虚或因虚致瘀，则配伍补益药，如黄芪、当归等；兼有痰湿、气滞者，常配伍化痰除湿行气药，如石菖蒲、厚朴等。此外，根据“气行则血行”之理，活血化瘀药在临床使用时，可适当配伍理气药以提高活血化瘀之功效。

考点提示：活血化瘀药与理气药的配伍意义。

使用注意：①本类药物行散力强，易耗气动血，中病即止，不可太过以免耗伤正气。②妇女月经过多以及其他出血证无瘀血现象者忌用，孕妇慎用或忌用。③因证选药，根据不同的瘀血证选用不同分类的活血化瘀药，根据证的轻重选择活血化瘀药或破血逐瘀药。

考点提示：活血化瘀药的使用注意。

第一节　活血止痛药

本类药物多味辛善行，既入血分，又入气分，活血行气兼顾，故有良好的止痛效果，主治血瘀气滞所致的各种痛证，如头痛、胸胁痛、心腹痛、痛经、产后腹痛、肢体痹痛、跌打损伤之瘀痛等，亦可用于其他瘀血病证。

扫码“学一学”

川芎 Chuanxiong

【来源】为伞形科植物川芎 *Ligusticum chuanxiong* Hort. 的干燥根茎。主产于四川、贵州、云南，以四川产者质优。夏季采挖，除去泥沙，晒后烘干，去须根。用时切片，生用或酒炙用。

【性味归经】辛，温。归肝、胆、心包经。

【功效】活血行气，祛风止痛。

【应用】

1. 头痛、风湿痹痛　本品辛温升散，“上行头目”，能祛风止痛，故为治头痛之要药，无论风寒、风热、风湿，或血虚、血瘀头痛，均可随证配伍使用，故前人有“头痛不离川芎”之说。治疗外感风寒头痛，常配伍白芷、细辛等，如川芎茶调散；治风热头痛，配伍菊花、石膏等，如川芎散；治风湿头痛，可配伍羌活、防风等，如羌活胜湿汤；治血瘀头痛，可配伍桃仁、麝香等，如通窍活血汤；治血虚头痛，可配伍当归、白芍等，如加味四物汤。

本品辛散温通，能祛风通络止痛，且“旁达四肢”，又可用治风湿痹痛，常与独活、秦艽、防风等药同用，如独活寄生汤。

2. 血瘀气滞诸痛证　本品辛散温通，既能活血化瘀，又能行气止痛，为“血中之气药”，作用部位广泛，故治气滞血瘀之胸胁、腹部诸痛。治疗肝郁气滞之胁痛，常配伍柴胡、白芍、香附等，如柴胡疏肝散；治疗心脉瘀阻之胸痹心痛，常配伍丹参、桂枝、檀香等；治疗跌仆损伤，瘀肿疼痛，可配伍乳香、没药、三七等；治疗疮疡肿痛，常配伍当归、皂角刺等，如透脓散。

川芎“下行血海，中开郁结”，为妇科活血调经之要药，用治妇科多种瘀血证。治疗月经不调，常配伍当归、桃仁、香附等；治疗血瘀经闭、痛经，配伍赤芍、桃仁等，如血府逐瘀汤；治疗产后恶露不行，瘀滞腹痛，配伍当归、桃仁等，如生化汤。

考点提示：川芎治头痛的不同配伍应用。

【用法用量】煎服，3~10g；研末吞服，1~1.5g。临床多生用，酒炙能引药上行，增强活血行气止痛作用。

【使用注意】阴虚火旺、多汗、热盛及无瘀之出血证和孕妇慎用。

知识拓展

川芎治头痛的常用药对

川芎配天麻 出自大芎丸（《圣济总录》），治疗偏正头痛、头风眩晕。

川芎配菊花 出自菊花散（《太平圣惠方》），治疗风热头痛。

川芎配白芷 出自芷芎散（《普济方》），治疗头风头痛。

川芎配石膏 出自石膏散（《圣济总录》），治疗风壅头痛。

川芎配细辛 出自清气香芎汤（《圣济总录》），治疗头痛。

川芎配香附 出自芎附散（《丹溪心法》），治疗气厥头痛、偏正头痛。

川芎配附子 出自附芎散（《普济本事方》），治疗气虚头痛、头风。

川芎配蔓荆子 出自芎荆散（《石室秘录》），治疗头痛风眩。

川芎配白芷、石膏 出自石膏散（《卫生宝鉴》），治疗阳明风热头痛。

川芎配细辛、白芷 出自救破汤（《辨证录》），治疗头痛如破，走来走去无一定之位。

延胡索 Yanhusuo

【来源】为罂粟科植物延胡索 *Corydalis yanhusuo* W. T. Wang 的块根。主产于浙江、江苏、湖北、湖南等地。夏初采挖，除去须根，水煮至透心时取出晒干。用时切厚片或捣碎，生用或醋炙用。

【性味归经】辛、苦，温。归肝、脾经。

【功效】活血，行气，止痛。

【应用】

气滞血瘀诸痛证 本品辛散温通，为活血行气止痛之要药。既能入血分以活血祛瘀，又能入气分以行气散滞，尤以止痛效用卓著，无论何种痛证，均可配伍应用。《本草纲目》称其“专治一身上下诸痛，用之中的，妙不可言”。治疗胸痹心痛，可配伍瓜蒌、薤白或丹参、川芎等；治胃痛，常配伍白术、枳实等；治肝郁气滞之胁肋胀痛，配伍柴胡、香附等；治妇女痛经、月经不调、产后瘀滞腹痛，配伍当归、红花等；治寒疝腹痛，可配伍小茴香、吴茱萸等；治跌打损伤，配伍乳香、没药等；治风湿痹痛，配秦艽、桂枝等。

【用法用量】煎服，3~10g；研末吞服，一次 1.5~3g。止痛多醋炙，活血多酒炙。

【使用注意】孕妇慎用。

考点提示：延胡索的功效及止痛的特点。

郁金 Yujin

【来源】为姜科多年生草本植物温郁金 *Curcuma wenyujin* Y. H. Chen et C. Ling、姜黄 *C. longa L.* 、广西莪术 *C. kwangsiensis* S. G. Lee et C. F. Liang 或蓬莪术 *C. phaeocaulis* Val. 的块根。温郁金主产于浙江，以温州地区最有名，为道地药材；黄丝郁金（姜黄）及绿丝郁金（蓬莪术）主产于四川；广西莪术主产于广西。冬季茎叶枯萎后采挖，除去泥沙和细根，蒸或煮至透心，干燥。用时切片或打碎，生用或明矾水炙用。

【性味归经】辛、苦，寒。归肝、胆、心经。

【功效】活血止痛，行气解郁，清心凉血，利胆退黄。

考点提示：郁金的性味、功效。

【应用】

1. 血瘀气滞之胸胁腹痛 本品辛散能行，既活血祛瘀而止痛，又行气解郁而疏肝，善治气滞血瘀诸痛，因其性寒，尤以瘀滞而有郁热者为宜。治胸胁诸痛，常与柴胡、香附、木香等配伍；治妇女经行腹痛、乳房胀痛属肝郁有热者，可配伍柴胡、栀子等；治癥瘕痞块、瘀热互结，可配鳖甲、莪术、青皮等。

2. 热病神昏、癫痫痰闭之证 本品辛散苦泄，入心经，能行气清心解郁。治湿浊蒙闭心窍，可配伍石菖蒲、栀子等，如菖蒲郁金汤；治痰火蒙心之癫狂、癫痫，常配白矾，如白金丸。

3. 血热出血证 本品苦寒清降入血分，配伍凉血止血之药，可用于气火上逆之吐血、衄血、倒经，常与生地、丹皮、山栀、牛膝等同用；亦可用于下焦热盛之尿血、血淋，常与生地、小蓟、车前子等药同用。

4. 肝胆湿热证 本品性寒入肝胆经，能清热利胆退黄。治湿热黄疸，配茵陈、山栀等；治疗湿热煎熬成石之胆石症，可配伍金钱草等。

【用法用量】煎服，3~10g；研末服，2~5g。

【使用注意】畏丁香。孕妇慎用。

姜黄 Jianghuang

【来源】为姜科植物姜黄 *Curcuma longa* L. 的干燥根茎。主产于四川、福建等地。冬季茎叶枯萎时采挖，洗净，煮或蒸至透心，晒干，除去须根。切厚片，生用。

【性味归经】辛、苦，温。归肝、脾经。

【功效】破血行气，通络止痛。

【应用】

1. 血瘀气滞诸痛证 本品辛散温通，既入血分活血化瘀，又入气分行气止痛，故可用治心腹、胸胁诸痛证。治心脉痹阻之心胸痛，可配当归、乌药等；治肝胃气滞寒凝之胸胁脘腹痛，可配枳壳、桂心、炙甘草等；治气滞血瘀之痛经、经闭、产后腹痛，常与当归、川芎、红花同用；治跌打损伤，瘀肿疼痛，可配苏木、乳香、没药等。

2. 风湿痹痛 本品外散风寒湿邪，内行气血，通经止痛，尤善于行肢臂而除痹痛，常与羌活、防风、当归等同用。

考点提示：姜黄治风湿痹痛的特点。

【用法用量】煎服，3~10g。外用适量。

【使用注意】血虚无气滞血瘀者慎用，孕妇忌用。

知识链接

郁金、姜黄的功用之异同

共同点：郁金、姜黄为同一植物的不同药用部位，均具活血化瘀、行气止痛之功，皆可用于气滞血瘀诸证。

不同点：郁金药用块根，性寒味苦，功能凉血清心、利胆退黄，用于湿热黄疸、热病神昏等证；姜黄药用根茎，性温行散，行气祛瘀力强，治疗寒凝气滞血瘀效果较佳，可通络止痛，用于风湿痹痛。《本草纲目》云："姜黄、郁金、述药（莪术）三物，形状功用皆相近。但郁金入心治血，而姜黄兼入脾，兼治气；述药则入肝，兼治气中之血，为不同耳。"

乳香 Ruxiang

【来源】为橄榄科植物乳香树 *Boswellia carterii* Birdw 及其同属植物 *Boswellia bhaw-dajiana* Birdw 皮部渗出的树脂。主产于非洲索马里、埃塞俄比亚等地。春、夏季皆可采收。将树干的皮部按由下向上的顺序切伤，使树脂渗出，数天后凝成固体，即可采收。可打碎生用，内服多炒用。

【性味归经】辛、苦，温。归心、肝、脾经。

【功效】活血定痛，消肿生肌。

【应用】

1. 瘀血阻滞诸痛证　本品辛散走窜，味苦通泄，既入血分，又入气分，能行血中气滞，化瘀止痛；内能宣通脏腑气血，外能透达经络，能"定诸经之痛"，可用于一切瘀血阻滞之痛证。治胃脘疼痛，可与没药、延胡索等同用；治胸痹心痛，可配伍丹参、川芎等；治痛经、经闭、产后瘀阻腹痛，常配伍当归、没药等；治风寒湿痹之肢体麻木疼痛，常与羌活、防风、秦艽等同用。

2. 跌打损伤，疮疡痈肿　乳香辛香走窜，入心、肝经。味苦通泄入血，既能散瘀止痛，又能消肿生肌，为外伤科要药。治跌打损伤，常与没药、血竭等同用；治疮疡肿毒初起，红肿热痛，常配没药、金银花、穿山甲等；治痈疽、瘰疬、痰核，肿块坚硬不消，可配没药、麝香等。此外，本品外用可治疮疡溃破，久不收口，常与没药同用。

【用法用量】煎服或入丸、散，3~5g。外用适量，研末调敷。

【使用注意】本品味苦，易致呕吐，胃弱者慎用。醋炙可矫味，减缓刺激性。孕妇及无瘀滞者忌用。

考点提示：乳香的功效、应用。

没药 Moyao

【来源】为橄榄科植物地丁树 *Commiphora myrrha* Engl. 或哈地丁树 *Commiphora molmol* Engl. 的干燥树脂。主产于索马里、埃塞俄比亚及印度等地。11月至次年2月，采集由树皮裂缝处渗出于空气中变成红棕色坚块的油胶树脂。拣去杂质，打成碎块生用，内服多制用，清炒或醋炙。

【性味归经】辛、苦，平。归心、肝、脾经。

【功效】散瘀定痛，消肿生肌。

【应用】

瘀血阻滞证 本品功效主治与乳香相似，两者常相须配伍，为宣通脏腑、疏通经络之要药，治疗跌打损伤、痈疽肿痛、疮疡不敛以及一切瘀滞痛证。但乳香偏于行气、伸筋，而没药活血化瘀作用稍强。

【用法用量】多入丸、散用，3~5g，炮制去油。

【使用注意】孕妇及胃弱者慎用。

考点提示：乳香与没药的功用异同。

五灵脂 Wulingzhi

【来源】为鼯鼠科动物复齿鼯鼠 *Trogopterus xanthipes* Milne-Edwards 的粪便。主产于河北、山西、甘肃。全年均可采收，除去杂质，晒干，粪粒凝结成块状的称“灵脂块”，又称“糖灵脂”；粪粒松散呈米粒状的称“灵脂米”。生用或醋炙、酒炙用。

【性味归经】苦、甘，温。归肝、脾经。

【功效】化瘀止血，活血止痛。

【应用】

1. 瘀血阻滞之痛证 本品入肝经血分，善于化瘀止痛，为治瘀滞疼痛之要药，常与蒲黄相须为用，如失笑散。治胸痹心痛，常与川芎、丹参等同用；治脘腹胁痛，可配伍延胡索、香附等；治痛经、经闭、产后瘀滞腹痛，常与当归、益母草等同用；治骨折肿痛，可配乳香、没药，研末外敷。

2. 瘀血阻滞之出血证 本品炒用，既能活血化瘀，又能止血，常用于瘀血阻滞之出血。治妇女崩漏、月经量多、少腹刺痛，可单味炒研末，温酒送服，又可配伍三七、蒲黄等。

【用法用量】煎服，3~10g，宜包煎；或入丸、散。外用适量。

【使用注意】血虚无瘀及孕妇慎用。不宜与人参同用。

考点提示：五灵脂的常用配伍及用法。

扫码“学一学”

第二节 活血调经药

本类药物大多辛散苦泄，主入肝经血分，具有活血散瘀之功，尤善通畅血脉而调经水。主治瘀血所致的月经不调、痛经、经闭及产后恶露不行、不尽等，亦常用于瘀血痛证、癥瘕、跌打损伤、疮痈肿毒等。

丹参 Danshen

【来源】为唇形科多年生草本植物丹参 *Salvia miltiorrhiza* Bge. 的根及根茎。主产于四川、安徽、江苏、河南、山西等地。春、秋二季采挖，除去泥沙，干燥。生用或酒炙用。

【性味归经】苦，微寒。归心、肝经。

【功效】活血通经，祛瘀止痛，清心除烦，凉血消痈。

【应用】

1. 月经不调，闭经痛经，产后瘀滞腹痛 本品善活血通经止痛，祛瘀生新而不伤正，为妇科调经常用药，其性微寒，故较适用于血热瘀滞者，常用治妇女月经不调、痛经、经闭、产后腹痛。可单味研末，酒调服，亦可与当归、川芎、益母草等同用，以加强疗效。

2. 瘀血阻滞病证 本品为活血化瘀要药，通利血脉、祛瘀止痛，广泛应用于胸痹心痛、脘腹疼痛、癥瘕积聚、跌打损伤及风湿痹证等各种瘀血痛证。治胸痹心痛、脘腹疼痛，常与檀香、砂仁等同用；治癥瘕积聚，常配三棱、莪术以祛瘀消癥；治风湿痹痛，常与防风、秦艽等祛风湿药同用；治跌打损伤、瘀血肿痛，常与当归、红花、川芎等同用。

3. 热病神昏或心悸失眠 本品入心经，性寒凉，既能清心凉血除烦，又能养血安神定志，用于热扰心神之烦躁不寐，甚或神昏，可配生地、黄连等；治杂病心血不足，血不养心，心火偏旺之心悸失眠，可配生地、酸枣仁、柏子仁等。

4. 疮疡痈肿 本品性寒，又能活血，有清瘀热、消痈肿之功，可用于热毒瘀阻引起的疮痈肿毒，常与金银花、连翘等清热解毒药同用。

考点提示：丹参的功效。

【用法用量】煎服，10~15g。活血化瘀宜酒炙用。

【使用注意】不宜与藜芦同用。孕妇慎用。

知识拓展

丹参背后的故事

丹参，别名红根、紫丹参、血参根等，民间亦称其为丹心，此间有一感人故事。

相传，东海岸的渔村里有一青年从小丧父，与母相依为命。有一年，其母患崩漏下血，用药无数未愈。青年一筹莫展，后听说东海中有一无名岛上生长着一种花开紫蓝色、根呈红色的药草，以根煎汤内服，可治愈其母之病，但去岛上的路暗礁林立，水流湍急，犹过“鬼门关”。青年救母心切，毅然上岛采药。他历尽艰险登上无名岛，取回良药侍奉母亲，其母之病很快痊愈。

村里人对青年冒死采药治母之事，非常敬佩，为表彰其孝心，便给这种根红的药草取名“丹心”。后来在流传过程中，取其谐音就变成“丹参”。

益母草 Yimucao

【来源】为唇形科植物益母草 *Leonurus japonicus* Houtt. 的地上部分。全国大部分地区均产。夏季茎叶茂盛，花未开或初开时采割，除去杂质，洗净，润透，切段后干燥。生用或酒炙用。

【性味归经】苦、辛，微寒。归肝、心包、膀胱经。

【功效】活血调经，利水消肿，清热解毒。

【应用】

1. 妇女血瘀经产诸证 本品辛散苦泄，入血分，善活血调经，祛瘀止痛，为妇产科要药。治血滞经闭、痛经、月经不调，可单用熬膏服，如益母草流浸膏、益母草膏，亦可与当归、川芎等同用，以加强活血调经之功；治产后恶露不尽、瘀滞腹痛，或难产、胎死腹中，既可单味煎汤或熬膏服用，亦可配当归、川芎、乳香等药用。

2. 水肿、小便不利 本品利尿消肿、活血化瘀，对水瘀互结的水肿尤为适宜，可单用，亦可与白茅根、泽兰等同用；治血热及瘀滞之血淋、尿血，可与车前子、石韦、木通同用。

3. 跌打损伤、疮痈肿毒、皮肤瘾疹 本品既能活血散瘀止痛，又能清热解毒消肿，可用于跌打损伤、疮痈肿毒、皮肤痒疹等。用于跌打损伤瘀痛，可与川芎、当归同用；治疮痈肿毒、皮肤瘾疹，可单用外洗或外敷，亦可配黄柏、蒲公英、苦参等煎汤内服。

【用法用量】煎服，9~30g，鲜品12~40g；或熬膏。外用适量捣敷或煎汤外洗。

【使用注意】孕妇忌用。血虚无瘀者慎用。

考点提示：益母草的功效、应用。

扫码“看一看”

红花 Honghua

【来源】为菊科植物红花 *Carthamus tinctorius* L. 的干燥花。主产于河南、湖北、四川、云南、浙江等地。夏季花由黄变红时采摘，阴干或晒干。生用。

【性味归经】辛，温。归心、肝经。

【功效】活血通经、散瘀止痛。

【应用】

1. 血滞经闭、痛经、产后瘀滞腹痛等 红花辛散温通，量大则祛瘀止痛，量小则活血养血，为妇产科血瘀病证常用药，常与当归、川芎、桃仁等相须为用。

2. 癥瘕积聚、跌打损伤、心腹瘀滞肿痛等证 本品能活血通经、消肿止痛，治疗癥瘕积聚，常配伍三棱、莪术、香附等；治跌打损伤、瘀滞肿痛，常配苏木、乳香、没药等，亦可制为红花油、红花酊外用；治胸痹心痛，常配桂枝、丹参等；治瘀滞腹痛，常与桃仁、牛膝等同用；治胁肋刺痛，可与桃仁、柴胡等配伍。

3. 瘀滞斑疹 本品通利血脉、活血化滞，可用于斑疹色暗，常配伍紫草、当归等，如当归红花饮。

考点提示：红花的功效。

【用法用量】煎服，3~10g。外用适量。

【使用注意】孕妇慎用，有出血倾向者慎用。

知识拓展

西红花 为鸢尾科植物番红花 Crocus sativus L. 的干燥柱头，又名藏红花、番红花。原产于欧洲及中亚地区，现我国已有栽培。性味甘、平，归心、肝经。具有活血化瘀、凉血解毒、解郁安神的功效，用于治疗经闭癥瘕、产后瘀阻、温毒发斑、忧郁痞闷、惊悸发狂等病证。

桃仁 Taoren

【来源】为蔷薇科植物桃 *Prunus persica*（L.）Batsch 或山桃 *Prunus davidiana*（Carr.）Franch. 的干燥成熟种子。主产于山东、辽宁、河北、河南、四川、云南等地，果实成熟后采收，除去果肉和核壳，取出种子，晒干。

【性味归经】苦、甘，平。归心、肝、大肠经。

【功效】活血祛瘀，润肠通便，止咳平喘。

【应用】

1. 瘀血阻滞病证 本品味苦，入心肝血分，祛瘀力强，为治疗多种瘀血阻滞病证的常用药。治瘀血经闭、痛经，常与红花相须为用；治产后瘀滞腹痛，常配伍炮姜、川芎等；治瘀血蓄积之癥瘕痞块，常配丹皮、赤芍或三棱、莪术等；治跌打损伤、瘀肿疼痛，常配当归、红花、大黄等；治肺痈，可配苇茎、冬瓜仁等药；治肠痈，配大黄、丹皮等药。

2. 肠燥便秘 本品能润燥滑肠，可用于肠燥便秘证。常配伍当归、火麻仁、瓜蒌仁等。

3. 咳嗽气喘 本品味苦，能降肺气，有止咳平喘之功，治咳嗽气喘，常与杏仁同用。

【用法用量】煎服，5~10g，捣碎用。

【使用注意】孕妇忌用，便溏者慎用。本品有小毒，不可过量。

考点提示：桃仁的功效、应用。

牛膝 Niuxi

【来源】为苋科植物牛膝（怀牛膝）*Achyranthes bidentata* Bl. 的根。主产于河南、四川等地，以河南怀庆产为道地药材，质优。冬季苗枯时采挖，洗净，晒干。生用或酒炙用。

【性味归经】苦、甘、酸，平。归肝、肾经。

【功效】逐瘀通经，补肝肾，强筋骨，利尿通淋，引血（火）下行。

【应用】

1. 瘀血阻滞的经闭、痛经、月经不调、产后腹痛及跌打损伤等 本品活血祛瘀力较强，长于活血通经、散瘀止痛。治妇科经产诸疾，常配桃仁、红花、当归等；治跌打损伤，配续断、当归、乳香、没药等。

2. 肝肾不足、腰膝酸痛无力等 本品补肝肾、强筋骨、通经活血，故长于治疗下半身腰膝筋骨酸痛。治肝肾亏虚、腰痛膝软，常配杜仲、续断、熟地等；治痹痛日久、腰膝酸痛，常与独活、桑寄生等同用；治湿热下注、足膝痿软，则与苍术、黄柏同用。

3. 淋证、水肿、小便不利 本品性善下行，能利尿通淋。治热淋、血淋、石淋等，常配瞿麦、冬葵子、滑石等；治水肿小便不利，配地黄、泽泻、车前子等。

4. 火热上炎诸证 本品味苦降泄，能导热下泄，引血下行，以降上炎之火、降火止血。治胃火牙龈肿痛，可配伍石膏、知母等；治肝阳上亢之头晕目眩，则配赭石、牡蛎等；治气火上逆，迫血妄行之吐血、衄血，则配栀子、白茅根等。

考点提示：牛膝的功效及引火（血）下行功效的应用。

【用法用量】煎服，5~12g。补肝肾、强筋骨多酒炙后用。

【使用注意】孕妇及月经过多者忌用。

知识拓展

怀牛膝与川牛膝 牛膝有怀牛膝与川牛膝之分。怀牛膝为苋科植物牛膝的根，主产于河南；川牛膝为苋科植物川牛膝（甜牛膝）的根，主产于四川、云南、贵州等地。两者虽功用相似，但有所不同。现行教科书中普遍认为，怀牛膝长于补肝肾，制用能补肝肾、强筋骨，主治腰膝骨痛、四肢拘挛、痿痹等；川牛膝长于活血化瘀，主治风湿痹痛、足痿筋挛、血淋、尿血、妇女经闭、癥瘕等。

鸡血藤 Jixueteng

【来源】为豆科植物密花豆 *Spatholobus suberectus* Dunn 的藤茎。主产于广西、云南等地。秋冬两季采收茎藤，切片，晒干。生用或熬膏用。

【性味归经】苦、甘，温。归肝、肾经。

【功效】活血补血，调经止痛，舒筋活络。

【应用】

1. 血瘀或血虚之月经不调、痛经、闭经及血虚萎黄 本品苦温而不燥烈，行血散瘀，调经止痛，性质和缓，兼有补血作用，凡妇人血瘀及血虚均可应用。治血瘀之月经不调、痛经、闭经，可与当归、川芎同用；因血虚者，则配当归、熟地、白芍等；治血虚之肢体麻木及血虚萎黄，多配黄芪、当归等。

2. 风湿痹痛、手足麻木、肢体瘫痪 本品可活血养血、舒筋通络，为治血瘀经脉不畅病证及血虚筋脉失养的常用药。治风湿痹痛、肢体麻木，可配伍独活、威灵仙、桑寄生等；治中风肢体瘫痪，常配伍黄芪、丹参、地龙等。

【用法用量】煎服，9~15g；或熬膏服。

考点提示：鸡血藤的功效。

王不留行 Wangbuliuxing

【来源】为石竹科植物麦蓝菜 *Vaccaria segetalis*（Neck.）Garcke 的成熟种子。全国各地

均产，主产于江苏、河北、山东、辽宁、黑龙江等地。夏季采收，晒干。生用或炒用。

【性味归经】 苦，平。归肝、胃经。

【功效】 活血通经，下乳消肿，利尿通淋。

【应用】

1. 血瘀经闭、痛经 本品善于活血通脉，走而不守，用于治疗经行不畅、痛经及经闭，常与当归、川芎、红花等药同用。

2. 产后乳汁不畅、乳痈肿痛 本品归肝、胃经，行而不留，能行血脉，通乳汁。治产后乳汁不下，常与穿山甲同用；治产后气血亏虚，乳汁稀少，可配伍黄芪、当归、猪蹄；治乳痈肿痛，可配蒲公英、夏枯草、瓜蒌等。

3. 热淋、血淋、石淋 本品性善下行，能活血利尿通淋，善治多种淋证，可配伍石韦、瞿麦、冬葵子等。

【用法用量】 煎服，5~10g。

【使用注意】 孕妇慎用。

考点提示：王不留行的功效。

扫码“学一学”

第三节　活血疗伤药

本类药物性味多辛、苦、咸，主归肝、肾经，以活血化瘀、消肿止痛、续筋接骨、止血生肌敛疮为主要功效，主要用于跌打损伤、瘀血肿痛、骨折筋损、金创出血等伤科疾患，也可用于一般血瘀病证。

土鳖虫 Tubiechong

【来源】 为鳖蠊科昆虫地鳖 *Eupolyphaga sinensis* Walk 或冀地鳖 *Steleophaga plancyi* (Boleny) 雌虫的全体。主产于湖南、湖北、江苏、河南。野生者夏季捕捉，饲养者全年可捕捉，用沸水烫死，晒干或焙干。生用。

【性味归经】 咸，寒。有小毒。归肝经。

【功效】 破血逐瘀，续筋接骨。

【应用】

1. 跌打损伤，筋伤骨折，瘀肿疼痛 本品咸寒入血，性善走窜，能活血消肿止痛，续筋接骨疗伤，为骨伤科常用药，尤多用于筋伤骨折、瘀血肿痛。可单用研末外敷，或黄酒冲服，亦可与自然铜、骨碎补、乳香等同用。

2. 血瘀经闭，癥瘕积聚，产后瘀滞腹痛等 本品入肝经血分，能破血逐瘀，常用于经产瘀滞之证及癥瘕痞块。治血瘀经闭、产后瘀滞腹痛，常与大黄、桃仁等同用；治经闭腹痛、肌肤甲错，则配伍大黄、水蛭等；治癥瘕痞块，常配伍柴胡、桃仁、鳖甲等。

【用法用量】 煎服，3~10g；研末服，1~1.5g，黄酒送服。外用适量。

【使用注意】 孕妇忌用。

马钱子 Maqianzi

【来源】为马钱科植物马钱 *Strychnos nux-vomica* L. 的干燥成熟种子。主产于印度、越南、缅甸、泰国等地。冬季果实成熟时采收，除去果肉，取出种子，晒干，炮制后入药。研末用。

【性味归经】苦，温。有大毒。归肝、脾经。

【功效】通络止痛，散结消肿。

【应用】

1. 跌打损伤，骨折肿痛　本品善止痛散结消肿，为伤科疗伤止痛之佳品。治跌打损伤、骨折肿痛，可配麻黄、乳香、没药等。

2. 风湿顽痹，麻木瘫痪　本品善通经络、止痹痛，是治疗风湿顽痹、拘挛疼痛、麻木瘫痪之常用药，单用有效，亦可配麻黄、乳香、全蝎等。

3. 疮疡肿毒，咽喉肿痛　本品散结消肿，攻毒止痛。治痈疽疮毒，多作外用，香油调敷；治咽喉肿痛，可配青木香、山豆根等份为末吹喉。

【用法用量】炮制后入丸、散，0.3~0.6g。外用适量，研末调敷。

【使用注意】孕妇禁用，体虚者忌用，运动员慎用。内服不宜生用及多服久服。本品所含有毒成分能被皮肤吸收，故外用亦不宜大面积涂敷。

考点提示：马钱子的功效、应用。

骨碎补 Gusuibu

【来源】为水龙骨科植物槲蕨 *Drynaria fortunei*（Kunze）J. Sm. 的干燥根茎。主产于江西、浙江、福建、中南及西南等地。全年均可采挖，以冬春二季为主，除去叶及鳞片，洗净，润透，切片，干燥。生用或砂烫用。

【性味归经】苦，温。归肝、肾经。

【功效】活血疗伤，补肾强骨；外用消风祛斑。

1. 跌打损伤或创伤、筋伤骨折、瘀肿疼痛　本品功专疗伤止痛、续筋接骨，为伤科要药。治跌仆损伤，可单用本品浸酒内服、外敷，亦可水煎服，或配伍没药、自然铜等。

2. 肾虚腰痛、筋骨痿软、耳鸣耳聋、牙痛、久泻　本品苦温入肝肾，能温补肾阳，强筋健骨，可治肾虚诸证。治肾虚腰痛、筋骨痿软，配补骨脂、牛膝；治肾虚耳鸣、耳聋、牙痛，配熟地、山茱萸等；治肾虚久泻，可配补骨脂、益智仁、吴茱萸等。

此外，本品外用可治疗斑秃、白癜风等病证。

【用法用量】煎服，3~9g。外用适量，研末调敷或鲜品捣敷，亦可浸酒搽患处。

【使用注意】阴虚内热、血虚风燥者慎用。

考点提示：骨碎补的功效。

自然铜 Zirantong

【来源】为硫化物类矿物黄铁矿族黄铁矿，主含二硫化铁（FeS_2）。主产于四川、湖南、云南、广东等地。全年均可采集，采后除去杂质，砸碎，以火煅透，醋淬。研末或水飞用。

【性味归经】辛，平。归肝经。

【功效】散瘀止痛，续筋接骨。

【应用】

跌打损伤，筋伤骨折，瘀肿疼痛　本品味辛而散，入肝经血分，功能活血祛瘀止痛，续筋疗伤接骨，为伤科要药，内服外敷均可。常与乳香、没药、当归等同用。

【用法用量】煎服，3~9g，宜先煎。多入丸、散，每次0.3g。外用适量。

【使用注意】不宜久服。凡阴虚火旺，血虚无瘀者慎用。

血竭 Xuejie

【来源】为棕榈科植物麒麟竭 *Daemonorops draco* Bl. 的果实及树干渗出的树脂。主产于印度尼西亚、马来西亚、伊朗等国，我国广东、台湾等地也有种植。秋季采收，采集果实，置蒸笼内蒸煮，使树脂渗出；或将树干砍破或钻以若干小孔，使树脂自然渗出，凝固而成。打碎研末用。

【性味归经】甘、咸，平。归心、肝经。

【功效】活血定痛，化瘀止血，生肌敛疮。

【应用】

1. 跌打损伤、心腹瘀滞疼痛　本品活血散瘀止痛，为伤科及其他瘀滞痛证要药。治跌打损伤、筋骨疼痛，常与乳香、没药、儿茶等同用；治产后瘀滞腹痛、痛经、经闭及其他瘀血疼痛，可配伍当归、莪术、三棱等。

2. 外伤出血　本品既能化瘀，又能止血，具有止血不留瘀之特点，适用于外伤出血病证。可单用研末外敷患处，亦可配伍儿茶、乳香、没药。

3. 疮疡不敛　本品外用有生肌敛疮之功，可治恶疮疥癣久不愈合，可单用本品研末外敷，亦可配伍乳香、没药等。

【用法用量】内服研末吞服，1~2g，或入丸剂。外用研末撒或入膏药用。

【使用注意】不可久服多服。无瘀血者不宜用，孕妇及月经期慎用。

扫码“学一学”

第四节　破血消癥药

本类药物以虫类药居多，味多辛苦，兼有咸味，主归肝经血分。药性峻烈，能破血逐瘀、消癥散积，主治瘀血重症或癥瘕积聚，亦可用于血瘀经闭、瘀肿疼痛、偏瘫等证。

莪术 Ezhu

【来源】为姜科植物蓬莪术 *Curcuma phaeocaulis* Val.、广西莪术 *Curcuma kwangsiensis* S. G. Lee et C. F. Liang 或温郁金 *Curcuma wenyujin* Y. H. Chen et C. Ling 的干燥根茎。后者习称“温莪术”。冬季采挖，蒸煮至透心，晒干或低温干燥。生用或醋炙用。

【性味归经】辛、苦，温。归肝、脾经。

【功效】破血行气，消积止痛。

【应用】

1. 癥瘕痞块，瘀血经闭，心腹瘀滞痛证　本品辛散苦泄温通，为血中气药，能破血散瘀、消癥化积。治癥瘕痞块，常与三棱、当归等同用；治血瘀经闭、痛经，常配当归、红花等；治胸痹心痛，可配伍丹参、川芎。

2. 食积气滞，脘腹胀痛　本品能消食化积，行气止痛，用于食积不化之脘腹胀痛，可配伍青皮、槟榔。

此外，本品与其他祛瘀疗伤药同用，可用于跌打损伤，瘀肿疼痛。

【用法用量】煎服，6~9g。散瘀止痛多醋炙用。

【使用注意】本品破血力强，孕妇及月经过多者禁用。

考点提示：莪术的功效、应用。

三棱 Sanleng

【来源】为黑三棱科植物黑三棱 *Sparganium stoloni erum* Buch. -Ham. 的干燥块茎。主产于江苏、河南、山东、江西等地。冬季至次年春采挖，洗净，削去外皮，晒干。切片生用或醋炙后用。

【性味归经】辛、苦，平。归肝、脾经。

【功效】破血行气，消积止痛。

【应用】所治病证与莪术基本相同，常相须为用。然三棱偏于破血，多用于瘀血证；莪术偏于破气，多用于饮食积滞、气滞引起的脘腹胀满疼痛。

【用法用量】煎服，5~10g。散瘀止痛多醋炙用。

【使用注意】孕妇及月经过多禁用。不宜与芒硝、玄明粉同用。

水蛭 Shuizhi

【来源】为水蛭科动物蚂蟥 *Whitm. ania Pigra* Whitman、水蛭 *Hirudo nipponica* Whitman 或柳叶蚂蟥 *Whitmania ac-ranutata* Whitman 的干燥全体。夏、秋二季捕捉，用沸水烫死，晒干或低温干燥。生用，或用滑石粉烫后用。

【性味归经】咸、苦，平。有小毒。归肝经。

【功效】破血通经，逐瘀消癥。

【应用】

1. 血瘀经闭，癥瘕积聚 本品破血逐瘀力强。治疗血滞经闭、癥瘕积聚等证，常与虻虫相须为用，或配伍三棱、莪术、桃仁、红花等。

2. 跌打损伤，心腹疼痛 治跌打损伤，可配苏木、自然铜等；治瘀血内阻、心腹疼痛，则配伍大黄、牵牛子等。

【用法用量】煎服，1~3g；研末服，每次0.3~0.5g。

【使用注意】孕妇及月经过多者禁用。

考点提示：水蛭的功效、应用。

知识拓展

巧用水蛭 《医学衷中参西录》云水蛭"凡破血之药，多伤气分，惟水蛭味咸专入血分，于气分丝毫无损。且服后腹不觉疼，并不觉开破，而瘀血默消于无形，真良药也""味咸，色黑，气腐，性平……其味咸为水味，色黑为水色，气腐为水气，纯系水之精华生成，故最宜生用，甚忌火炙"。因水蛭破血而不伤正，临床上多用水蛭治疗各类癥瘕积聚。然水蛭味道腥臭，患者多闻之欲呕、难以下咽，又不宜火炙以矫味。解此弊，可将水蛭研粉后装胶囊吞服，存性而去味，可谓巧用。

穿山甲 Chuanshanjia

【来源】为鲮鲤科动物穿山甲 *Manis pentadactyia* Linnaeus 的鳞甲。主产于广西、广东、云南、贵州，亦产于浙江、福建、湖南、安徽等地。全年均可捕捉，杀死置沸水中略烫，取下鳞片，洗净，晒干生用；或砂烫至鼓起，洗净，干燥；或炒后再以醋淬后用，用时捣碎。

【性味归经】咸，微寒。归肝、胃经。

【功效】活血消癥，通经下乳，消肿排脓，搜风通络。

【应用】

1. 瘀血阻滞之经闭癥瘕 本品善于走窜，性专行散，治疗癥瘕，可配伍鳖甲、大黄、赤芍等；治疗血瘀经闭，可配伍当归、红花、桃仁等。

2. 乳汁不通 本品擅长通经下乳，为治疗产后乳汁不下之要药。可单用研末，以酒冲服，亦可与王不留行、木通、黄芪等同用；治气血虚乳汁稀少，可配黄芪、当归、白芍等；治气郁乳汁不下，可配伍当归、柴胡、川芎等。

3. 痈肿疮毒，瘰疬 本品能活血消肿排脓，脓未成者可使消散，已成者可促排脓，为治疗疮疡肿痛之要药。治疮痈初起，常配金银花、天花粉、皂角刺等以清热解毒、活血消痈；治疮痈脓成未溃，则配黄芪、当归、皂角刺以托毒排脓；治瘰疬，可配夏枯草、贝母等。

4. 风湿痹痛，中风瘫痪 本品性善搜风通络，活血祛瘀力强，能通利经络，透达关节。治风湿痹痛、关节不利、麻木拘挛，常配川芎、羌活、白花蛇等；治中风瘫痪、手足不举，可配大川乌等研末调敷。

【用法用量】 煎服，5~10g。研末吞服，每次1~1.5g。

【使用注意】 孕妇慎用，痈肿脓成已溃者忌用。

考点提示： 穿山甲的功效、应用。

活血化瘀药小结见表17-1至表17-4。

表17-1　活血止痛药功用归纳

药名	功效	应用	特点
川芎	活血行气，祛风止痛	头痛、风湿痹痛；血瘀气滞诸痛证	血中气药，头痛要药，妇科活血调经要药
延胡索	活血，行气，止痛	气滞血瘀诸痛证	活血行气止痛佳品，专治一身上下诸痛
郁金	活血止痛，行气解郁，清心凉血，利胆退黄	血瘀气滞之胸胁腹痛；热病神昏、癫痫痰闭之证；血热出血证；肝胆湿热证	可用于血瘀气滞有郁热之证
姜黄	破血行气，通络止痛	血瘀气滞诸痛证；风湿痹痛	长于行肢臂疼痛
乳香	活血定痛，消肿生肌	瘀血阻滞诸痛证；跌打损伤，疮疡痈肿	外伤科之要药，偏于行气、伸筋
没药	散瘀定痛，消肿生肌	瘀血阻滞证	偏于散血化瘀
五灵脂	化瘀止血，活血止痛	瘀血阻滞之痛证；瘀血阻滞之出血证	为血瘀诸痛之要药，常与蒲黄相须而用

表17-2　活血调经药功用归纳

药名	功效	应用	特点
丹参	活血通经，祛瘀止痛，清心除烦，凉血消痈	月经不调，闭经痛经，产后瘀滞腹痛；瘀血阻滞病证；热病神昏或心悸失眠；疮疡痈肿	活血祛瘀之要药；妇科活血调经之要药
益母草	活血调经，利水消肿，清热解毒	妇女血瘀经产诸证；水肿、小便不利；跌打损伤、疮痈肿毒、皮肤瘾疹	妇科血瘀经产之要药
红花	活血通经、散瘀止痛	血滞经闭、痛经、产后瘀滞腹痛等；癥瘕积聚、跌打损伤、心腹瘀滞肿痛等证；瘀滞斑疹	妇产科血瘀病证之常用药，多与桃仁相须
桃仁	活血祛瘀，润肠通便，止咳平喘	瘀血阻滞病证；肠燥便秘；咳嗽气喘	活血祛瘀力强而善破瘀，为妇科血瘀诸证之常用药
牛膝	逐瘀通经，补肝肾，强筋骨，利尿通淋，引血（火）下行	瘀血阻滞的经闭、痛经、月经不调、产后腹痛及跌打损伤等；肝肾不足、腰膝酸痛无力等；淋证、水肿、小便不利；火热上炎诸证	久痹肾虚腰膝疼痛之首选，能引诸药下行
鸡血藤	活血补血，调经止痛，舒筋活络	血瘀或血虚之月经不调、痛经、闭经及血虚萎黄；风湿痹痛、手足麻木、肢体瘫痪	既能活血又能补血
王不留行	活血通经，下乳消肿，利尿通淋	血瘀经闭、痛经；产后乳汁不畅、乳痈肿痛；热淋、血淋、石淋	通乳汁，常与穿山甲相须而用

表 17-3　活血疗伤药功用归纳

药名	功效	应用	特点
土鳖虫	破血逐瘀，续筋接骨	跌打损伤，筋伤骨折，瘀肿疼痛；血瘀经闭，癥瘕积聚，产后瘀滞腹痛	伤科常用之药
马钱子	通络止痛，散结消肿	跌打损伤，骨折肿痛；风湿顽痹，麻木瘫痪；疮疡肿毒，咽喉肿痛	伤科疗伤止痛之良药
骨碎补	活血疗伤，补肾强骨；外用消风祛斑	跌打损伤或创伤、筋伤骨折、瘀肿疼痛；肾虚腰痛、筋骨痿软、耳鸣耳聋、牙痛、久泻	既能活血疗伤止痛，又能温补肾阳，强筋健骨
自然铜	散瘀止痛，续筋接骨	跌打损伤，筋伤骨折，瘀肿疼痛	为伤科要药，内服外敷均可
血竭	活血定痛，化瘀止血，生肌敛疮	跌打损伤、心腹瘀滞疼痛；外伤出血；疮疡不敛	能散瘀止痛止血，为伤科要药

表 17-4　破血消癥药功用归纳

药名	功效	应用	特点
莪术	破血行气，消积止痛	癥瘕痞块，瘀血经闭，心腹瘀滞痛证；食积气滞，脘腹胀痛	为破血消癥之要药，常与三棱相须为用
三棱	破血行气，消积止痛	癥瘕痞块，瘀血经闭，心腹瘀滞痛证；食积气滞，脘腹胀痛	功效主治与莪术相似，常与之相须为用
水蛭	破血通经，逐瘀消癥	血瘀经闭，癥瘕积聚；跌打损伤，心腹疼痛	为破血消癥之良药
穿山甲	活血消癥，通经下乳，消肿排脓，搜风通络	瘀血阻滞之经闭癥瘕；乳汁不通；痈肿疮毒，瘰疬	性善走窜，下乳可与王不留行相须为用

扫码"练一练"

目标检测

一、最佳选择题

1. 能"上行头目"，配伍用于治疗各种头痛的是（　　）
A. 羌活　B. 川芎　C. 细辛　D. 白芷　E. 吴茱萸

2. 功具凉血活血、去瘀生新的药物是（　　）
A. 丹参　B. 大黄　C. 鸡血藤　D. 郁金　E. 生地黄

3. 具有补肾强骨功效的是（　　）
A. 骨碎补　B. 血竭　C. 益母草　D. 土鳖虫　E. 自然铜

4. 具活血行气、通经止痛作用，善于行肢臂而除痹痛的药物是（　　）
A. 郁金　B. 姜黄　C. 乳香　D. 红花　E. 丹参

5. 具有活血止痛、行气解郁功效的是（　　）
A. 川芎　B. 郁金　C. 丹参

D. 益母草　　E. 王不留行

二、配伍选择题

A. 活血止痛，消肿生肌　　B. 活血止痛，利尿通淋

C. 活血止痛，利水消肿　　D. 活血止痛，补益肝肾

E. 活血止痛，清心安神

6. 益母草的功效是（　　）

7. 丹参的功效是（　　）

8. 乳香、没药的功效是（　　）

三、多项选择题

9. 穿山甲可用于治疗（　　）

A. 血淋、尿血　　B. 产后乳汁不下　　C. 癥瘕

D. 肾虚腰痛　　E. 风湿痹痛

10. 具有活血行气止痛功效的药物是（　　）

A. 乳香　　B. 丹参　　C. 川芎

D. 姜黄　　E. 牛膝

（蔡秋梅）

第十八章

化痰止咳平喘药

学习目标

1. 掌握化痰止咳平喘药的含义、功效、适应范围、配伍原则和使用注意；温化寒痰药半夏，清化热痰药桔梗、川贝母、浙贝母、瓜蒌，以及止咳平喘药苦杏仁、紫苏子、百部、桑白皮、葶苈子的性味归经、功效、应用、用法用量及使用注意。
2. 熟悉天南星、旋覆花、白前、竹茹、紫菀、款冬花、马兜铃、枇杷叶、白果的性能与功效；性能功效相似药物的区别。
3. 了解芥子、天竺黄、前胡、海藻、昆布、胖大海的主要功效。

案例导入

患者张某，男，66岁，喘咳10年余，遇寒即发，痰多清稀，甚则喘急不能平卧。近因感寒，入夜尤甚，舌白苔腻，脉象沉弦。

试分析该患者可以选用哪类药物进行治疗？使用时有何注意事项？

扫码“看一看”

凡以祛痰或消痰为主要功效，用于治疗痰证的药物，称为化痰药；能减轻或制止咳嗽和喘息，用于治疗咳喘证的药物，称为止咳平喘药。化痰药常兼止咳平喘作用，止咳平喘药又多兼有化痰功效，治疗时常配伍使用，故合并一章介绍。

本类药物或辛或苦，或温或寒，主入肺经，辛开宣散，苦燥降泄，温化寒清，多数药物能宣降肺气、化痰止咳、降气平喘，部分药物还兼有散寒清热、散结、润肺等作用。主要用于外感或内伤所致的咳嗽、气喘、痰多，或痰饮喘息，或因痰所生的瘰疬瘿瘤、阴疽流注、癫痫惊厥等。

痰有寒痰、湿痰、热痰、燥痰之分，化痰药的药性又有温燥与凉润之别，故本章药可分为温化寒痰药、清化热痰药及止咳平喘药三类。

使用化痰止咳平喘药，应注意区分病证的不同，针对性地选择化痰药或止咳平喘药。还应根据临床上咳、痰、喘并见及相互为病的特点，将化痰药与止咳平喘药配合使用，此外，还要根据病因及兼证的不同，进行适当配伍。如兼有表证，配解表药；兼里热者，配清热药；兼里寒者，配温里药；属虚劳咳喘者，配补虚药。再如癫痫惊厥，配镇惊安神、平肝息风药；瘰疬瘿瘤，配软坚散结药；阴疽流注，配温阳通滞散结之品。除此以外，本章药又常与健脾燥湿药及理气药配伍。

使用注意：①凡痰中带血及有出血倾向者，不宜使用温燥之性强烈的刺激性化痰药。②麻疹初起有表邪之咳嗽，不宜单用止咳药；对于温燥及具有收敛性的止咳药尤当忌用，以免影响麻疹透发。③有毒性的药物，应注意其炮制、用法、用量及不良反应的防治。

考点提示：化痰止咳平喘药的功效及应用。

第一节　温化寒痰药

扫码“学一学”

本类药物性味多辛、苦、温燥，主入肺、脾、肝经，有温肺散寒、燥湿化痰之功，主治寒痰、湿痰证，症见咳嗽气喘、痰多色白、苔腻等，还可用于寒痰、湿痰所致的眩晕、肢体麻木、阴疽流注等。

半夏 Banxia

【来源】为天南星科草本植物半夏 *Pinellia ternata*（Thunb.）Breit. 的干燥块茎。主产于长江流域。夏、秋二季采挖，洗净，除去外皮和须根，晒干。生用或制用。

【性味归经】辛、温。有毒。归脾、胃、肺经。

【功效】燥湿化痰，降逆止呕，消痞散结。

【应用】

1. 湿痰、寒痰证　本品善于温化寒痰，并有止咳作用，为治湿痰、寒痰之要药。尤善治脏腑湿痰。治痰湿阻肺之咳嗽气逆、咳痰量多色白，常与橘皮、茯苓同用，如二陈汤；治寒痰咳嗽、痰多清稀，常配干姜、细辛等药，如小青龙汤；治湿痰上扰、头痛眩晕，常配天麻、白术等，如半夏白术天麻汤。

考点提示：半夏为治湿痰、寒痰之要药。

2. 呕吐　本品既能燥湿以化痰，又能降逆和胃，为止呕要药。经配伍可用于多种病因的呕吐，尤其适宜于寒饮或胃寒呕吐，常与生姜同用，如小半夏汤；治胃热呕吐，常配黄连、竹茹等，如黄连橘皮竹茹半夏汤；治胃气虚呕吐，常配人参、白蜜等，如大半夏汤；治胃阴虚呕吐，常配石斛、麦冬等；治妊娠呕吐，可与紫苏梗、砂仁等配伍。

3. 胸痹、结胸、心下痞、梅核气　本品有辛散消痞、化痰散结作用。治痰浊阻滞、胸阳不振之胸痹心痛，常配瓜蒌、薤白等，如瓜蒌薤白半夏汤；治痰热结胸，常配瓜蒌、黄连等，如小陷胸汤；治湿热阻滞心下痞满，常配干姜、黄连等，如半夏泻心汤；治气郁痰凝之梅核气，常配紫苏、厚朴等，如半夏厚朴汤。

【用法用量】煎服，3～9g。生品内服有毒，内服一般宜制用，不同炮制品功效有别：法半夏长于燥湿，姜半夏长于降逆止呕，清半夏长于化痰，半夏曲长于消食化痰，竹沥半夏长于清热化痰。外用适量，磨汁涂或研末以酒调敷患处。

【使用注意】反乌头。本品温燥，故阴虚燥咳、血证、热痰、燥痰忌用或慎用。

知识拓展

生半夏对于口腔、喉头和消化道黏膜有强烈的刺激性，可导致失音、呕吐、水泻等不良反应，严重的喉头水肿可引起呼吸困难甚至窒息。因此，临床应用生半夏时必须煎熟，以避免中毒。生半夏中毒多见于误服或炮制不当、服用过量等情况。发现生半夏中毒时，依据经验可给服姜汁、稀醋、浓茶或蛋清等解毒，必要时给氧或行气管切开。

天南星 Tiannanxing

【来源】为天南星科多年生草本植物天南星 *Arisaema erubescens*（Wall.）Schott、异叶天南星 *Arisaema heterophyllum* Bl. 或东北天南星 *Arisaema amurense* Maxim. 的干燥块茎。天南星主产于河南、河北、四川等地；异叶天南星主产于江苏、浙江等地；东北天南星主产于东北、内蒙古等地。秋冬二季采挖，晒干。生用或制用。

【性味归经】苦、辛，温。有毒。归肺、肝、脾经。

【功效】燥湿化痰，祛风止痉，散结消肿。

【应用】

1. 湿痰、寒痰证 本品有较强的燥湿祛痰作用。治顽痰阻肺，咳喘痰多、胸闷，常配半夏、枳实等，如导痰汤；治寒痰咳嗽，常与干姜、细辛等配伍。

2. 风痰所致眩晕、中风、癫痫及破伤风 本品有走经络、祛风痰而止痉之作用，为治风痰证之要药。治风痰眩晕，常配半夏、天麻等；治风痰中风之半身不遂，常配半夏、川乌等，如青州白丸子；治破伤风之角弓反张、牙关紧闭，常配白附子、防风等，如玉真散。

考点提示：天南星为祛风痰之要药。

3. 痈疽肿痛、瘰疬痰核、毒蛇咬伤 本品外用有散结消肿止痛之功。治痈疽肿痛、痰核，可研末以醋调敷；治毒蛇咬伤，可配雄黄为末外敷。

【用法用量】煎服，3~9g。多制用。外用生品适量，研末以醋或酒调敷患处。

【使用注意】阴虚燥咳及孕妇忌用，生品内服宜慎。

知识拓展

胆南星 为天南星的细粉与牛、羊或猪的胆汁经加工而成。味苦、微辛，性凉；归肺、肝、脾经。功能清热化痰，息风定惊。主治中风、癫痫、惊风、头风眩晕、痰火喘咳等证。煎服，1.5~6g。

芥子 Jiezi

【来源】为十字花科植物白芥 *Sinapis alba* L. 或芥 *Brassica juncea*（L.）Czern. et Coss. 的

干燥成熟种子。前者习称“白芥子”，后者习称“黄芥子”。主产于安徽、河南等地。夏末秋初时采收，晒干。生用或炒用。

【性味归经】辛，温。归肺经。

【功效】温肺祛痰，利气散结，通络止痛。

【应用】

1. 寒痰壅肺，悬饮　本品有温肺祛痰、驱逐饮邪的作用，尤善治“皮里膜外之痰”。治寒痰壅肺之咳喘，常配紫苏子、莱菔子，如三子养亲汤；治悬饮咳喘、胸胁胀痛，常配甘遂、大戟等，如控涎丹。

2. 阴疽流注，关节肿痛，肢体麻木　本品既善温通经络，疏散凝聚于经络之痰，又能利气散结、消肿止痛。治痰滞经络之肢体麻木或关节肿痛，常配马钱子、没药等，如白芥子散；治寒痰凝滞的阴疽流注，常配鹿角胶、肉桂等，如阳和汤。

【用法用量】煎服，3~9g。外用适量，研末入散剂或膏剂外敷。

【使用注意】内服用量不宜过大，久咳肺虚及阴虚火旺者忌用，消化道溃疡、出血及皮肤过敏者忌外用。

旋覆花 Xuanfuhua

【来源】为菊科多年生草本植物旋覆花 *Inula japonica* Thunb. 或欧亚旋覆花 *Inula britannica* L. 的干燥头状花序。主产于河南、河北、江苏、浙江、安徽等地。夏、秋二季花开时采收。阴干或晒干，生用或蜜炙用。

【性味归经】苦、辛、咸，微温。归肺、脾、胃、大肠经。

【功效】降气，消痰，行水，止呕。

【应用】

1. 痰饮壅肺或痰饮蓄结证　本品善降气消痰化饮而平喘，下气化痰行水而除痞。治痰饮壅肺、肺气上逆之咳喘痰多，常配紫苏子、半夏等；治痰饮蓄结、胸膈痞满，常配海浮石、海蛤壳等。

2. 噫气、呕吐　本品善消痰饮、降胃气而止呕噫。治痰浊中阻、胃气上逆之噫气、呕吐，常与赭石、半夏等同用，如旋覆代赭汤。

【用法用量】煎服，3~10g，宜布包煎。蜜旋覆花长于润肺止咳。

考点提示：旋覆花的用法。

【使用注意】阴虚劳嗽、津伤燥咳者忌服。

知识拓展

金沸草　为旋覆花的地上部分。性味功效与旋覆花相似，性善疏散。内服用于外感风寒痰壅气逆之胸膈痞满、咳嗽痰多等症；外用用于疔疮肿毒。煎服，5~10g。外用鲜品，捣汁涂患处。

白前 Baiqian

【来源】为萝藦科多年生草本植物柳叶白前 *Cynanchum stauntonii*（Decne.）Schltr. ex Lévl. 或芫花叶白前 *Cynanchum glaucescens*（Decne.）Hand. -Mazz. 的干燥根茎及根。主产于浙江、江苏、安徽等地。秋季采挖，晒干，切段。生用或蜜炙用。

【性味归经】苦、辛，微温。归肺经。

【功效】降气，祛痰，止咳。

【应用】

肺气壅实，咳嗽痰多，胸满喘急　本品辛开苦降、温而不燥，专入肺经，具有降气消痰而止咳平喘的作用，无论寒热、外感内伤均可随证配伍使用，为肺家咳嗽要药。治外邪犯肺咳喘，常配桔梗、陈皮等，如止嗽散；治痰热壅肺，常配桑白皮、石膏等，以清肺化痰。

【用法用量】煎服，3~10g。蜜炙白前长于润肺止咳。

【使用注意】用量不宜过大，患胃病或有出血倾向者忌服。

考点提示：白前为肺家咳嗽要药。

扫码“学一学”

第二节　清化热痰药

本类药多属苦寒，或甘寒质润之品，善入肺、肝、胃、心经。有清化热痰、润燥化痰的功效。主要用于热痰、燥痰证，症见咳嗽气喘、痰多黄稠或咳嗽气喘、痰少稠黏、咳痰不爽等。部分性味咸寒的药物，兼有软坚散结作用，还可用治痰火郁结的瘿瘤、瘰疬等。

桔梗 Jiegeng

【来源】为桔梗科多年生草本植物桔梗 *Platycodon grandiflorum*（Jacq.）A. DC. 的干燥根。主产于东北、华北地区。春、秋二季采挖，剥去外皮或不去外皮，干燥。切片，生用。

【性味归经】苦、辛，平。归肺经。

【功效】宣肺，利咽，祛痰，排脓。

【应用】

1. 咳嗽痰多，胸闷不畅，咽痛音哑　本品具有开宣肺气、化痰宽胸、利咽开音的作用。治风寒咳嗽、痰白清稀，常配紫苏、杏仁等，如杏苏散；治风热或温病初起咳嗽痰黄而稠，配桑叶、菊花等，如桑菊饮；治风热犯肺、咽痛失声，配甘草，如桔梗汤；治热毒壅盛之咽喉肿痛，常配射干、板蓝根等。

2. 肺痈　本品善利肺气而排壅肺之浓痰。治肺痈胸痛发热、咳吐脓血、痰黄腥臭，常配鱼腥草、薏苡仁、芦根等。

此外，取其开宣肺气而通利二便之功，用治癃闭、便秘。又为舟楫之品，专入肺经，载药上行，常作上部病变的引经药。

考点提示：桔梗为舟楫之品，常作上部病变的引经药。

【用法用量】煎服，3～10g。

【使用注意】本品升散，用量过大易致恶心，故呕吐、眩晕等气机上逆之证及阴虚久咳、咯血者忌服。

川贝母 Chuanbeimu

【来源】为百合科多年生草本植物川贝母 *Fritillaria cirrhosa* D. Don、暗紫贝母 *Fritillaria unibracteata* Hsiao et K. C. Hsia、甘肃贝母 *Fritillaria przewalskii* Maxim. 或梭砂贝母 *Fritillaria delavayi* Franch. 的干燥鳞茎。前三者按性状不同分别习称为“松贝”和“青贝”；后者习称“炉贝”。主产于四川、青海、云南、甘肃等地。夏、秋二季或积雪融化时采挖，晒干或低温干燥。生用。

【性味归经】苦、甘，微寒。归肺、心经。

【功效】清热润肺，化痰止咳，散结消痈。

考点提示：川贝母的功效。

【应用】

1. 肺热、肺燥及阴虚咳嗽　本品善清肺泄热、润肺化痰止咳，用于治疗多种原因之咳嗽，尤宜于肺虚久咳、肺热燥咳。治肺热、肺燥咳嗽，常与知母相须为用，如二母丸；治肺肾阴虚久咳少痰，常配百合、麦冬等，如百合固金汤。

2. 瘰疬及乳痈、肺痈、疮痈等　本品能清热化痰、解郁散结。治痰火郁结之瘰疬，常配玄参、牡蛎等，如消瘰丸；治热毒壅结之乳痈、肺痈、疮痈，常与蒲公英、鱼腥草等同用。

【用法用量】煎服，3～10g；研末服，1～2g。

【使用注意】寒痰、湿痰不宜用。反乌头。

浙贝母 Zhebeimu

【来源】为百合科多年生草本植物浙贝母 *Fritillaria thunbergii* Miq. 的干燥鳞茎。主产于浙江鄞县。初夏植株枯萎时采挖，大者除去芯芽，习称“大贝”；小者不去芯芽，习称“珠贝”。擦去外皮，拌以煅过的贝壳粉，吸去浆汁，干燥；或取鳞茎，大小分开，洗净，除去芯芽，趁鲜切成厚片，洗净，干燥，习称“浙贝片”。生用。

【性味归经】苦，寒。归肺、心经。

【功效】清热化痰，散结消肿。

【应用】

1. 风热、痰热咳嗽　本品善清化热痰止咳。治外感风热咳嗽，常与桑叶、前胡等同用；治痰热郁肺之咳嗽痰黄稠，常与瓜蒌、知母等同用。

2. 瘰疬、瘿瘤、疮痈、肺痈　本品苦寒开泄，清火散结力大。治痰火郁结之瘰疬痰核，常配玄参、牡蛎等，如消瘰丸；治瘿瘤，常配海藻、昆布等；治热毒疮痈、乳痈，常配连翘、蒲公英等；治肺痈，常与鱼腥草、芦根等同用。

考点提示：浙贝母的应用。

【用法用量】煎服，5~10g。

【使用注意】寒痰、湿痰不宜用。反乌头。

知识链接

川贝母与浙贝母的功用之异同

共同点：川贝母、浙贝母在《本草纲目》及以前的历代著作中皆称为贝母，到清代才逐渐分开。两者功效基本相同，均能化痰散结，用于痰热咳嗽、瘰疬、瘿瘤等。

不同点：川贝母以甘味为主，长于润肺止咳，可用于肺热燥咳、虚劳咳嗽；浙贝母以苦味为主，性偏于泄，长于清化热痰、降泄肺气，可用于风热犯肺或痰热郁肺之咳嗽。

瓜蒌 Gualou

【来源】为葫芦科多年生草质藤本植物栝楼 *Trichosanthes kirilowii* Maxim. 或双边栝楼 *Trichosanthes rosthornii* Harms 的干燥成熟果实。主产于河北、河南、安徽、浙江、山东、江苏等地。秋季果实成熟时采收，连果梗剪下，置通风处阴干，生用；或剖开去瓤，将壳与种子分别干燥。瓜蒌皮（壳）、瓜蒌仁（种子）生用或炒用，皮、仁合用称全瓜蒌。

【性味归经】甘、微苦，寒。归肺、胃、大肠经。

【功效】清热涤痰，宽胸散结，润燥滑肠。

【应用】

1. 痰热咳嗽 本品甘寒清润，善于清肺润燥，有清热化痰、润肺止咳之功。治痰热内结、咳痰黄稠、胸闷兼大便不畅，配黄芩、胆南星等，如清气化痰丸。

2. 胸痹、结胸 本品既能清肺胃之热而化痰，又能利气散结以宽胸，故可通利胸膈之闭塞。治痰浊痹阻、胸阳不通的胸痹证，常配薤白、半夏，如瓜蒌薤白白酒汤；治痰热互结所致的胸膈痞满、按之则痛的结胸证，配黄连、半夏等，如小陷胸汤。

3. 肺痈、肠痈、乳痈等 本品有散结消痈作用。治肺痈咳吐脓血，常与鱼腥草、芦根、桃仁等同用；治肠痈，常与败酱草、薏苡仁、大血藤等同用；治乳痈初起、红肿热痛，常配当归、乳香、没药，如神效瓜蒌散。

4. 肠燥便秘 瓜蒌仁质润多脂，能润肠通便。常与火麻仁、郁李仁等同用。

考点提示：瓜蒌的功效及应用。

【用法用量】煎服，全瓜蒌 9~15g，瓜蒌皮 6~10g，瓜蒌仁 9~15g，打碎入煎。蜜炙长于润燥，炒用寒滑性减。

【使用注意】脾虚便溏及寒痰、湿痰者忌服。反乌头。

知识链接

全瓜蒌、瓜蒌皮、瓜蒌仁的功用鉴别

瓜蒌皮偏于清热化痰、宽胸理气，用于肺热、痰热咳嗽及胸痹、结胸证；瓜蒌仁偏于润燥化痰、润肠通便，用治燥咳痰黏、肠燥便秘；全瓜蒌则兼有瓜蒌皮、瓜蒌仁之功用。

竹茹 Zhuru

【来源】为禾本科多年生常绿乔木或灌木植物青杆竹 *Bambusa tuldoides* Munro、大头典竹 *Sinocalamus beecheyanus*（Munro）McClure var. *pubescens* P. F. Li 或淡竹 *Phyllostachys nigra*（Lodd.）Munro var. *henonis*（Mitf.）Stapf ex Rendle 的茎秆的干燥中间层。主产于长江流域和南方各省。全年均可采制，取新鲜茎，除去外皮，将稍带绿色的中间层制成丝条，或削刮成丝条，或削成薄条，捆扎成束，阴干。生用或姜汁炙用。

【性味归经】甘，微寒。归肺、胃、心、胆经。

【功效】清热化痰，除烦，止呕。

【应用】

1. 痰热咳嗽　本品能清肺化痰。治肺热咳嗽、痰黄稠，常与瓜蒌、桑白皮等同用。

2. 心烦失眠　本品善清火化痰、开郁除烦。治胆火夹痰上扰之烦躁不眠，常配枳实、半夏、茯苓等，如温胆汤。

3. 胃热呕吐　本品能清胃热而止呕，为治疗胃热呕逆之要药。治胃热呕吐，常配黄连、半夏、陈皮等，如黄连竹茹橘皮半夏汤；治胃虚有热而呕，可配橘皮、生姜、人参等，如橘皮竹茹汤；治妊娠恶阻，常配砂仁、生姜等。

此外，本品还有凉血止血作用，可用于吐血、衄血、崩漏等；也可治伤暑烦渴不止，可配乌梅、甘草等煎汤饮用。

考点提示：竹茹为治疗胃热呕逆之要药。

【用法用量】煎服，5~10g。化痰宜生用，止呕宜姜汁炙。

【使用注意】寒痰咳喘、胃寒呕吐者慎服。

天竺黄 Tianzhuhuang

【来源】为禾本科植物青皮竹 *Bambusa textilis* McClure 或华思劳竹 *Schizastachyum chinense* Rendle 等秆内分泌液干燥后的块状物。主产于云南等地。秋、冬二季采收。生用。

【性味归经】甘，寒。归心、肝经。

【功效】清热化痰，清心定惊。

【应用】

痰热惊痫，中风痰壅，小儿惊风　本品有清热豁痰、清心开窍、凉肝定惊的作用，为治小儿痰热惊风之要药。治痰热癫痫、中风痰壅，常与黄连、菖蒲、郁金等同用；治小儿痰热惊痫、抽搐、夜啼，多与麝香、胆南星等同用。

【用法用量】 煎服，3~9g；研粉冲服，每次 0.6~1g；或入丸散。

前胡 Qianhu

【来源】 为伞形科多年生草本植物白花前胡 *Peucedanum praeruptorum* Dunn 或紫花前胡 *Peucedanum decursivum* Maxim. 的干燥根。前者主产于浙江、江西、四川等省；后者主产于浙江、江西、湖南等省。冬季至次春茎叶枯萎或未抽花茎时采挖，晒干或低温干燥。生用或蜜炙用。

【性味归经】 苦、辛，微寒。归肺经。

【功效】 降气祛痰，宣散风热。

【应用】

1. 痰热阻肺证 本品清肺降气化痰，用治痰热阻肺、肺失宣降之咳喘胸闷、咳痰黄稠，常与桑白皮、苦杏仁等同用，如前胡散。

2. 风热咳嗽 本品能宣散风热，祛痰止咳。常与桑叶、薄荷、桔梗等同用。

【用法用量】 煎服，3~10g；或入丸散剂。

考点提示： 白前与前胡在功效与应用上的区别。

海藻 Haizao

【来源】 为马尾藻科植物海蒿子 *Sargassum pallidum*（Turn.）C. Ag. 或羊栖菜 *Sargassum fusiforme*（Harv.）Setch. 的干燥藻体。前者习称“大叶海藻”，主产于山东、辽宁等沿海地区；后者习称“小叶海藻”，主产于浙江、福建、广西等沿海地区。夏、秋二季采捞，晒干。生用。

【性味归经】 苦、咸，寒。归肝、胃、肾经。

【功效】 消痰软坚散结，利水消肿。

考点提示： 海藻的功效。

【应用】

1. 瘰疬、瘿瘤、睾丸肿痛 本品能清热化痰、软坚散结，为治瘿瘤瘰疬之要药。治瘿瘤，常与昆布、浙贝母等同用，如海藻玉壶汤；治瘰疬，常与夏枯草、连翘等同用，如内消瘰疬丸；治睾丸肿痛，多与橘核、川楝子等同用。

2. 脚气浮肿及水肿 本品能利水消肿，但单用力薄，可与泽泻、茯苓等同用。

【用法用量】 煎服，6~12g。

【使用注意】 反甘草。

昆布 Kunbu

【来源】 为海带科植物海带 *Laminaria japonica* Aresch. 或翅藻科植物昆布 *Ecklonia kurome* Okam. 的干燥叶状体。主产于山东、辽宁、浙江等地。夏、秋二季采捞，晒干。

生用。

【性味归经】咸，寒。归肝、胃、肾经。

【功效】消痰软坚散结，利水消肿。

【应用】

瘿瘤、瘰疬、睾丸肿痛、脚气水肿　本品功用似海藻，常与之相须为用，但药力较之为强，尤善治痰滞经络、郁结成肿块诸证，亦为治瘿瘤瘰疬之要药。

【用法用量】煎服，6~12g。

胖大海 Pangdahai

【来源】为梧桐科植物胖大海 *Sterculia lychnophora* Hance 的干燥成熟种子。主产于泰国、柬埔寨、马来西亚等国。果实成熟开裂时采收种子，晒干。生用。

【性味归经】甘、寒。归肺、大肠经。

【功效】清热润肺，利咽开音，润肠通便。

【应用】

1. 咽痛音哑、咳嗽　本品有清肺化痰、利咽开音之效，但药力较弱，宜于肺热所致轻症。单味开水泡服，或与桔梗、蝉蜕等同用。

2. 热结便秘　本品既可润肠通便，又清大肠之热。用于热结肠道，便秘轻症，单味泡服，或配清热通便之品。

【用法用量】沸水泡服或煎服，2~3 枚。

第三节　止咳平喘药

扫码"学一学"

本类药物味或辛或苦或甘，其性或温或寒，主入肺经，作用或偏于止咳，或偏于平喘，或兼而有之，主治外感或内伤所致的咳嗽、喘息之证。临床应用时须根据咳喘之不同证型，选择适宜的药物，并进行相应的配伍。

苦杏仁 Kuxingren

【来源】为蔷薇科落叶乔木植物山杏 *Prunus armeniaca* L. var. *ansu* Maxim.、西伯利亚杏 *Prunus sibirica* L.、东北杏 *Prunus mandshurica*（Maxim.）或杏 *Prunus armeniaca* L. 的干燥成熟种子。主产于东北、华北、西北等地区。夏季采收。晒干，生用或炒用，用时捣碎。

【性味归经】苦，微温。有小毒。归肺、大肠经。

【功效】降气止咳平喘，润肠通便。

【应用】

1. 咳嗽气喘　本品既善降肺气，又略兼宣肺止咳平喘之效，为治咳喘要药。凡咳嗽喘满，无论新久、寒热，均可随证配伍使用。治风寒咳喘，常配麻黄、甘草，如三拗汤；治风热咳嗽，常配桑叶、菊花等，如桑菊饮；治肺热咳喘，常配石膏，如麻杏石甘汤；治寒痰咳喘，常与干姜、半夏等同用。

2. 肠燥便秘 本品降气润肠、通利大便。治津液不足之肠燥便秘，常与柏子仁、郁李仁等同用，如五仁丸。

【用法用量】 煎服，5~10g，宜打碎入煎。生品入煎剂宜后下。

【使用注意】 本品有小毒，故用量不宜过大。婴儿慎用，阴虚咳嗽、大便溏泄者忌用。

知识拓展

甜杏仁 为蔷薇科植物杏或山杏的某些栽培种而其味甘甜的成熟种子。性味甘平，功效与苦杏仁类似，药力较缓，偏于润肺止咳。主要用于虚劳咳嗽或津伤便秘。煎服，5~10g。

紫苏子 Zisuzi

【来源】 为唇形科一年生草本植物紫苏 *Perilla frutescens*（L.）Britt. 的干燥成熟果实。主产于江苏、安徽、河南等地。秋季采收，晒干。生用或微炒，用时捣碎。

【性味归经】 辛，温。归肺经。

【功效】 降气化痰，止咳平喘，润肠通便。

【应用】

1. 痰壅气逆咳喘 本品善降气化痰，为治咳喘痰多之良药。治咳喘痰多、胸闷食少，常配白芥子、莱菔子，如三子养亲汤；治上盛下虚之久咳痰喘，常配肉桂、当归、厚朴等，如苏子降气汤；治风寒外束、痰热内蕴之咳喘，常配麻黄、桑白皮等，如定喘汤。

2. 肠燥便秘 本品有降肺气、滑肠通便作用，常配杏仁、火麻仁、瓜蒌仁等。

【用法用量】 煎服，3~10g。

【使用注意】 气虚久咳、阴虚喘逆及脾虚便溏者忌服。

知识拓展

白苏子 为紫苏同科植物白苏的果实，与紫苏子功效基本相同，亦入药，又名玉苏子。

百部 Baibu

【来源】 为百部科多年生草本植物直立百部 *Stemona sessilifolia*（Miq.）Miq.、蔓生百部 *Stemona japonica*（Bl.）Miq. 或对叶百部 *Stemona tuberosa* Lour. 的干燥块根。主产于华东、中南、华南等地区。春、秋二季采挖，置沸水中略烫或蒸至无白心，晒干，切片。生用或蜜炙用。

【性味归经】 甘、苦，微温。归肺经。

【功效】 润肺止咳，杀虫灭虱。

考点提示： 百部的功效与应用。

【应用】

1. 新久咳嗽、百日咳、肺痨咳嗽　本品功善润肺止咳，为治肺痨咳嗽、久咳虚嗽的要药。治风寒咳嗽，常配荆芥、桔梗、紫菀等，如止嗽散；治气阴两虚久咳，常配黄芪、沙参、麦冬等，如百部汤；治阴虚肺痨咳嗽，常配阿胶、川贝母等药，如月华丸。

2. 蛲虫病、头虱、体虱、阴痒　本品有杀虫灭虱作用，治蛲虫病，以本品浓煎，睡前保留灌肠；治头虱、体虱，可制成20%乙醇液，或50%水煎剂外搽；治疗阴痒，可单用或配蛇床子、苦参等药煎汤坐浴外洗。

【用法用量】煎服，3~9g。外用适量。久咳虚喘宜蜜炙用，杀虫灭虱宜生用。

紫菀 Ziwan

【来源】为菊科多年生草本植物紫菀 *Aster tataricus* L. f. 的干燥根及根茎。主产于河北、安徽、河南、黑龙江等地。春、秋二季采挖，晒干。生用或蜜炙用。

【性味归经】辛、苦，温。归肺经。

【功效】润肺下气，化痰止咳。

【应用】

1. 外感咳嗽、咳痰不爽　本品长于润肺下气，化痰止咳。凡咳嗽痰多，无论新久，寒热虚实，皆可应用。治外感风寒之咳嗽咽痒，常与荆芥、桔梗等药同用；治肺热咳嗽之痰黄而稠，常与桑白皮、浙贝母、黄芩等药同用。

2. 肺虚久咳、痰中带血　配阿胶、川贝母等，如紫菀汤。

【用法用量】煎服，5~10g。外感暴咳宜生用，肺虚久咳宜蜜炙用。

款冬花 Kuandonghua

【来源】为菊科多年生草本植物款冬花 *Tussilago farfara* L. 的干燥花蕾。主产于河南、甘肃、山西、陕西等地。12月或地冻前当花尚未出土时采挖，阴干。生用或蜜炙用。

【性味归经】辛，微苦，温。归肺经。

【功效】润肺下气，止咳化痰。

【应用】

新久咳嗽，喘咳痰多，劳嗽咳血　本品性味功效似紫菀，而止咳力强，为治咳常用药。治寒邪伤肺、久咳不止，每与紫菀相须为用，如紫菀散；治外感风寒、痰饮内停、咳喘痰多，常与麻黄、细辛、半夏等同用；治肺气虚而咳，常与人参、黄芪等同用。

此外，本品尚可用治肺痈咳吐脓痰，常配桔梗、薏苡仁等，如款花汤。

【用法用量】煎服，5~10g。外感暴咳宜生用，肺虚久咳宜蜜炙用。

知识链接

百部、紫菀、款冬花的功用之异同

共同点：三者皆能润肺止咳，无论暴咳、久咳皆可用。

不同点：百部性平，善治肺痨咳嗽及百日咳，还能杀虫；紫菀长于祛痰，适于咳嗽痰多气逆证；款冬花止咳力强，善治咳嗽痰多兼寒。

马兜铃 Madouling

【来源】 为马兜铃科草质藤本植物北马兜铃 *Aristolochia contorta* Bge. 或马兜铃 *Aristolochia debilis* Sieb. et Zucc. 的干燥成熟果实。前者主产于东北地区及河北等地；后者主产于江苏、安徽、浙江等地。秋季果实由绿变黄时采收，晒干。生用或蜜炙用。

【性味归经】 苦，微寒。归肺、大肠经。

【功效】 清肺降气，止咳平喘，清肠疗痔。

【应用】

1. 肺热咳喘，痰中带血 本品有清肃、开泄、化痰、平喘作用，尤其适合肺热咳喘痰多者。治痰热郁肺，常与桑白皮、黄芩、枇杷叶等同用；治肺热伤津咳嗽，常与麦冬、天花粉、桔梗等同用；治肺阴不足之喘咳咽干，常与知母、川贝母、天冬等同用；治痰中带血，常配阿胶等，如补肺阿胶汤。

2. 痔疮肿痛、出血 本品能清大肠积热而治痔疮肿痛、出血，常配地榆、槐花煎汤熏洗。

【用法用量】 煎服，3~9g。一般生用，肺虚咳喘宜蜜炙用。

【使用注意】 本品含马兜铃酸，故不宜大量或长期服用，肾病患者忌服。

枇杷叶 Pipaye

【来源】 为蔷薇科常绿小乔木植物枇杷 *Eriobotrya japonica*（Thunb.）Lindl. 的干燥叶。主产于广东、江苏、浙江、福建、湖北等地。全年均可采收，晒干。刷去毛，切丝生用或蜜炙用。

【性味归经】 苦，微寒。归肺、胃经。

【功效】 清肺止咳，降逆止呕。

考点提示：枇杷叶的功效。

【应用】

1. 肺热咳嗽 本品有清肃肺热、化痰止咳之功。治风热犯肺，痰热内阻，常与桑白皮、黄芩等同用；治咳嗽少痰或干咳无痰，常配桑叶、苦杏仁等，或配甘蔗、梨、白蜜炖汤代茶饮；治肺虚久咳，常与阿胶、百合等同用。

2. 胃热呕逆 本品有清胃热、降胃气、止呕作用。治胃热呕吐，常与黄连、竹茹、橘皮等同用。

【用法用量】煎服，6~10g；鲜品加倍。止咳宜蜜炙用，止呕宜生用。

桑白皮 Sangbaipi

【来源】为桑科落叶小乔木植物桑 *Morus alba* L. 的干燥根皮。主产于安徽、河南、浙江、江苏、湖南等地。秋末叶落时至次春发芽前采挖根部，刮去黄棕色粗皮，纵向剖开，剥取根皮，晒干。生用或蜜炙用。

【性味归经】甘，寒。归肺经。

【功效】泻肺平喘，利水消肿。

考点提示：桑白皮的功效。

【应用】

1. 肺热咳喘　本品能清泻肺热，兼泻肺中水气而止咳平喘。治肺热咳喘，配地骨皮、甘草等，如泻白散；治肺虚有热，咳喘痰多，潮热盗汗，配人参、五味子、熟地等，如补肺汤。

2. 水肿　本品能肃降肺气，通调水道而利水肿。治全身水肿，面目肌肤浮肿，小便不利，常配茯苓皮、大腹皮、生姜皮等，如五皮饮。

此外，本品尚有清肝作用，用于肝阳上亢、肝火偏旺之头晕目眩、面红目赤，常与黄芩、决明子、夏枯草等同用。现代用于高血压属于肝阳上亢者。

【用法用量】煎服，6~12g。泻肺平喘宜蜜炙用，利水消肿宜生用。

葶苈子 Tinglizi

【来源】为十字花科一年生或二年生草本植物独行菜 *Lepidium apetalum* Willd. 或播娘蒿 *Descurainia sophia*（L.）Webb ex Prantl 的干燥成熟种子。前者习称“北葶苈子”，主产于华北、东北等地；后者习称“南葶苈子”，主产于华东、中南等地。夏季采收，晒干。生用或炒用。

【性味归经】辛、苦，大寒。归肺、膀胱经。

【功效】泻肺平喘，利水消肿。

【应用】

1. 痰壅肺实咳喘　本品功专泻肺气之实，能清肺中痰火、痰饮而平喘。常配大枣，如葶苈大枣泻肺汤。

2. 胸腹积水实证　本品有泄肺气而通调水道、利水消肿之功。治肺气壅实之水肿胀满，小便不利，常与牵牛子、郁李仁等同用；治痰热结胸之胸胁积水，常配杏仁、大黄等，如大陷胸丸。

【用法用量】煎服，3~10g，宜包煎。

知识链接

葶苈子与桑白皮的功用之异同

共同点：二药均能泻肺平喘、利水消肿，用治痰饮咳喘及水肿，常相须为用。

不同点：葶苈子力峻，长于泻肺中壅实之热邪、痰饮、水气，用治肺中邪盛喘满之实证及鼓胀、胸腹积水等证；桑白皮甘寒力缓，长于清肺热、利表皮水，多用治肺热痰黄咳喘及皮水、风水等阳水实证。

白果 Baiguo

【来源】 为银杏科乔木植物银杏 *Ginkgo biloba* L. 的干燥成熟种子。主产于广西、四川、河南、山东、湖北、辽宁等地。秋季种子成熟时采收，除去肉质外种皮，洗净，稍蒸或略煮后，烘干。生用或炒用。

【性味归经】 甘、苦、涩，平。有毒。归肺、肾经。

【功效】 敛肺平喘，止带缩尿。

【应用】

1. 咳喘气逆痰多 本品能敛肺定喘，兼有化痰作用。寒热虚实之哮喘痰咳，随证配伍均可用之。治外感风寒、内蕴痰热，常配麻黄、黄芩等，如定喘汤；治风寒引发哮喘痰嗽，配麻黄、甘草等；治肺热燥咳、咳喘无痰，配天冬、麦冬、款冬花等。

2. 带下白浊，尿频遗尿 本品收涩而固下焦，能除湿泄浊、收涩止带、固精缩尿止遗，为治带下白浊常用药。治湿热带下，常配黄柏、车前子等，如易黄汤；治小便白浊，常与萆薢、益智仁等同用；治下焦虚寒之小便频数、遗尿、遗精等，常与乌药、山茱萸、覆盆子等同用。

【用法用量】 煎服，5~10g，用时打碎。

【使用注意】 生食有毒。不可过量服用，小儿尤当注意。

知识拓展

银杏叶 为银杏树的叶。甘、苦、涩，平。归心、肺、大肠经。功能活血止痛，敛肺平喘，涩肠止泻，止带浊。用于胸痹、肺虚喘咳、泄泻痢疾等。现代用治高脂血症、高血压、冠心病、心绞痛、脑血管痉挛等。煎服，5~10g；或制成片剂、注射剂用。

化痰止咳平喘药小结见表18-1、表18-2、表18-3。

表 18-1 温化寒痰药功用归纳

药名	功效	应用	特点
半夏	燥湿化痰，降逆止呕，消痞散结	湿痰、寒痰证；呕吐；胸痹、结胸、心下痞、梅核气	为燥湿化痰、温化寒痰之要药，止呕要药

续表

药名	功效	应用	特点
天南星	燥湿化痰，祛风止痉，散结消肿	湿痰、寒痰证；风痰所致眩晕、中风、癫痫及破伤风；痈疽肿痛、瘰疬痰核、毒蛇咬伤	为治风痰证之要药
芥子	温肺祛痰，利气散结，通络止痛	寒痰壅肺，悬饮；阴疽流注，关节肿痛，肢体麻木	善治“皮里膜外之痰”
旋覆花	降气，消痰，行水，止呕	痰饮壅肺或痰饮蓄结证；噫气、呕吐	为治肺、胃气逆病证的要药
白前	降气，祛痰，止咳	肺气壅实，咳嗽痰多，胸满喘急	长于降肺气

表 18-2　清化热痰药功用归纳

药名	功效	应用	特点
桔梗	宣肺，利咽，祛痰，排脓	咳嗽痰多、胸闷不畅，咽痛音哑；肺痈	专入肺经，载药上行，常作上部病变的引经药
川贝母	清热润肺，化痰止咳，散结消痈	肺热、肺燥及阴虚咳嗽；瘰疬及乳痈、肺痈、疮痈	用于多种原因之咳嗽，尤宜于肺虚久咳、肺热燥咳
浙贝母	清热化痰，散结消肿	风热、痰热咳嗽；瘰疬、瘿瘤、疮痈、肺痈	开泄力强，长于清热化痰，尤宜于痰热壅肺或风热犯肺之咳嗽
瓜蒌	清热涤痰，宽胸散结，润燥滑肠	痰热咳嗽；胸痹、结胸；肺痈、肠痈、乳痈；肠燥便秘	为治胸痹之要药
竹茹	清热化痰，除烦，止呕	痰热咳嗽；心烦失眠；胃热呕吐	善清热化痰
天竺黄	清热化痰，清心定惊	痰热惊痫，中风痰壅，小儿惊风	治疗小儿痰热喘咳、惊风之要药
前胡	降气祛痰，宣散风热	痰热阻肺证；风热咳嗽	清肺降气化痰，用治痰热阻肺；宣散风热，用于祛痰止咳
海藻	消痰软坚散结，利水消肿	瘰疬、瘿瘤、睾丸肿痛；脚气浮肿及水肿	为治瘿瘤、瘰疬要药
昆布	消痰软坚散结，利水消肿	瘿瘤、瘰疬、睾丸肿痛、脚气水肿	为治瘿瘤、瘰疬要药
胖大海	清热润肺，利咽开音，润肠通便	咽痛音哑、咳嗽；热结便秘	有清肺化痰、利咽开音之效，但药力较弱，宜于肺热所致轻症

表 18-3　止咳平喘药功用归纳

药名	功效	应用	特点
苦杏仁	降气止咳平喘，润肠通便	咳嗽气喘；肠燥便秘	治咳喘要药
紫苏子	降气化痰，止咳平喘，润肠通便	痰壅气逆咳喘；肠燥便秘	长于降气化痰，为治咳喘痰多之良药
百部	润肺止咳，杀虫灭虱	新久咳嗽、百日咳、肺痨咳嗽；头虱、体虱、蛲虫病、阴痒	功善润肺止咳，无论外感内伤、寒热虚实之新咳久嗽，皆可配伍应用
紫菀	润肺下气，化痰止咳	外感咳嗽、咳痰不爽；肺虚久咳、痰中带血	凡咳嗽痰多，不论外感内伤，寒热虚实，新久咳嗽均可用之
款冬花	润肺下气，止咳化痰	新久咳嗽，喘咳痰多，劳嗽咳血	为润肺下气、化痰止咳之良药

续表

药名	功效	应用	特点
马兜铃	清肺降气，止咳平喘，清肠疗痔	肺热咳喘，痰中带血；痔疮肿痛、出血	宜于肺热咳喘痰多者
枇杷叶	清肺止咳，降逆止呕	肺热咳嗽；胃热呕逆	无论寒热虚实之出血均可应用
桑白皮	泻肺平喘，利水消肿	肺热咳喘；水肿	无论寒热虚实之出血均可应用
葶苈子	泻肺平喘，利水消肿	痰壅肺实咳喘；胸腹积水实证	长于泻肺中有形痰饮
白果	敛肺平喘，止带缩尿	咳喘气逆痰多；带下白浊，尿频遗尿	寒热虚实之哮喘痰咳，随证配伍均可用之

扫码“练一练”

目标检测

一、最佳选择题

1. 善治脏腑湿痰的药物是（　　）

A. 半夏　　B. 白附子　　C. 芥子

D. 旋覆花　　E. 白前

2. 能燥湿化痰、祛风止痉的药物是（　　）

A. 半夏　　B. 天南星　　C. 芥子

D. 白前　　E. 皂荚

3. 治肺痨咳嗽宜首选（　　）

A. 百部　　B. 苦杏仁　　C. 胆南星

D. 紫苏子　　E. 枇杷叶

4. 治胃热呕逆的要药是（　　）

A. 半夏　　B. 竹沥　　C. 竹茹

D. 白前　　E. 瓜蒌

5. 清热化痰偏于散结的药物是（　　）

A. 竹茹　　B. 葶苈子　　C. 天竺黄

D. 白前　　E. 浙贝母

二、配伍选择题

A. 瓜蒌　　B. 半夏　　C. 白前

D. 前胡　　E. 海藻

6. 能燥湿化痰、降逆止呕、消痞散结的药物是（　　）

7. 能降气祛痰、宣散风热的药物是（　　）

8. 能清热化痰、利气宽胸、散结消痈的药物是（　　）

三、多项选择题

9. 下列药物有毒的是（　　）

A. 苦杏仁　　B. 半夏　　C. 紫苏子

D. 芥子　　E. 白果

10. 属于清热化痰的药物是（　　）

A. 天南星　　B. 川贝母　　C. 浙贝母

D. 竹茹　　E. 紫菀

（杨春花）

第十九章

安神药

学习目标

1. 掌握安神药的含义、功效、适应范围、配伍原则和使用注意；重镇安神药朱砂、龙骨、琥珀，以及养心安神药酸枣仁、柏子仁、远志的性味归经、功效、应用、用法用量及使用注意。
2. 熟悉磁石的性能与功效；性能功效相似药物的区别。
3. 了解首乌藤、合欢皮的主要功效。

案例导入

某女，38岁。近半年来睡眠欠佳，夜寐梦多，健忘，平时常有心悸、神疲。面色少华，唇甲苍白，苔薄淡白、脉细。

试分析该患者可以选用哪类药进行治疗？使用时有何注意事项？

凡以安定神志为主要功效，用于治疗神志不宁病证的药物，称为安神药。

本类药大多味甘，入心、肝经。多为金石贝类，或植物类种子。金石贝壳类药，因其质重而具镇心祛怯、安神定志之功；植物类药多能滋养而具养心安神之功。主要用于神志不安的病证，如心悸、失眠、多梦、癫狂、惊痫等。

根据药物性能和临床应用，安神药可分为重镇安神药和养心安神药两类。

使用安神药，应根据引起神志不安病证的原因审因施治。如心火亢盛，配清心泻火药；痰火内扰者，配清热化痰药；心脾气虚者，配健脾补气药；心肝血虚者，配补血养肝药；阴虚火旺者，配滋阴降火药。

使用注意：①矿石类安神药易伤脾胃，不宜久服，或配健脾养胃药同用。②矿石类安神药，入煎剂多打碎先煎、久煎。③部分药物具有毒性，需谨慎使用，不可过量，以防中毒。

考点提示：安神药的使用注意。

扫码“看一看”

扫码“学一学”

第一节　重镇安神药

本类药物多为矿石、贝壳或化石，其质重镇潜，大多咸寒，主入心、肝二经，有镇心安神定惊作用，主要用于心火炽盛、痰火内扰、惊吓所致的心悸失眠、惊痫癫狂；部分药物还具有平肝潜阳等功效，也可用于肝阳上亢之头晕目眩等证。

朱砂 Zhusha

【来源】 为硫化物类矿物辰砂族辰砂，主含硫化汞（HgS）。主产于贵州、湖南、四川、云南等地。采挖后，选取纯净者，用磁铁吸净含铁的杂质，再用水淘去杂石和泥沙，研细水飞，晒干装瓶备用。

【性味归经】 甘，微寒。有毒。归心经。

【功效】 清心镇惊，安神，解毒。

【应用】

1. 心神不宁、心悸、失眠 本品甘寒质重，专入心经，寒能清热，重能镇怯，既可重镇安神，又能清心安神。尤宜治心火亢盛之心神不宁、烦躁不眠，常与黄连、莲子心等同用；兼心血虚者，常与当归、生地黄等同用，如朱砂安神丸。

2. 惊风、癫痫 本品有重镇安神之功。治高热神昏、惊厥，常配牛黄、麝香等，如安宫牛黄丸；治小儿急惊风，常配牛黄、全蝎、钩藤等，如牛黄散；治癫痫卒昏抽搐，常配磁石，如磁朱丸。

3. 疮疡肿毒、咽喉肿痛、口舌生疮 本品性寒，功善清热解毒，内服、外用均效。用于疮疡肿毒，多与雄黄、大戟、山慈菇等同用，如紫金锭；用治咽喉肿痛、口舌生疮，常与冰片、硼砂等同用，如冰硼散。

【用法用量】 多入丸散，不入煎剂。每次0.1~0.5g，外用适量。

【使用注意】 本品有毒，内服不可过量或久服，以防汞中毒；忌火煅，火煅易析出水银，有剧毒。孕妇及肝肾功能不全者禁用。

考点提示：朱砂的药性与使用注意。

知识拓展

朱砂的毒性 朱砂主含硫化汞，有解毒防腐作用，外用可抑制或杀灭皮肤真菌和寄生虫。长期服用朱砂制剂可引起以神经衰弱综合征为主的慢性汞中毒、肝肾功能损害、性功能减退等。

龙骨 Longgu

【来源】 为古代大型哺乳动物三趾马、犀类、鹿类、牛类、象类等的骨骼化石或象类门齿的化石。主产于山西、内蒙古、河南、河北、陕西等地。全年均可采挖。生用或煅用。

【性味归经】 甘、涩，平。归心、肝、肾经。

【功效】 镇惊安神，平肝潜阳，收敛固涩。

【应用】

1. 心神不安、心悸失眠、惊痫、癫狂 本品具镇惊安神之效，为重镇安神之要药，可用治各种神志失常之患。治心神不安、心悸失眠、健忘多梦等证，与朱砂、酸枣仁、柏子仁等同用；治惊痫抽搐、癫狂发作，与牛黄、胆南星、礞石等同用。

2. 阴虚阳亢之眩晕证 本品有较强的平肝潜阳之功。常配怀牛膝、牡蛎、赭石等，如镇肝熄风汤。

3. 滑脱诸证 本品煅用有较好的收敛固涩之功，通过配伍可治疗遗精、滑精、尿频、遗尿、崩漏、带下、自汗、盗汗等多种正虚滑脱之证。治肾虚精关不固、遗精早泄，常与牡蛎相须为用，如金锁固精丸；治心肾两虚、小便频数，配桑螵蛸、龟甲等，如桑螵蛸散；治气虚不摄、冲任不固之白带、崩漏，配黄芪、五味子，如固冲汤；治表虚自汗、阴虚盗汗，常配黄芪、牡蛎等。

4. 湿疮痒疹、疮疡久溃不愈 本品煅后外用，有收湿敛疮、生肌之效。常与枯矾等分，共为细末，撒敷患处。

【用法用量】煎服，15~30g，宜先煎。外用适量。镇惊安神宜生用，收敛固涩宜煅用。

知识拓展

龙齿 为药材龙来源动物的牙齿化石。味甘涩、性凉，归心、肝经。长于镇惊安神，主要适用于惊痫、癫狂、心悸、失眠等证。用法用量与龙骨相同。

磁石 Cishi

【来源】为氧化物类矿物尖晶石族磁铁矿，主含四氧化三铁（Fe_3O_4）。主产于江苏、山东、辽宁、广东、安徽、河北等地。采挖后，除去杂质，选择吸铁能力强者（称“活磁石”或“灵磁石”）入药。生用或火煅醋淬研细用。

【性味归经】咸，寒。归肝、心、肾经。

【功效】镇惊安神，平肝潜阳，聪耳明目，纳气平喘。

【应用】

1. 心神不宁，惊悸癫痫 本品入心经走肾经而镇心益肾，善治肾虚肝旺，扰动心神及惊恐气乱、神不守舍的心神不安证，常与朱砂相须为用，如磁朱丸。

2. 肝阳眩晕 本品能平肝阳，益肾阴，敛浮阳。常与石决明、牡蛎等同用。

3. 肝肾阴虚，目暗耳聋 本品能益肾阴，具有聪耳明目之功。治耳鸣耳聋，多配山茱萸、熟地黄等，如耳聋左慈丸；治目暗不明、视物不清，常与枸杞子、菟丝子等同用。

4. 肾虚喘促 本品能益肾纳气平喘。多与蛤蚧、五味子等同用。

【用法用量】煎服，9~30g，打碎先煎；入丸散，每次1~3g。镇惊安神、平肝潜阳宜生用，聪耳明目、纳气平喘宜火煅醋淬后用。

【使用注意】吞服不易消化，如入丸散，不可多服久服。脾胃虚弱者慎服。

考点提示：磁石的使用注意。

知识链接

磁石与朱砂的功用之异同

共同点：二药均为重镇安神常用药，质重性寒入心经，均能镇心安神。

不同点：磁石益肾阴、潜肝阳，主治肾虚肝旺、肝火扰心之心神不宁；还能聪耳明目、纳气平喘，治耳鸣耳聋、视物昏花、肾虚气喘；朱砂镇心、清心而安神，善治心火亢盛之心神不安及惊风、癫痫；还能清热解毒，治疮疡肿毒、咽喉肿痛、口舌生疮。

琥珀 Hupo

【来源】为古代松科植物的树脂，埋藏地下经年久转化而成的化石样物质。主产于广西、云南、辽宁等地。全年均可采收。研末用。

【性味归经】甘，平。归心、肝、膀胱经。

【功效】镇惊安神，活血散瘀，利尿通淋。

考点提示：琥珀的功效。

【应用】

1. 心神不宁、心悸失眠、惊风癫痫 本品具有镇惊安神之功。治心神不宁、惊悸失眠、健忘多梦，常配远志、朱砂等，如琥珀定志丸；治小儿惊风、高热神昏抽搐及癫痫发作，常配天南星、朱砂等，如琥珀抱龙丸。

2. 瘀血阻滞证 本品入心肝血分，有活血通经、散瘀消癥之功，可用于内科、妇科多种瘀血证。治阴囊及妇女阴唇血肿、产后血瘀肿痛等，可单用研末冲服；治痛经、闭经，配莪术、当归等，如琥珀散；治心血瘀阻之胸痹心痛，常与三七共研末服；治癥瘕痞块，与鳖甲、三棱同用。

3. 淋证、癃闭 本品能利尿通淋。治淋证尿频、尿痛及癃闭之证，可单用琥珀为散，灯心汤送服。

【用法用量】研末冲服，每次 1.5~3g，不入煎剂。外用适量。

第二节 养心安神药

本类药物多为植物种子或种仁，甘润滋养，主入心、肝经，善养心安神。主要用于心肝血虚、心脾两虚等所致的虚烦不眠、心悸怔忡、健忘多梦、遗精、盗汗等。

扫码“学一学”

酸枣仁 Suanzaoren

【来源】为鼠李科落叶灌木或小乔木植物酸枣 *Ziziphus jujuba* Mill. var. *spinosa* (Bunge) Hu ex H. F. Chou 的干燥成熟种子。主产于河北、陕西、山西、山东等地。秋末冬初果实成熟时采收，晒干。生用或炒用，用时捣碎。

【性味归经】甘、酸，平。归心、肝、胆经。

【功效】养心益肝，宁心安神，敛汗生津。

【应用】

1. 心悸失眠 本品能养心阴、益肝血而安神，为养心安神之要药。治心肝血虚、心失所养之心悸失眠，常与当归、龙眼肉等同用；治心脾两亏、气血不足，常配黄芪、当归等，如归脾汤。

2. 自汗、盗汗 本品具有收敛止汗作用。用治体虚自汗、盗汗，常与煅牡蛎、黄芪等同用。

此外，本品有敛阴生津止渴功效，治津伤口渴，可与生地、麦冬等同用。

【用法用量】煎服，10~15g；研末吞服，每次1.5~2g。

柏子仁 Baiziren

【来源】为柏科常绿乔木植物侧柏 *Platycladus orientalis*（L.）Franco 的干燥成熟种仁。主产于山东、河南、河北、陕西、湖北等地。秋、冬二季采收成熟种子，晒干，去除种皮，收集种仁。生用或制霜用。

【性味归经】甘，平。归心、肾、大肠经。

【功效】养心安神，润肠通便，止汗。

【应用】

1. 心悸失眠 本品养血安神之功不及酸枣仁，但能交通心肾。治心阴不足之虚烦不眠，常与五味子、人参、牡蛎等同用，如柏子仁丸；治心肾不交之心悸少寐、梦遗健忘，常配麦冬、熟地黄、石菖蒲等，如柏子养心丸。

2. 肠燥便秘 本品能润滑大肠，有润肠通便之效。治老人、虚人肠燥便秘，常配火麻仁、郁李仁等，如五仁丸。

此外，本品质润，可滋补阴液，还可用治阴虚盗汗、小儿惊痫等。

【用法用量】煎服，3~10g。

【使用注意】便溏及多痰者慎用。

知识链接

柏子仁与酸枣仁的功用之异同

共同点：二者均有养心安神之功，用治阴血不足、心神失养所致的心悸怔忡、失眠、健忘等症，常相须为用。

不同点：酸枣仁入肝经，能益肝血，可用于心肝血虚之失眠，兼能止汗；柏子仁长于养心补心，适宜于心阴虚及心肾不交之失眠，兼能润肠通便。

远志 Yuanzhi

【来源】为远志科多年生草本植物远志 *Polygala tenuifolia* Willd. 或卵叶远志 *Polygala sibirica* L. 的干燥根。主产于山西、陕西、吉林、河南等地。春、秋二季采挖，晒干。生用或炙用。

【性味归经】苦、辛，温。归心、肾、肺经。

【功效】安神益智，祛痰，消肿。

【应用】

1. 心神不安、惊悸、失眠、健忘 本品上开心气而宁心安神，下通肾气而强志不忘，为交通心肾、安神定志之佳品。治心肾不交之心神不宁，常配人参、龙齿等，如安神定志丸。

考点提示：远志为交通心肾、安神定志之佳品。

2. 痰阻心窍之癫痫发狂、神志恍惚 本品既能祛痰，又开心窍。治痰阻心窍之癫痫抽搐，配半夏、天麻等；治痰迷癫狂，配石菖蒲、郁金等；治咳嗽痰多黏稠、咳吐不爽，常配杏仁、桔梗。

3. 痈疽疮毒、乳痈肿痛 治痈疽，无论寒热虚实均可。单研末黄酒送服，或外用调敷患处。

【用法用量】煎服，3~10g。外用适量，研末调敷。

【使用注意】本品对胃有刺激性，故溃疡病及胃炎患者慎用。

首乌藤 Shouwuteng

【来源】为蓼科多年生蔓生草本植物何首乌 *Polygonum multiflorum* Thunb. 的干燥藤茎。又名夜交藤。主产于河南、湖北、广西、广东、四川、江苏等地。秋、冬二季采割，晒干。生用。

【性味归经】甘，平。归心、肝经。

【功效】养心安神，祛风通络。

【应用】

1. 虚烦失眠多梦 本品有养心安神作用。治阴血虚少之失眠多梦、心神不宁，常与合欢皮同用；治阴虚阳亢、彻夜不眠，常与龙齿、柏子仁、珍珠母等同用。

2. 血虚身痛肢麻，风湿痹痛 本品能养血祛风，通经活络止痛。常与鸡血藤、桑寄生、川芎等同用。

此外，单用本品煎汤外洗，有祛风止痒之效，可治皮肤痒疹。

【用法用量】煎服，9~15g。外用适量。

合欢皮 Hehuanpi

【来源】为豆科落叶乔木植物合欢 *Albizia julibrissin* Durazz. 的干燥树皮。主产于湖北、江苏、安徽、浙江等地。夏、秋二季剥取树皮，晒干。切段，生用。

【性味归经】甘，平。归心、肝经、肺经。

【功效】解郁安神，活血消肿。

【应用】

1. 心神不宁，忧郁失眠 本品为疏肝解郁、悦心安神之佳品。适用于情志不遂、忿怒忧郁之烦躁不宁、失眠多梦等症，单用，或与首乌藤、郁金等同用。

2. 肺痈疮肿，跌仆伤痛 本品能活血祛瘀，消肿止痛。治跌打骨折，配红花、桃仁等；治内外疮痈肿毒，常配蒲公英、紫花地丁、连翘等。

【用法用量】煎服，6~12g。外用适量。

【使用注意】孕妇慎用。

知识拓展

合欢花 为豆科落叶乔木植物合欢的干燥花或花蕾。药性、功效与合欢皮相似，尤长于安神解郁。多用于虚烦不眠、抑郁不欢、健忘多梦等症。煎服，5~10g。单用或与其他安神药同用。

安神药小结见表 19-1、表 19-2。

表 19-1 重镇安神药功用归纳

药名	功效	应用	特点
朱砂	清心镇惊，安神，解毒	心神不宁、心悸、失眠；惊风、癫痫；疮疡肿毒、咽喉肿痛、口舌生疮	安神要药
龙骨	镇惊安神，平肝潜阳，收敛固涩	心神不安、心悸失眠、惊痫、癫狂；阴虚阳亢之眩晕证；滑脱诸证；湿疮痒疹、疮疡久溃不愈	镇惊、平肝潜阳要药
磁石	镇惊安神，平肝潜阳，聪耳明目，纳气平喘	心神不宁，惊悸癫痫；肝阳眩晕；肝肾阴虚，目暗耳聋；肾虚喘促	既能镇心安神，又能益肾
琥珀	镇惊安神，活血散瘀，利尿通淋	心神不宁、心悸失眠、惊风癫痫；瘀血阻滞证；淋证、癃闭	善治诸淋

表 19-2 养心安神药功用归纳

药名	功效	应用	特点
酸枣仁	养心益肝，宁心安神，敛汗生津	心悸失眠；自汗、盗汗	养心安神之要药
柏子仁	养心安神，润肠通便，止汗	心悸失眠；肠燥便秘	善治心肾不交之心悸失眠
远志	安神益智，祛痰，消肿	心神不安、惊悸、失眠、健忘；痰阻心窍之癫痫发狂、神志恍惚；痈疽疮毒、乳痈肿痛	为交通心肾、安定神志、益智强识之佳品
首乌藤	养心安神，祛风通络	虚烦失眠多梦；血虚身痛肢麻，风湿痹痛	有养心安神，养血祛风，通经止痛作用
合欢皮	解郁安神，活血消肿	心神不宁，忧郁失眠；肺痈疮肿，跌扑伤痛	用于情志不遂、忿怒忧郁之烦躁不宁

扫码“练一练”

目标检测

一、最佳选择题

1. 既治心悸失眠又治肠燥便秘的药物是（　　）
   A. 酸枣仁　B. 桃仁　C. 柏子仁
   D. 瓜蒌仁　E. 郁李仁
2. 煅后长于收敛固涩、收湿敛疮的药物是（　　）
   A. 磁石　B. 龙骨　C. 朱砂
   D. 柏子仁　E. 川贝母
3. 朱砂配磁石的功效是（　　）
   A. 重镇安神　B. 滋阴潜阳　C. 纳气平喘
   D. 清心泻火　E. 解毒消肿
4. 柏子仁的功效是（　　）
   A. 养心安神，敛汗　B. 养心安神，祛风通络
   C. 安神解郁，凉血消肿　D. 养心安神，润肠通便
   E. 宁心安神，祛痰开窍
5. 治疗情志不遂、愤怒忧郁、虚烦不安、失眠多梦，宜首选（　　）
   A. 首乌藤　B. 酸枣仁　C. 合欢皮
   D. 远志　E. 柏子仁

二、配伍选择题

A. 镇心安神，清热解毒
B. 镇惊安神，平肝潜阳，收敛固涩
C. 镇惊安神，活血散瘀，利尿通淋
D. 解郁安神，活血消肿
E. 养血安神，祛风通络

6. 朱砂的功效是（　　）
7. 琥珀的功效是（　　）
8. 首乌藤的功效是（　　）

三、多项选择题

9. 既能敛汗，又能安神的药物是（　　）
   A. 磁石　B. 酸枣仁　C. 五味子
   D. 远志　E. 琥珀
10. 以下属于龙骨治疗病证的是（　　）
    A. 心神不安，心悸失眠　B. 阴虚阳亢之眩晕证
    C. 滑脱诸证　D. 湿疮痒疹
    E. 风湿痹痛

（杨春花）

第二十章

平肝息风药

学习目标

1. 掌握平肝息风药的含义、功效、适应范围、配伍原则和使用注意；平抑肝阳药石决明、牡蛎、赭石，以及息风止痉药羚羊角、牛黄、钩藤、天麻的性味归经、功效、应用、用法用量及使用注意。
2. 熟悉珍珠母、全蝎、蜈蚣、地龙的性能与功效；性能功效相似药物的区别。
3. 了解蒺藜、僵蚕的主要功效。

案例导入

患者赵某，男，68岁。头晕1个月，患者在1个月前开始无明显诱因出现头晕，转头时加重，视物旋转。无耳鸣、恶心、呕吐症状，服天麻胶囊无明显好转。喜热饮、口干、便秘，舌暗红，少苔，脉弦。

试分析该患者可以选用哪类药物进行治疗？该类药物有何注意事项？

凡以平抑肝阳、息风止痉为主要功效，用于治疗肝阳上亢或肝风内动病证的药物，称为平肝息风药。

本类药多为介类、虫类、矿物药及其他动物药。大多味咸或甘，性寒凉，皆入肝经。介类及矿物药质地沉重，以平肝潜阳为主；虫类药多以息风止痉为主；部分药物还有镇惊安神作用。

依据性能、功效和应用的特点，平肝息风药可分为平抑肝阳药和息风止痉药两类。

使用平肝息风药时，须根据病因、病机及兼证，进行相应配伍。如治肝阳上亢证，多配滋养肾阴药；治肝阳化风证，应将平抑肝阳及息风止痉药合用；治热极生风证，当配清热泻火药；治阴血亏虚，当配养阴补血药等。

使用注意：①本类药物有性偏寒凉或偏温燥之不同，应区别使用。②药性寒凉之品，脾虚慢惊者忌用；药性温燥之品，阴虚血亏者慎用。

考点提示： 平肝息风药的使用注意。

扫码“学一学”

第一节 平抑肝阳药

本类药物多为矿石、介类药，少数为植物药。药性大多咸寒，主入肝经，以平肝潜阳或平抑肝阳为主，兼能镇惊安神、清肝明目。主要用治肝阳上亢之头晕目眩、头痛、耳鸣和肝火上攻之面红目赤、头痛头昏、烦躁易怒等症，亦用于肝风内动等病证，常与息风止痉药配伍使用。

石决明 Shijueming

【来源】 为鲍科动物杂色鲍 *Haliotis diversicolor* Reeve、皱纹盘鲍 *Haliotis discus hannai* Ino、羊鲍 *Haliotis ovina* Gmelin、澳洲鲍 *Haliotis tuber*（Leach）、耳鲍 *Haliotis asinine* Linnaeus 或白鲍 *Haliotis laevigata*（Donovan）的贝壳。前三种主产于广东、福建、海南、辽宁、山东、江苏等沿海；后三种主产澳大利亚、新西兰。夏、秋二季捕捉，去肉，洗净，干燥。生用或煅用，用时打碎。

【性味归经】 咸，寒。归肝经。

【功效】 平肝潜阳，清肝明目。

【应用】

1. 肝阳上亢，头痛眩晕 本品咸寒质重，专入肝经，有平肝阳、清肝热之功，为凉肝、镇肝之要药。治肝肾阴虚、肝阳上亢之眩晕，常与生地黄、白芍等同用，如育阴潜阳汤；治肝阳上亢并肝火亢盛之头晕头痛、烦躁易怒，常与羚羊角、钩藤等同用，如羚羊角汤。

2. 目赤翳障，视物昏花 治肝火上炎之目赤肿痛，常与夏枯草、菊花等同用；治风热目赤、翳膜遮睛，常与蝉蜕、菊花等同用；治阴虚血少之目暗不明、雀盲目眩，多与熟地黄、枸杞子等同用。

此外，本品煅后还有收敛、制酸、止痛、止血等作用，可用于胃酸过多之胃脘痛，研末外敷可用于外伤出血。

考点提示： 石决明的功效及应用。

【用法用量】 煎服，6~20g，打碎先煎。平肝、清肝宜生用，外用点眼宜煅用、水飞。

【使用注意】 脾胃虚寒、食少便溏者慎用。

知识链接

石决明与决明子的功用之异同

共同点：二药均名决明，都具有清肝明目之效，皆可用于治疗目赤肿痛、翳障等偏肝热者。

不同点：石决明为贝壳类药物，质重，多生用，为重镇平肝、凉肝泄热之要药，其平肝潜阳之力强于决明子，多用于肝阳上亢之头痛眩晕、烦躁易怒等；决明子为植物的种子，既泻肝火，又益肾阴，为明目佳品，虚实目疾，均为常用，其质润多脂，又能润肠通便，也常用于内热津伤、肠燥便秘。

珍珠母 Zhenzhumu

【来源】为蚌科动物三角帆蚌 *Hyriopsis cumingii*（Lea）、褶纹冠蚌 *Cristaria plicata*（Leach）或珍珠贝科动物马氏珍珠贝 *Pteria martensii*（Dunker）的贝壳。前两种主要分布于全国各地的江河湖沼中；后者主产于海南、广东、广西沿海。全年均可采收，去肉，洗净，干燥，晒干。生用或煅用，用时打碎。

【性味归经】咸，寒。归肝、心经。

【功效】平肝潜阳，清肝明目，镇心安神。

考点提示：珍珠母的功效。

【应用】

1. 肝阳上亢，头痛眩晕 功似石决明，能平肝潜阳，清泻肝火。治肝阳上亢之头晕目眩、头痛耳鸣，常与牡蛎、白芍等配伍；治肝阳上亢之烦躁易怒，常与钩藤、菊花、夏枯草等配伍。

2. 目赤肿痛，视物昏花 本品有清肝明目之效。治肝热目赤、翳障，常与石决明、菊花等同用；治肝虚目暗、视物昏花，常配枸杞子、女贞子等。

3. 惊悸失眠，心神不宁 本品有镇心安神的作用。治心悸失眠、心神不宁，常配朱砂、龙骨等；治癫痫、惊风抽搐，常配天麻、钩藤等。

此外，本品研细末外用，具有燥湿敛疮的作用，可用于湿疮瘙痒。

【用法用量】煎服，10~25g，打碎先下。外用适量，研末调敷。

牡蛎 Muli

【来源】为牡蛎科动物长牡蛎 *Ostrea gigas* Thunberg、大连湾牡蛎 *Ostrea talienwhanensis* Crosse 或近江牡蛎 *Ostrea rivularis* Gould 的贝壳。主产于我国沿海一带。全年均可采收，去肉，洗净，晒干。生用或煅用，用时打碎。

【性味归经】咸、涩，微寒。归肝、肾经。

【功效】平肝潜阳，软坚散结，收敛固涩。

【应用】

1. 肝阳上亢，头晕目眩 本品功似石决明，为平肝潜阳之要药。治肝肾阴虚、肝阳上亢之证，常配龟甲、龙骨等，如镇肝熄风汤；治热病日久之虚风内动之证，常配龟甲、鳖甲等，如大定风珠。

2. 烦躁不安，心悸失眠 治心神不安、惊悸怔忡、失眠多梦等症，常与龙骨相须为用，如桂枝甘草龙骨牡蛎汤。

3. 瘰疬痰核，癥瘕积聚 治痰核、瘰疬，常与浙贝母、玄参等同用，如消瘰丸；治癥瘕痞块，多与鳖甲、莪术等同用。

4. 滑脱诸证 本品味涩，煅后长于收敛固涩，常与煅龙骨相须为用。治正虚不固之滑脱诸证，常配相应的补虚药及收涩药。

此外，煅牡蛎有制酸止痛的作用，可治胃痛泛酸，常与乌贼骨、浙贝母共为细末，内服取效。

【用法用量】 煎服，9~30g，打碎先煎。除收敛固涩、制酸止痛宜煅用外，余皆生用。

知识链接

牡蛎与龙骨的功用之异同

共同点：二药均有重镇安神、平肝潜阳、收敛固涩作用，均可用治心神不安、惊悸失眠、阴虚阳亢、头晕目眩及各种滑脱证。

不同点：牡蛎平肝潜阳功效显著，又有软坚散结之功；龙骨长于镇惊安神，收敛固涩力优于牡蛎。

赭石 Zheshi

【来源】 为氧化物类矿物刚玉族赤铁矿，主含三氧化二铁（Fe_2O_3），又名代赭石。产于山西、河北、河南、山东等地。采挖后，除去杂石，打碎生用或火煅醋淬研粉用。

【性味归经】 苦，寒。归肝、心、肺、胃经。

【功效】 平肝潜阳，重镇降逆，凉血止血。

【应用】

1. 肝阳上亢证　本品苦寒质重，能平肝阳、清肝火，为重镇潜阳之要药。治肝火盛，配石决明、牛膝等，如代赭石汤；治阴虚阳亢，配龟甲、牡蛎等，如镇肝熄风汤。

2. 呕吐、呃逆、噫气、气逆喘息等　本品为重镇降逆之要药。尤善降上逆之胃气而止呕、止呃、止噫，常与旋覆花相须为用，如旋覆代赭汤。

3. 血热之吐血、衄血、崩漏　本品善降气降火，尤适于气火上逆，迫血妄行之出血证。治吐血、衄血，常与白芍、竹茹等同用，如寒降汤；治崩漏下血，多与禹余粮、赤石脂等同用，如震灵丹。

【用法用量】 煎服，9~30g，宜打碎先煎；入丸散，每次1~3g。平肝、降逆宜生用，止血宜煅用。

【使用注意】 孕妇慎服。因含微量砷，不宜长期服用。

知识链接

赭石与磁石的功用之异同

共同点：二药皆为铁矿石类重镇之品，均能平肝潜阳、降逆平喘，用于肝阳上亢之眩晕及气逆喘息之证。

不同点：赭石主入肝经，偏重于平肝潜阳、凉血止血，善降肺胃气逆；磁石主入肾经，偏重于益肾阴而镇浮阳、纳气平喘、镇惊安神。

蒺藜 Jili

【来源】 为蒺藜科一年至多年生草本植物蒺藜 *Tribulus terrestris* L. 的干燥成熟果实。主产于东北、华北及西北等地。秋季果实成熟时采收，晒干。炒黄或盐炙用。

【性味归经】 苦、辛，微温。有小毒。归肝经。

【功效】 平肝解郁，活血祛风，明目，止痒。

【应用】

1. 肝阳上亢之头晕目眩 本品有平抑肝阳的作用。常与钩藤、珍珠母等同用。

2. 肝郁气滞、胸胁胀痛及乳闭胀痛 本品有疏肝解郁之效。治肝郁气滞、胸胁胀痛，与柴胡、香附、青皮等同用；治产后肝郁乳汁不通、乳房胀痛，可单用研末服，或与穿山甲、王不留行等同用。

3. 风疹瘙痒、白癜风 治疗风疹瘙痒，常与防风、荆芥等同用；治疗白癜风，可单用本品研末冲服。

4. 风热目赤翳障 本品能疏散肝经风热而明目退翳。可与菊花、决明子等同用，如白蒺藜散。

【用法用量】 煎服，6~10g。炒用长于平肝潜阳，疏肝解郁。

扫码“学一学”

第二节 息风止痉药

本类药物以动物或虫类为主，大多寒凉，个别温燥，主入肝、心二经，以息肝风、止痉挛抽搐为主要功效。适用于温热病热极生风、肝阳化风及血虚生风等所致之眩晕欲仆、项强肢颤、痉挛抽搐等症。部分药物兼能平肝潜阳、清泻肝火，亦可用治肝阳上亢之头晕目眩及肝火上攻之目赤头痛等症。某些药物尚能祛外风，可用于风中经络之口眼歪斜、肢麻痉挛、头痛、痹症等症。

羚羊角 Lingyangjiao

【来源】 为牛科动物赛加羚羊 *Saiga tatarica* Linnaeus 的角。主产于新疆、青海等地。全年可捕捉锯下其角，以8~9月色泽最好。捕后锯其角，晒干。用时镑片、锉末或磨汁。

【性味归经】 咸，寒。归肝、心经。

【功效】 平肝息风，清肝明目，清热解毒。

【应用】

1. 肝风内动，惊痫抽搐 本品有良好的清肝热、息肝风作用，为治疗肝风内动、惊痫抽搐之要药。治温热病热邪炽盛、热极动风之高热神昏、痉厥抽搐，常与钩藤相须为用，如羚角钩藤汤；治癫痫、惊悸，与钩藤、天竺黄、郁金等同用。

2. 肝阳上亢之头晕目眩 本品有显著的平肝阳作用。平肝阳、止眩晕，常与石决明、牡蛎、天麻等同用。

3. 肝火炽盛之目赤头痛 本品善清泻肝火，治肝火上炎之头痛、头晕、目赤肿痛、羞明流泪等，常配龙胆草、决明子等，如羚羊角散。

4. 温病热毒炽盛证　本品性寒入心肝二经，能气血两清。治温热病壮热、神昏谵语、抽搐等症，常与石膏、寒水石等同用，如紫雪丹。

此外，本品还能清肺热止咳，治肺热咳喘，如羚羊清肺散。

【用法用量】煎服，1～3g，宜单煎2小时以上，取汁服；磨汁或研粉服，每次0.3～0.6g。

【使用注意】脾虚慢惊者忌服，脾胃虚寒者慎服。

牛黄 Niuhuang

【来源】为牛科动物牛 *Bos taurus domesticus* Gmelin 干燥的胆结石。主产于我国西北和东北地区。宰牛时，如发现牛黄，应立即滤去胆汁，将牛黄取出，除去外部薄膜，阴干。

【性味归经】甘，凉。归肝、心经。

【功效】息风止痉，豁痰开窍，清热解毒。

【应用】

1. 肝风内动、惊痫抽搐等　本品能清肝、凉肝，有较强的息风止痉、定惊安神之效。常与朱砂、钩藤等同用，如牛黄散。

2. 热病神昏　本品既清心热，又化痰开窍醒神，药力强大，为解毒豁痰开窍之要药。常与麝香等同用，如安宫牛黄丸；亦可单用为末，淡竹沥化服。

3. 咽喉肿痛及痈疽疔毒等热毒郁结之证　本品为清热解毒之良药。治咽喉肿痛、口舌生疮，与黄芩、雄黄等同用，如牛黄解毒丸；治咽喉肿痛、溃烂，可与珍珠为末吹喉，如珠黄散；治痈疽疔毒等，与麝香、乳香等同用，如犀黄丸。

【用法用量】入丸散，0.15～0.35g。外用适量，研末敷患处。

【使用注意】孕妇慎用。

知识拓展

牛黄及牛黄代用品　牛黄是一味名贵中药材，我国药典中以牛黄为原料的中成药品种多达600种。由于我国天然牛黄资源匮乏，难以满足临床用药需要，国家药品监督管理部门自1972年陆续批准了3个牛黄代用品，即人工牛黄、培植牛黄和体外培育牛黄，并对牛黄代用品的使用做出相关规定。

钩藤 Gouteng

【来源】为茜草科常绿木质藤本植物钩藤 *Uncaria rhynchophylla*（Miq.）Jacks.、大叶钩藤 *Uncaria macrophylla* Wall.、毛钩藤 *Uncaria hirsuta* Havil.、华钩藤 *Uncaria sinensis*（Oliv.）Havil. 或无柄果钩藤 *Uncaria sessilifructus* Roxb. 的干燥带钩茎枝。产于长江以南各地。秋、冬二季采收，切段，晒干。生用。

【性味归经】甘，凉。归肝、心包经。

【功效】息风止痉，清热平肝。

【应用】

1. 肝风内动，惊痫抽搐 本品有和缓的息风止痉作用，为治疗肝风内动、惊痫抽搐之常用药，多用于小儿。治小儿惊风，常与天麻相须为用，如钩藤饮；治热极生风，配羚羊角，如羚角钩藤汤；治诸痫啼叫、痉挛抽搐，与天竺黄、蝉蜕等同用，如钩藤饮子；治小儿夜啼，常与蝉蜕、薄荷等同用。

2. 头痛眩晕 本品既清肝热，又平肝阳。治肝火上攻，与夏枯草、栀子、黄芩等同用；治肝阳上亢，与天麻、石决明、菊花等同用。

【用法用量】煎服，3~12g，宜后下，不宜久煎。

考点提示：钩藤入煎剂的使用注意。

天麻 Tianma

【来源】为兰科多年生寄生草本植物天麻 *Gastrodia elata* Bl. 的干燥块茎。主产于四川、云南、贵州等地。立冬后至次年清明前采挖，立即洗净，蒸透，敞开低温干燥。用时润透，切片。生用。

【性味归经】甘，平。归肝经。

【功效】息风止痉，平抑肝阳，祛风通络。

【应用】

1. 肝风内动，惊痫抽搐 本品甘润不烈，作用平和，善息风止痉，治各种原因所致肝风内动之惊痫抽搐，不论寒热虚实均可应用，为治风圣药。治小儿急惊风，配羚羊角、钩藤等，如钩藤饮子；治小儿脾虚慢惊，与人参、白术等同用，如醒脾丸；治破伤风痉挛抽搐、角弓反张，与天南星、白附子等同用，如玉真散。

2. 头痛眩晕 本品既息肝风，又平肝阳，为治眩晕头痛之要药。治肝阳上亢之眩晕、头痛，配钩藤、石决明等，如天麻钩藤汤；治风痰上扰之眩晕、头痛，配半夏、白术、茯苓等，如半夏白术天麻汤。

3. 风湿痹痛，肢体麻木，手足不遂 本品有祛外风、通经络止痛之效。治中风手足不遂、肢体麻木、痉挛抽搐，常与川芎等同用，如天麻丸；治风湿痹痛、关节屈伸不利，常配秦艽、羌活等，如秦艽天麻汤。

【用法用量】煎服，3~10g；研末冲服，每次1~1.5g。

知识拓展

天麻的植物特点 天麻为天麻属食菌性草本植物，全株不含叶绿素，无根，与菌共生。已被世界自然保护联盟评为易危物种，并列入《濒危野生动植物种国际贸易公约》的附录Ⅱ中，也被列入《国家重点保护野生植物名录（第二批）》中，为Ⅱ级保护植物。

地龙 Dilong

【来源】为钜引科动物参环毛蚓 *Pheretima aspergillum*（E. Perrier）、通俗环毛蚓 *Pheretima vulgaris* Chen、威廉环毛蚓 *Pheretima guillelmi*（Michaelsen）或栉盲环毛蚓 *Pheretima pectinifera* Michaelsen 的干燥体。前一种习称“广地龙”，主产于广东、广西等地；后三种习称“沪地龙”，主产于上海、浙江、江苏等地。广地龙春季至秋季捕捉，沪地龙夏季捕捉，及时剖开腹部，除去内脏及泥沙，洗净，晒干或低温干燥。

【性味归经】咸，寒。归肝、脾、膀胱经。

【功效】清热定惊，通络，平喘，利尿。

【应用】

1. 高热惊痫、癫狂 本品有清热、息风、定惊之效。治温病热极生风之神昏谵语、痉挛抽搐等症，可单用本品煎服，或与钩藤、牛黄、白僵蚕等同用；治小儿惊风之高热抽搐，常将本品研烂，配朱砂为丸服；治高热、狂躁或癫痫等，单用鲜品，同盐化为水饮服。

2. 痹痛肢麻，半身不遂 本品性善走窜，通行经络。善于治疗关节红肿灼痛、屈伸不利之热痹，常与防己、秦艽等同用；治风寒湿痹，常配川乌、天南星、乳香等，如小活络丹；用于中风后经络不利之半身不遂、口眼㖞斜等症，常与黄芪、当归、川芎等同用，如补阳还五汤。

3. 肺热哮喘 本品能清肺热平喘。治邪热壅肺、肺失肃降之喘息不止、喉中哮鸣有声，单用研末内服，或与麻黄、石膏、杏仁等同用。

4. 小便不利，尿闭不通 本品有清热结、利水道之效。可用鲜品捣烂、浸水，滤取浓汁服，也可与车前子、木通、泽泻等同用。

考点提示：地龙的功效及应用。

【用法用量】煎服，5~15g；鲜品 10~20g；研末吞服，每次 1~2g。

全蝎 Quanxie

【来源】为钳蝎科动物东亚钳蝎 *Buths martensii* Karsch 的干燥体。主产于河南、山东、湖北、安徽等地。春末至秋初捕捉，除去泥沙，置沸盐水中，煮至全身僵硬，捞出，置通风处，阴干。

【性味归经】辛，平。有毒。归肝经。

【功效】息风止痉，攻毒散结，通络止痛。

【应用】

1. 痉挛抽搐 本品既能平息肝风，又祛外风，兼具息风止痉及祛风之效。治各种原因之痉挛抽搐，常与蜈蚣相须为用，如止痉散；治小儿急惊风，常与钩藤同用；治小儿慢惊风，常与党参、天麻等同用；治癫痫抽搐，配郁金、白矾等份，研细末服；治破伤风之痉挛抽搐，常配蜈蚣、天南星等；治风中经络之口眼㖞斜，与僵蚕、白附子同用，如牵正散。

2. 疮痈肿毒，瘰疬结核 本品攻毒散结，为外科常用药。治诸疮肿毒，用全蝎、栀子各 7 个，麻油煎黑去渣，入黄蜡为膏外敷；治颌下肿硬，以本品 10 枚焙焦，分两次用黄酒服下。

3. 偏正头痛，风湿顽痹 本品善搜风通络止痛。对风寒湿痹日久不愈、筋脉拘挛，甚则关节变形之顽痹，作用颇佳，常配川乌、白花蛇等；治顽固性偏正头痛，配蜈蚣、地龙等。

【用法用量】 煎服，3~6g；研末吞服，每次0.6~1g。外用适量。

【使用注意】 本品有毒，用量不宜过大，孕妇忌用。

蜈蚣 Wugong

【来源】 为蜈蚣科动物少棘巨蜈蚣 *Scolopendra subspinipes mutilans* L. Koch 的干燥体。产于江苏、浙江、湖北等地。春、夏两季捕捉，用竹片插入头尾，绷直，干燥。

【性味归经】 辛，温。有毒。归肝、肺经。

【功效】 息风止痉，攻毒散结，通络止痛。

【应用】

1. 痉挛抽搐 本品辛温有毒，性善走窜，通达内外，其息风、搜风通络作用比全蝎更强，二者常相须为用。

2. 疮疡肿毒、瘰疬 本品以毒攻毒，味辛散结。用于恶疮肿毒，常与猪胆汁、雄黄等药制膏外敷，如不二散。

3. 风湿顽痹、顽固性头痛 本品善于搜风通络止痛，治风湿顽痹，常与防风、独活等同用；用于久治不愈之顽固性头痛，常与天麻、川芎、白僵蚕等同用。

【用法用量】 煎服，3~5g；研末吞服，每次0.6~1g。外用适量。

【使用注意】 本品有毒，用量不宜过大。孕妇禁用。

知识链接

全蝎与蜈蚣的功用之异同

共同点：全蝎与蜈蚣均具有息风止痉、攻毒散结、通络止痛之功，二者常相须为用，治疗肝风内动所致痉挛抽搐或顽固性头痛或瘰疬痰核等。

不同点：蜈蚣力猛性燥，善走窜通达，息风止痉之功较强，全蝎功效较蜈蚣弱。

僵蚕 Jiangcan

【来源】 为蚕蛾科昆虫家蚕 *Bombyx mori* Linnaeus 4~5龄的幼虫感染（或人工接种）白僵菌 *Beauveria bassianna*（Bals.）Vuillant 而致死的干燥体。主产于浙江、江苏等养蚕区。多于春、秋生产，将感染白僵菌病死的蚕干燥。生用或麸炒用。

【性味归经】 咸、辛，平。归肝、肺、胃经。

【功效】 息风止痉，祛风止痛，化痰散结。

考点提示： 僵蚕的功效。

【应用】

1. 惊痫抽搐 本品能息风止痉，兼能化痰，尤适于夹有痰热者。药力较全蝎、蜈蚣缓和，无论急慢惊风、内风外风，尤兼痰热者均可用之。治小儿急惊风，常与全蝎、牛黄等同用；治慢惊风，常与党参、天麻等同用；治破伤风之痉挛抽搐，多与全蝎等同用。

2. 风中经络、口眼㖞斜 本品又能祛风止痉。治风中经络之口眼㖞斜、痉挛抽搐之证，常与全蝎、白附子同用，如牵正散。

3. 风热头痛、目赤、咽肿或风疹瘙痒 治肝经风热上攻之头痛、目赤肿痛，常与桑叶、荆芥等同用；治咽喉肿痛，常与桔梗、荆芥等同用；治风疹瘙痒，单用或与蝉蜕等同用。

4. 痰核、瘰疬 本品既能软坚散结，又兼化痰，常与浙贝母等同用。亦可用治乳腺炎、流行性腮腺炎、疔疮痈肿等，可与金银花、连翘等同用。

【用法用量】煎服，5~10g；研末吞服，每次1~1.5g。散风热生用，余多制用。

平肝息风药小结见表20-1、表20-2。

表20-1 平抑肝阳药功用归纳

药名	功效	应用	特点
石决明	平肝潜阳，清肝明目	肝阳上亢，头痛眩晕；目赤翳障，视物昏花	为治疗肝阳上亢之眩晕和肝热目疾的常用药
珍珠母	平肝潜阳，清肝明目，镇心安神	肝阳上亢，头痛眩晕；目赤肿痛，视物昏花；惊悸失眠，心神不宁	功效类似于石决明，但力弱
牡蛎	平肝潜阳，软坚散结，收敛固涩	肝阳上亢，头晕目眩；烦躁不安，心悸失眠；瘰疬痰核，癥瘕积聚；滑脱诸证	平肝潜阳和软坚散结的常用品，煅后为治疗滑脱诸证的佳品
赭石	平肝潜阳，重镇降逆，凉血止血	肝阳上亢证；呕吐、呃逆、噫气、气逆喘息等；血热之吐血、衄血、崩漏	为重镇降逆之要药
蒺藜	平肝解郁，活血祛风，明目，止痒	肝阳上亢之头晕目眩；肝郁气滞、胸胁胀痛及乳闭胀痛；风疹瘙痒、白癜风；风热目赤翳障	既平肝又疏肝，且能祛风为治疗肝经疾患的常用药

表20-2 息风止痉药功用归纳

药名	功效	应用	特点
羚羊角	平肝息风，清肝明目，清热解毒	肝风内动，惊痫抽搐；肝阳上亢之头晕目眩；肝火炽盛之目赤头痛；温病热毒炽盛证	长于清肝热、息肝风；为治疗热极生风之惊痫抽搐的要药
牛黄	息风止痉，豁痰开窍，清热解毒	肝风内动、惊痫抽搐等；热病神昏；咽喉肿痛及痈疽疔毒等热毒郁结证	为息风止痉，化痰开窍，清热解毒的常用药
钩藤	息风止痉，清热平肝	肝风内动，惊痫抽搐；头痛眩晕	为治肝阳上亢证和肝风内动证的常用药
天麻	息风止痉，平抑肝阳，祛风通络	肝风内动，惊痫抽搐；头痛眩晕；风湿痹痛，肢体麻木，手足不遂	有“风药中之润剂”之称，为治疗肝阳上亢眩晕及肝风内动证的常用药
地龙	清热定惊，通络，平喘，利尿	高热惊痫、癫狂；痹痛肢麻，半身不遂；肺热哮喘；小便不利，尿闭不通	性善走窜，清热力强，且长于通络

续表

药名	功效	应用	特点
全蝎	息风止痉，攻毒散结，通络止痛	痉挛抽搐；疮痈肿毒，瘰疬结核；偏正头痛，风湿顽痹	既能息风止痉又能搜风
蜈蚣	息风止痉，攻毒散结，通络止痛	痉挛抽搐；疮疡肿毒、瘰疬；风湿顽痹、顽固性头痛	功用同全蝎，但力更强
僵蚕	息风止痉，祛风止痛，化痰散结	惊痫抽搐；风中经络、口眼㖞斜；风热头痛、目赤、咽肿或风疹瘙痒；痰核、瘰疬	用于治疗多种原因引起的惊痫抽搐，尤其适用于惊风、癫痫兼有痰热者

扫码“练一练”

目标检测

一、最佳选择题

1. 蒺藜的功效是（　　）

A. 平肝潜阳，清肝明目

B. 平肝潜阳，滋阴明目

C. 平肝解郁，活血祛风，明目，止痒

D. 平肝潜阳，清热明目，解毒

E. 平肝息风，清肝明目，清热解毒

2. 羚羊角研粉内服的用量是（　　）

A. 每次 0.06~0.1g　　B. 每次 0.15~0.3g

C. 每次 0.2~0.5g　　D. 每次 0.1~0.5g

E. 每次 0.3~0.6g

3. 既平肝阳，又降胃气的药物是（　　）

A. 磁石　　B. 珍珠母　　C. 枇杷叶

D. 赭石　　E. 珍珠

4. 入煎剂须后下的药物是（　　）

A. 地龙　　B. 羚羊角　　C. 钩藤

D. 天麻　　E. 牛黄

5. 功似石决明，又具有镇心安神作用的药物是（　　）

A. 决明子　　B. 赭石　　C. 蒺藜

D. 珍珠母　　E. 牡蛎

二、配伍选择题

A. 息风止痉　　B. 聪耳明目　　C. 止咳平喘

D. 通络止痛　　E. 凉血止血

6. 牛黄除清热解毒外，还具有的功效是（　　）

7. 赭石除平肝潜阳、重镇降逆外，还具有的功效是（　　）

8. 全蝎除息风止痉、攻毒散结外，还具有的功效是（　　）

三、多项选择题

9. 僵蚕的功效包括（　　）

A. 息风止痉　　B. 平肝抑阳　　C. 祛风止痛
D. 化痰散结　　E. 祛风止痒

10. 钩藤的功效不包括（　　）
A. 息风止痉　　B. 解毒散结　　C. 清热平肝
D. 通络　　E. 利尿

（杨春花）

扫码“学一学”

第二十一章

开窍药

学习目标

1. 掌握开窍药的含义、性能特点、功效、适应证、配伍原则和使用注意；麝香、冰片的性味归经、功效、应用、用法用量及使用注意。
2. 熟悉苏合香和石菖蒲的性能与功效；性能功效相似药物的区别。
3. 了解蟾酥的主要功效。

案例导入

患者曾某，男，53岁。与邻里争吵时神昏猝倒，颜面潮红，喉中漉漉有声，脉沉滑，数而有力。

试分析针对此类急症患者，中药如何发挥作用？可以使用哪类药物？

凡以开窍醒神为主要作用，用于治疗闭证神昏的药物，称为开窍药，又名芳香开窍药。

本类药物多味辛气芳香，具辛香走窜之性，主入心经，具开窍醒神之功，主要用于温病热陷心包、痰浊蒙蔽清窍之神昏谵语，以及惊风、癫痫、中风等卒然昏厥、痉挛抽搐等。部分药尚兼活血行气、辟秽解毒等功效，又可用治湿浊中阻、胸脘满痛痞闷，血瘀气滞疼痛、经闭癥瘕，湿阻中焦、食少腹胀及目赤咽肿、痈疽疔疮等证。

神志昏迷分虚证、实证，虚证即脱证，治当补虚固脱，非本类药物所宜；实证即闭证，治当开窍醒神，可选用本类药物治疗。使用开窍药治疗闭证应注意区分寒闭、热闭之不同。面青、身凉、苔白、脉迟之寒闭，须采用“温开”治法，选用辛温的开窍药，配伍温里祛寒之品；面红、身热、苔黄、脉数之热闭，须采用“凉开”治法，当选用辛凉的开窍药，并与清热泻火解毒之品配伍使用。若兼惊厥抽搐，还须配伍平肝息风止痉药；兼烦躁不安者，须配伍安神定惊药；如以疼痛为主症，可配伍行气药或活血化瘀药；痰浊壅盛者，须配伍化湿、祛痰药。

使用注意：①开窍药为救急、治标之品，易耗伤正气，故只宜暂服，不可久用。②使用本类药物需分虚实，脱证忌服。③本类药物作用峻猛，易损胎气，孕妇忌用。④本类药物气味芳香，易于挥发，多不入煎剂，宜入丸剂、散剂服用。

扫码“看一看”

麝香 Shexiang

【来源】为鹿科动物林麝 *Moschus berezovskii* Flerov、马麝 *Moschus sifanicus* Przewalski 或原麝 *Moschus moschiferus* Linnaeus 成熟雄体香囊中的干燥分泌物。主产于四川、西藏、云南、陕西、甘肃、内蒙古等地。野麝多在冬季至次春猎取，猎获后，割取香囊，阴干，习称“毛壳麝香”；剖开香囊，除去囊壳，习称“麝香仁”。家麝直接从其香囊中取出麝香仁，阴干入药，密闭，避光贮存。

【性味归经】辛，温。归心、脾经。

【功效】开窍醒神，活血通经，消肿止痛。

【应用】

1. 窍闭神昏证 本品辛温，气极香，走窜之性烈，为醒神回苏要药，无论寒热闭证，均可配伍使用。治寒闭神昏，常配伍苏合香、檀香、安息香等，组成温开之剂；治热闭神昏，常配伍牛黄、冰片、朱砂等，组成凉开之剂。

2. 血瘀经闭、难产、死胎、胞衣不下 本品活血通经，辛香走窜，力达胞宫，有通经止痛、催生下胎之效。治疗瘀血痛经、月经不调或者经闭，可配伍丹参、红花、益母草；治难产、死胎等，常与肉桂配伍，如香桂散；亦有将本品与猪牙皂、天花粉同用，葱汁为丸，外用取效。

3. 诸瘀血痛证 本品活血散结、消肿止痛作用颇佳，内服外用，均有良效。治血瘀痛经，常与红花、桃仁、川芎等同用；治心腹暴痛，常与木香、桃仁等同用；用治跌打损伤，常与乳香、没药等同用；用治疮疡肿毒，常与雄黄、乳香、没药同用；治咽喉肿痛，可与牛黄、蟾酥等配伍；治癥瘕痞块等血瘀重症，可与水蛭、虻虫、三棱等配伍；治风寒湿顽痹疼痛，可与独活、桑寄生等同用。

【用法用量】入丸、散，每次 0.03~0.1g，不宜入煎剂。外用适量。

【使用注意】孕妇禁用。

考点提示：麝香的性味归经、功效应用、用量、使用注意。

知识拓展

麝香妙用 麝香自古以来就是一味名贵中药，《医学入门》中谈麝香“通关透窍，上达肌肉。内入骨髓……”可治中风、痰厥、惊痫、中恶烦闷、心腹暴痛、跌打损伤、痈疽肿毒等，内服、外用皆可。此外，麝香还是一种高级香料，是配置高级香精的重要原料，在室内放置少许，会使满屋清香，气味迥异。麝香不仅芳香宜人，而且香味持久，古代文人、诗人、画家都在上等麝料中加少许麝香，制成“麝墨”以写字、作画，芳香清幽，若将字画封妥，可长期保存，防腐防蛀。

冰片 Bingpian

【来源】分天然冰片与合成冰片。天然冰片为樟科植物樟 *Cinnamomum camphora*（L.）

Presl 的新鲜枝、叶经提取加工制成，或由菊科植物艾纳香（大艾）*Blumea balsamifera*（L.）DC. 的升华物经加工而成，称“艾片”；合成冰片为松节油、樟脑等原料经化学方法合成，称“机制冰片”。冰片成品须贮于阴凉处，密闭。研粉用。

【性味归经】辛、苦，微寒。归心、脾，肺经。

【功效】开窍醒神，清热止痛。

【应用】

1. 闭证神昏 本品味辛气香，开窍醒神功似麝香但力较弱，二者常相须为用。其性凉，尤宜用于热病神昏。治热闭证，常与牛黄、麝香、黄连等配伍；治寒闭，常与苏合香、安息香、丁香等温开药配伍。

2. 目赤肿痛，口疮喉痹，耳胀耳闭等 本品苦寒，有清热止痛、泻火解毒之功，为五官科常用药。治疗目赤肿痛，可单品外用，也可与炉甘石、硼砂等配伍；治疗咽喉肿痛、口舌生疮，可与硼砂、朱砂等共研细末敷患处；治疗风热喉痹，与灯心草、黄柏等共为末，吹敷患处；治疗急、慢性化脓性中耳炎，可以本品搅溶于核桃油中滴耳。

3. 疮疡肿痛，疮溃不敛，水火烫伤 本品可清热解毒、防腐生肌，故外用清热消肿、生肌敛疮方中均用冰片。治疮疡溃后日久不敛，可配伍牛黄、炉甘石等，或与象皮、血竭、乳香等同用；治水火烫伤，可用本品与鸡蛋清调敷。

【用法用量】入丸、散，每次 0.15~0.3g，不宜入煎剂。外用适量。

【使用注意】孕妇慎用。

考点提示：冰片的功效应用。

知识拓展

机制冰片（合成龙脑） 为无色透明或白色半透明的片状松脆结晶；气清香，味辛、凉；为松节油、樟脑等原料经一系列化学方法合成而得。其性味、功效与天然冰片相似。但合成冰片中龙脑含量较低，与天然冰片相比有效成分含量相差甚远，因此功效与天然冰片相比略差，加之冰片中的主要毒性成分异龙脑含量很高，对人体有很强的副作用，也容易引发过敏等反应，因此越来越多的产品放弃廉价的机制冰片而选用天然冰片。

苏合香 Suhexiang

【来源】为金缕梅科植物苏合香树 *Liquidambar orientalis* Mill. 的树干渗出的香树脂加工而成。主产于非洲、印度及土耳其等地，我国广西、云南有栽培。由渗有树脂之树皮榨取香树脂，即为普通苏合香；普通苏合香经乙醇过滤提纯，既为精制苏合香。成品宜阴凉处密闭保存。

【性味归经】辛，温。归心、脾经。

【功效】开窍醒神，辟秽，止痛。

【应用】

1. 寒闭神昏 本品开窍醒神之功似麝香而力稍逊，且长于温通辟秽，故为治面青、身凉、苔白、脉迟之寒闭神昏之要药。治疗中风痰厥、惊痫等属于寒邪、痰浊内闭者，常与麝香、安息香、檀香等同用。

2. 胸腹冷痛、满闷 本品温通走窜，化浊辟秽，可治痰浊、血瘀或寒凝气滞之胸痹心痛、胸脘痞满、冷痛等症，常与冰片等同用。

【用法用量】 入丸、散剂，每次 0.3~1g，不入煎剂。外用适量。

考点提示： 苏合香的功效应用。

石菖蒲 Shichangpu

【来源】 为天南星科植物石菖蒲 *Acorus tatarinowii* Schott. 的干燥根茎，我国长江流域以南各省均有分布，主产于四川、浙江、江苏等地。秋、冬二季采挖，除去须根及泥沙，晒干。生用。

【性味归经】 辛、苦，温。归心、胃经。

【功效】 开窍豁痰，醒神益智，化湿开胃。

【应用】

1. 痰蒙清窍，神志昏迷 本品辛开苦燥温通，既有开窍醒神之功，又能化湿辟浊，故可用治痰浊蒙蔽清窍之神昏癫痫。治中风痰迷心窍，常与半夏、天南星等合用；治痰热蒙蔽、高热神昏谵语，常与郁金、竹沥等配伍；治痰热癫痫抽搐，可与竹茹、黄连等配伍；治癫狂痰热内盛，可与远志、朱砂、生铁落同用；治湿浊头晕嗜睡、健忘等症，常与茯苓、远志、龙骨等配伍。

2. 健忘失眠，耳鸣耳聋 本品能开心窍、益心智、安心神、聪耳目。治健忘证，常与人参、茯苓、菖蒲等配伍；治心神失养之失眠多梦，常与人参、白术、酸枣仁、茯神等配伍；治心肾两虚之耳鸣耳聋、头昏心悸，常与菟丝子、女贞子、墨旱莲、首乌藤等配伍。

3. 湿阻中焦，噤口痢 本品善化湿浊、醒脾行滞，用治湿浊中阻之脘腹胀满痞闷、噤口痢等。治中焦湿阻，常与砂仁、苍术、厚朴同用；治噤口痢，常与黄连、茯苓、石莲子等配伍。

【用法用量】 煎服，3~10g；鲜品加倍。外用适量。

考点提示： 石菖蒲的功效应用。

蟾酥 Chansu

【来源】 为蟾蜍科动物中华大蟾蜍 *Bufo bufo gargarizans* Cantor 或黑眶蟾蜍 *Bufo melanostictus* Schneider 的耳后腺及皮肤腺分泌的白色浆液经加工干燥而成。主产于河北、山东、四川、湖南、江苏、浙江等省。多于夏、秋二季捕捉蟾蜍，洗净，挤取耳后腺和皮肤腺的白色浆液，加工，干燥。研细，入丸、散。

【性味归经】 辛，温。有毒。归心经。

【功效】 开窍醒神，解毒，止痛。

【应用】

1. 痧胀吐泻、腹痛神昏 本品辛温走窜，开窍醒神、辟秽，常用于治痧证神昏、腹痛吐泻，可配麝香、雄黄等药。

2. 恶疮、瘰疬、癌肿、咽喉肿痛、牙痛等 治痈疽疔疮、恶疮肿痛，可配雄黄、枯矾、朱砂等药制丸服，也可配麝香研敷；治乳蛾、喉风、烂喉丹痧，可配伍朱砂、麝香等。

【用法用量】入丸、散，每次0.015~0.03g。外用适量。

【使用注意】本品有毒，内服不可长服、久服，外用不可入目。孕妇慎用。

开窍药小结见表21。

表21 开窍药功用归纳

药名	功效	应用	特点
麝香	开窍醒神，活血通经，消肿止痛	窍闭神昏证；血瘀经闭、难产、死胎、胞衣不下；诸瘀血痛证	开窍醒神作用极强，为醒神回苏要药
冰片	开窍醒神，清热止痛	闭证神昏；目赤肿痛，口疮喉痹，耳胀耳闭等；疮疡肿痛，疮溃不敛，水火烫伤	善于清热解毒止痛
苏合香	开窍醒神，辟秽，止痛	寒闭神昏；胸腹冷痛、满闷	长于温通、辟秽而开窍醒神
石菖蒲	开窍豁痰，醒神益智，化湿开胃	痰蒙清窍，神志昏迷；健忘失眠，耳鸣耳聋；湿阻中焦，噤口痢	去湿浊、开心窍、醒神志为其特长
蟾酥	开窍醒神，解毒，止痛	痧胀吐泻、腹痛神昏；恶疮、瘰疬、癌肿、咽喉肿痛、牙痛等	为治痧胀腹痛、吐泻、神昏之佳品

扫码“练一练”

目标检测

一、最佳选择题

1. 长于治疗热闭神昏，又可通过配伍治疗寒闭神昏的是（　　）
   A. 麝香　B. 冰片　C. 石菖蒲
   D. 蟾酥　E. 苏合香
2. 具有开窍醒神、辟秽止痛功效的药物是（　　）
   A. 麝香　B. 冰片　C. 石菖蒲
   D. 蟾酥　E. 苏合香

二、配伍选择题

A. 开窍醒神　B. 宁心安神　C. 镇惊安神
D. 化痰开窍　E. 清心安神

3. 麝香的功效是（　　）
4. 石菖蒲的功效是（　　）
   A. 麝香配伍苏合香　B. 麝香配伍冰片
   C. 麝香配伍牛黄　D. 麝香配伍羚羊角
   E. 麝香配伍半夏
5. 治疗寒闭神昏应选（　　）
6. 治疗热闭神昏应选（　　）

三、多项选择题

7. 麝香的适应证为（　　）

A. 癥瘕积聚　　B. 高热神昏　　C. 疮疡肿毒
D. 外伤瘀痛　　E. 风湿痹证

8. 石菖蒲的主要功效有（　　）
A. 开窍宁神　　B. 辟秽解毒　　C. 化湿和胃
D. 醒脑益智　　E. 祛痰开窍

（蔡秋梅）

第二十二章

补益药

学习目标

1. 掌握补益药的含义、功效、适应范围、配伍原则和使用注意；补气药人参、西洋参、党参、黄芪、白术、山药、甘草，补阳药鹿茸、肉苁蓉、淫羊藿、杜仲、续断、菟丝子，补血药当归、熟地黄、何首乌、白芍、阿胶，以及补阴药北沙参、南沙参、麦冬、黄精、枸杞子、玉竹、石斛、百合的性味归经、功效、应用、用法用量及使用注意。
2. 熟悉大枣、巴戟天、补骨脂、冬虫夏草、蛤蚧、紫河车、龟甲、鳖甲的性能与功效；性能功效相似药物的区别。
3. 了解太子参、白扁豆、益智、沙苑子、龙眼肉、天冬、墨旱莲、女贞子的主要功效。

案例导入

患者张某，女，51岁，2014年11月20日初诊。自诉患耳鸣3年，最近耳鸣加重，蝉鸣音持续不断，影响听力及睡眠，自觉手足心发热，睡时汗出，伴两目干涩，白发骤增，加上家务忧心劳力，倍感心烦意乱，精神疲倦，腰腿酸软。就诊时语声低怯，舌红，苔薄黄，脉沉细。

试分析该患者可以选用哪类药物进行治疗？使用时有何注意事项？

凡补虚扶弱、纠正人体气血阴阳之不足，改善衰弱的状态，以治疗各种虚损病证的药物，称为补益药，亦称补虚药或补养药。

补益药大多味甘。补气、补血、补阳药性多偏温，补阴药性多偏寒凉。补虚药在升降浮沉方面不具共性。补气药以补益脏气、纠正脏气虚衰为主要作用，以补脾肺之气的药为主，主归脾、肺经；补血药以滋养营血、纠正营血亏虚为主要作用，以治血虚心肝失养诸证的药为主，主归心、肝经；补阳药以补助阳气、纠正阳气虚衰为主要作用，以补肾阳的药为主，主归肾经；补阴药以滋养阴液、纠正阴液亏虚为主要作用，部分药长于补肺胃之阴，主归肺、胃经，部分药长于补肝肾之阴，主归肝、肾经。本类药物在常用剂量内均无毒。

补益药的共同功效为补虚扶弱，分别能纠正人体气血阴阳虚衰的病理偏向，主要适用于各种原因所致的虚证。所谓虚证，概括起来不外气虚、血虚、阳虚、阴虚四大种类型。根据药性、功效及适应证，补益药分为补气药、补血药、补阳药、补阴药四类。

由于人体气血阴阳，在生理上相互联系、相互依存，在病理上相互影响，单一虚证并不多见，多是两种或两种以上并见，如阳虚多兼气虚，气虚可发展为阳虚；气虚可致血虚，血虚亦可导致气虚；阴虚常兼血虚等，故补气药与补阳药、补阴药与补血药，往往相须为用。至于气血两亏、阴阳两虚，又当根据病情，采用气血双补或阴阳兼顾。补益药在临床上除用于虚证外，还常与其他药物配伍以扶正祛邪，或与容易损伤正气的药物配伍使用，以保护正气、预防其虚，因此，补益药在临床上应用非常广泛，配伍使用也相当复杂。

使用注意：①使用补虚药忌不当补而误补，误用补虚药有“误补益疾”之弊。补虚药不等于营养强壮药，健康人依赖补虚药强身健体、延年益寿，可能破坏机体阴阳之间的相对平衡，导致新的病理偏向。②使用补虚药亦忌当补而补之不当。如不分气血，不别阴阳，不辨脏腑，不明寒热，盲目使用补虚药，不仅不能收到预期的疗效，还可能导致不良后果。③部分补虚药药性滋腻，不易消化，服用时应正确把握，或适当配伍健脾胃药，以顾护脾胃。④补益药宜适当久煎，使药味尽出；若需久服，可采用蜜丸、煎膏等便于保存、服用方便的剂型；用于挽救虚脱的药，还可制成注射剂以备急需。

考点提示：补益药的使用注意。

第一节 补气药

扫码“学一学”

本类药物性味多甘温或甘平，均具有补气的功效，适用于气虚所致神疲乏力、少气懒言、易出虚汗及中气下陷、气虚欲脱、血行无力、气不化津、血失统摄等病证。部分药物兼有养阴、生津、养血等不同功效，还可用治阴虚津亏证或血虚证，尤宜于气阴（津）两伤或气血俱虚之证。本类药物部分味甘壅中，碍气助湿，对湿盛中满者应慎用，必要时应辅以理气除湿之药。

人参 Renshen

【来源】为五加科植物人参 *Panax ginseng* C. A. Mey. 的干燥根。主产于吉林、辽宁、黑龙江。以吉林抚松县产量最大，质量最好，称“吉林参”。野生者名“山参”，栽培者称“园参”，秋季采挖。鲜参洗净后干燥者称“生晒参”；蒸制后干燥者称“红参”；沸水浸后，用浓糖液加工者称“白糖参”。切片或研粉用。

【性味归经】甘，微苦，平。归肺、脾、心经。

【功效】大补元气，复脉固脱，补脾益肺，生津养血，安神益智。

【应用】

1. 元气虚极欲脱证　本品大补元气，为拯危救急的要药。适用于大汗、大吐、大泻、大失血或大病、久病所致元气虚极欲脱、气短神疲、脉微欲绝的重危证候，可单用一味人参煎服，即独参汤；若气虚欲脱兼见汗出、四肢逆冷等亡阳征象，应与附子配伍，如参附汤；若气虚欲脱兼见汗出身暖、渴喜冷饮等气阴两伤，常与麦冬，五味子同用，即生脉散。

2. 脾肺气虚证　本品入脾肺经，能补脾调中，鼓舞脾气，益肺气，为补脾益肺之要药。

用治倦怠乏力、食少便溏等脾气虚衰，常与白术、茯苓、炙甘草等同用，如四君子汤；治疗短气喘促、懒言声微等肺气虚衰，常与五味子、黄芪等同用；若属肺肾两虚、肾不纳气，常与蛤蚧、胡桃肉等补益肺肾、纳气定喘之品配伍，如蛤蚧定喘丸。

3. 热盛津伤及消渴证 本品能益气生津止渴，适用于热病气津两伤、身热、口渴、脉大无力等证，常与石膏、知母、甘草、粳米同用，如白虎加人参汤；治消渴证，常与生地、麦冬、玄参等同用。

4. 气血亏虚之心悸怔忡、失眠健忘 本品又能补益心气，改善心悸怔忡、胸闷气短、脉虚等心气虚衰症状，并能安神益智，治疗失眠多梦、健忘。单用有效，亦常与酸枣仁、柏子仁等养心安神之品配伍，如天王补心丹。

此外，本品还可用于阳痿宫冷，常与鹿茸、紫河车等同用。

考点提示：人参的功效和应用。

【用法用量】煎服，3~9g；挽救虚脱可用15~30g；宜文火另煎分次兑服。研末吞服，每次1.5~2g，日服1~2次。

【使用注意】不宜与藜芦、五灵脂同用。实证、热证而正气不虚者忌用。服药期间不宜食萝卜或饮茶。

知识拓展

人参不宜过大剂量或长期服用，国内有成人内服40g人参煎剂致死的报道。长期（1个月至2年）服用人参，可能导致“人参滥用综合征”（比例约为10%），主要表现为血压升高、咽喉刺激感、欣快感、烦躁、体温升高、皮疹、出血、晨泻、水肿，少数人表现为性情抑郁。

西洋参 Xiyangshen

【来源】为五加科植物西洋参 *Panax quinquefolium* L. 的干燥根，又名“洋参”“花旗参”。主产于美国、加拿大，我国北京、吉林、辽宁等地亦有栽培。秋季采挖生长3~6年的根，晒干或烘干。切片，生用。

【性味归经】甘、微苦，凉。归心、肺、肾经。

【功效】补气养阴，清热生津。

考点提示：西洋参的功效。

【应用】

1. 气阴两脱证 本品补气作用弱于人参，药性偏凉，兼能清火养阴生津。适用于热病大汗、大泻、大失血，耗伤元气阴津所致神疲乏力、气短息促、自汗热黏、心烦口渴、尿短赤涩、大便干结、舌燥、脉细数无力的气阴两脱证，可单用，也可与麦冬、五味子等养阴生津、敛汗之品同用。

2. 肺气阴两伤证 本品能补肺气，兼能养肺阴、清肺火，适用于火热耗伤肺脏气阴所致短气喘促、咳嗽痰少，或痰中带血之证，可与养阴润肺的玉竹、麦冬，清热化痰止咳之川贝母等品同用。

3. 热伤气阴之烦倦、消渴 本品不仅能补气、养阴生津，还能清热，适用于热伤气津所致的身热汗多、口渴心烦、体倦少气、脉虚数，常与西瓜翠衣、竹叶、麦冬等同用；临床亦常用于消渴气阴两伤之证，常与生地、石斛、麦冬等同用。

【用法用量】另煎兑服，3~6g。

【使用注意】不宜与藜芦同用。

党参 Dangshen

【来源】为桔梗科植物党参 *Codonopsis pilosula*（Franch.）Nannf.、素花党参 *Codonopsis pilosula* Nannf. var. Modesta（Nannf.）L. T. shen 或川党参 *Codonopsis tangshen* Oliv. 的干燥根。主产于山西、陕西、甘肃等省。以山西上党者最有名，故名。秋季采挖，洗净，晒干。切厚片，生用。

【性味归经】甘，平。归脾、肺经。

【功效】健脾益肺，养血生津。

考点提示：党参的功效。

【应用】

1. 脾肺气虚证 本品有类似人参而弱于人参的补脾益肺作用，临床常用以代替治疗脾肺气虚诸证的古方中的人参，用以治疗脾肺气虚的轻症。适用于中气不足所致的体虚倦怠、食少便溏等症，常与白术、茯苓等品同用，如四君子汤；治肺虚咳嗽气促、语声低弱等症，可与黄芪、蛤蚧等同用。

2. 气津两伤证 本品对热伤气津之气短口渴，亦有类似人参而弱于人参的补气生津作用。适用于气津两伤的轻症，宜与麦冬、五味子等养阴生津之品同用。

3. 气血两虚证 本品既能补气，又能补血，常用于气虚不能生血，或血虚无以化气而见面色苍白或萎黄、乏力、头晕、心悸等症，常配伍白术、当归等品，以增强补气补血之力。

此外，本品也可与解表药、攻下药等配伍，治体虚外感或里实正虚之证，以扶正祛邪。

考点提示：党参的特点为甘补而平，不燥不腻。

【用法用量】煎服，9~30g。

【使用注意】不宜与藜芦同用。

知识链接

人参、党参古时不分，凡古今成方之用人参者，每以党参代之。但党参虽能补脾肺之气、益血生津，却不如人参之能大补元气，药力较人参为弱，所以轻症和慢性疾病可以党参代人参用，重症、急症仍以人参为宜。

知识拓展

另有明党参，系伞形科草本植物明党参的根。性味甘、微苦，微寒。归肺、胃经。能润肺化痰，养阴和胃。主要用于燥热咳嗽、食少口干。与党参并非一物，效用亦有差别。

太子参 Taizishen

【来源】为石竹科植物孩儿参 *Pseudostellaria heterophylla*（Miq.）Pax ex Pax et Hoffm. 的干燥块根。主产于江苏、安徽、山东等地。夏季茎叶大部分枯萎时采挖，洗净，除去须根，置沸水中略烫后晒干或直接晒干。

【性味归经】甘、微苦，平。归脾、肺经。

【功效】健脾益气，生津润肺。

考点提示：太子参的功效。

【应用】

1. 脾胃气阴虚证 本品能益脾气，养胃阴。治疗脾气虚弱、胃阴不足所致的食少、倦怠、自汗等症，常与山药、石斛等同用。但其补益脾气之力较弱，尚不及党参，是补气药中的一味清补之品。

2. 心肺气阴两虚证 本品能益气生津，治疗气虚津伤所致的肺虚燥咳及心悸不眠、虚热汗多。治肺虚燥咳，常配沙参、麦冬等；治气阴两虚所致的心悸不眠、多汗，常配酸枣仁、五味子等。但其补气益阴生津之力均弱于西洋参，现多用作病后调补用。

【用法用量】煎服，9~30g。

【使用注意】邪实正不虚者慎用。

黄芪 Huangqi

【来源】为豆科植物蒙古黄芪 *Astragalus membranaceus*（Fisch.）Bge. var. mongholicus（Bge.）Hsiao 或膜荚黄芪 *Astragalus membranaceus*（Fisch.）Bge. 的干燥根。主产于内蒙古、山西、黑龙江等地。春秋二季采挖。晒干，生用或蜜炙用。

【性味归经】甘，微温。归脾、肺经。

【功效】补气升阳，固表止汗，利尿消肿，托毒生肌。

考点提示：黄芪的功效。

【应用】

1. 脾虚气陷证 本品擅长补中益气，升阳举陷，为补气升阳要药。治脾气虚弱、倦怠乏力、食少便溏，可单用熬膏服，或与党参、白术等补气健脾药配伍；本品长于升阳举陷，治疗脾虚中气下陷之久泻脱肛、内脏下垂，常与人参、升麻、柴胡等配伍，如补中益气汤。

2. 表虚自汗 本品能补脾肺之气，益卫固表以止汗，常与牡蛎、小麦、麻黄根等收敛止汗之品配伍。治表虚自汗而易感风邪，宜与白术、防风等补气固表、祛风之品配伍，如玉屏风散。

3. 气虚水肿 本品既能补脾益气，又能利尿消肿，故为治气虚水肿之要药，常与白术、茯苓等配伍，如防己黄芪汤。

4. 痈疽难溃，溃久不敛 本品还能托毒生肌。疮疡中期，疮形平塌、根盘散漫、难溃难腐者，可用本品补气生血，扶助正气，托脓毒外出，常与人参、当归、升麻、白芷等配伍；溃疡后期，毒势已去，因气血虚弱、脓水清稀、疮口难敛者，用本品补气生血，有生肌敛疮之效，常与人参、当归、肉桂等配伍。

此外，现代常用本品治疗慢性肾炎蛋白尿、糖尿病等。

【用法用量】煎服，9~30g，大剂量可用30~60g。蜜炙可增强补益作用。

【使用注意】凡表实邪盛、内有积滞、阴虚阳亢、疮疡阳证及实证等均不宜用。

知识链接

人参、党参、黄芪的功效之异同

共同点：三药均能补气，用于治疗气虚证，且常相须为用。

不同点：人参能大补元气，可生津安神，重症、轻症皆可用之，故为内伤气虚第一要药；党参补气之力较为平和，专补脾肺而益气，可养血生津；黄芪虽不如人参能大补元气，但温升之力较人参为强，具升阳举陷之功效，其固表止汗、利水退肿、托疮生肌、补气摄血等功效，均为人参所不及。

白术 Baizhu

【来源】为菊科植物白术 *Atractylodes macrocephala* Koidz. 的干燥根茎。主产于浙江、湖北、湖南等地。以浙江于潜产者最佳，称为“于术”。冬季采收，烘干或晒干。切厚片，生用或土炒、麸炒用。

【性味归经】苦、甘，温。归脾、胃经。

【功效】健脾益气，燥湿利水，止汗，安胎。

【应用】

1. 脾胃气虚证 本品甘温补中，长于补气以健脾，前人誉之为“脾脏补气健脾第一要药”。治脾胃气虚、食少倦怠，常与人参、茯苓、炙甘草等配伍，如四君子汤；治脾虚泄泻、完谷不化，常配人参、山药等，如参苓白术散；治脾胃虚寒之腹痛吐泻，常与人参、干姜同用，如理中丸。

2. 痰饮、水肿等证 本品既能补气健脾，又可燥湿利水，为治痰饮水肿的良药。治脾虚之痰饮、水肿、小便不利，常与桂枝、茯苓、炙甘草等同用，如苓桂术甘汤；治脾虚湿浊下注、带下清稀，可与山药、苍术等健脾燥湿之品同用，如完带汤。

3. 气虚自汗 本品健脾益气，有固表止汗作用。治脾气虚弱、卫气不固、表虚自汗，常与黄芪、浮小麦同用；治脾肺气虚、易感风邪，宜与黄芪、防风等配伍，如玉屏风散。

4. 脾虚胎动不安 本品补气健脾，使化源充足，胎元得养而达安胎之效。治脾虚胎萎不长，宜与人参、阿胶等补益气血之品配伍；治胎动不安，兼见胸腹气滞胀满，常与砂仁、紫苏梗同用；治胎动不安兼有内热，常与黄芩同用，如安胎饮；治胎元不固、腰酸神疲，常配川断、熟地，如泰山磐石散；还可用治脾虚湿浊中阻之妊娠恶阻及脾虚妊娠水肿等，常随证配伍。

考点提示：白术的功效和应用。

【用法用量】煎服，6~12g。燥湿利水宜生用，补气健脾宜炒用，止泻宜炒焦用。

【使用注意】本品性温燥，阴虚内热及津液不足者慎用，气滞胀闷者忌用。

知识链接

白术与苍术的功用之异同

共同点：二者均具有燥湿健脾作用，用于治疗湿阻中焦证。

不同点：白术偏于补气健脾，多用于脾胃虚弱证，还具有利水、固表止汗、安胎作用，用于脾虚水肿、表虚自汗、气虚胎动不安；苍术偏于燥湿健脾，多用于脾虚湿盛证，还具有祛风湿、解表、明目作用，用于治疗风湿痹痛、风寒表证、夜盲。

山药 Shanyao

【来源】为薯蓣科植物薯蓣 *Dioscorea opposita* Thunb. 的干燥根茎。主产于河南、山西、河北等地。以河南产量最大，质量最优，习称“怀山药”。冬季采挖，去根头，刮去外皮及须根，晒干或烘干，切片。生用或麸炒用。

【性味归经】甘，平。归脾、肺、肾经。

【功效】补脾养胃，生津益肺，补肾涩精。

考点提示：山药的功效。

【应用】

1. 脾胃虚弱证　本品平补气阴且性兼涩，故凡脾虚食少、体倦便溏及妇女带下、儿童消化不良之泄泻等，皆可应用。常与人参、茯苓、白术等同用，如参苓白术散。因其营养成分含量较高，易消化，故可作为慢性病或病后虚弱调补之用。

2. 肺虚喘咳　本品能补益肺气，兼滋养肺阴，故适用于肺虚咳喘或肺肾两虚久咳虚喘。治肺虚咳喘，常与白术、牛蒡子等同用，如资生汤；治肺肾两虚之气喘久咳，常与茯苓、五味子等同用，如七味都气丸。

3. 肾虚证　本品能补肾，兼具固涩作用，用治肾虚不固的遗精、尿频等。治肾气亏虚之腰膝酸软等，常与附子、肉桂等同用，如肾气丸；治肾阴亏虚证，常配熟地黄、茯苓等，如六味地黄丸；治疗肾虚不固的带下清稀、绵绵不绝，可与山茱萸、五味子等同用。

4. 消渴　本品补气养阴而止渴，用于阴虚内热、口渴多饮、小便频数的消渴。多以大量（一日250g）本品水煎代茶饮，也常与葛根、黄芪、知母、天花粉等配伍。

【用法用量】煎服，15~30g。麸炒可增强补脾止泻作用。

【使用注意】湿盛中满而有积滞者忌服。

知识拓展

山药，原名薯蓣，因唐代宗名豫，故避讳改名薯药，后又因英宗避讳曙，遂改名山药。

甘草 Gancao

【来源】为豆科植物甘草 *Glycyrrhiza uralensis* Fisch.、胀果甘草 *Glycyrrhiza inflata* Bat. 或光果甘草 *Glycyrrhiza glabra* L. 的干燥根及根茎。主产于内蒙古、新疆、甘肃等地。春秋采挖，以秋季采者为佳，晒干。切厚片，生用或蜜炙用。

【性味归经】甘，平。归心、肺、脾、胃经。

【功效】补脾益气，祛痰止咳，缓急止痛，清热解毒，调和诸药。

考点提示：甘草的功效。

【应用】

1. 脾气虚证，心气虚证 本品补益脾气之力虽不强，但作为辅助药能“助参芪成气虚之功”，故常与人参、白术、黄芪等药配伍用于脾气虚弱之证；本品能补益心气、益气复脉，治心气不足之心动悸、脉结代，常配人参、桂枝等，如炙甘草汤。

2. 咳喘 本品能止咳，兼能祛痰，还略具平喘作用。可随配伍用于寒热虚实多种咳喘，有痰无痰均宜，轻症单用有效。配伍麻黄、杏仁等，可治风寒犯肺之喘咳；再加石膏，可治肺有郁热之咳喘。

3. 脘腹、四肢挛急疼痛 本品有良好的缓急止痛作用，常与白芍相须为用，组成芍药甘草汤。临床常以芍药甘草汤为基础，随证配伍用于多种原因所致的脘腹、四肢挛急作痛。

4. 热毒疮疡，咽喉肿痛及药物、食物中毒 本品生用长于清热解毒，临床应用十分广泛。治热毒疮疡，可单用；治咽喉肿痛，常配板蓝根、桔梗等；用于食物中毒，可单用或与绿豆同用；本品对附子等多种药物或多种食物所致的中毒有一定解毒作用。

5. 调和药性 甘草在复方中作为佐使药使用，以缓和药物的烈性和刺激性。本品性平，得中和之性，与寒凉药同用可缓其寒，防止寒凉伤胃；与温热药同用可缓其药性，防止燥热伤阴；与有毒药同用可解其毒，防止毒邪伤及正气；其甜味浓郁，可矫正方中药物的滋味，故有“国老”之美誉。

【用法用量】煎服，2~10g。泻火解毒宜生用，补气缓急宜炙用。

考点提示：甘草补气缓急宜炙用，泻火解毒宜生用。

【使用注意】不宜与京大戟、芫花、甘遂同用。本品有助湿壅气之弊，湿盛胀满、水肿者不宜用。大剂量久服可导致水钠潴留，引起浮肿。

知识拓展

甘草经加工制成的浸膏，名“甘草浸膏”；经甘草浸膏加工制成的流浸膏，名“甘草流浸膏”。常与化痰止咳药配伍使用，能减轻对咽部黏膜的刺激，并缓解平滑肌痉挛与去氧皮质酮样作用。用于支气管炎、咽喉炎、支气管哮喘、慢性肾上腺皮质功能减退症。

大枣 Dazao

【来源】为鼠李科植物枣 *Ziziphus jujuba* Mill. 的干燥成熟果实。主产于河北、河南、山东等地。秋季果实成熟时采收。晒干，生用。

【性味归经】甘，温。归脾、胃、心经。

【功效】补中益气，养心安神。

考点提示：大枣的功效。

【应用】

1. 脾气虚弱证　本品为具有营养作用的补脾益气药，适用于脾气虚弱、营养不良之消瘦、倦怠乏力、便溏。单用有效，若气虚乏力较甚，宜与人参、白术、茯苓等补脾益气药配伍。

2. 脏躁及失眠证　本品有益气养心安神的功效，为治疗营血亏虚、心神无主之脏躁的要药。单用有效，亦可与小麦、甘草同用，如甘麦大枣汤；亦可治疗虚劳烦闷不得眠。

此外，本品与部分药性峻烈或有毒的药物同用，可保护胃气，缓和毒烈药性。

【用法用量】劈破煎服，6～15g。

【使用注意】本品滋腻，湿盛中满者忌服。

白扁豆 Baibiandou

【来源】为豆科植物扁豆 *Dolichos lablab* L. 的种子。主产于江苏、河南、安徽等地。秋、冬二季采收成熟果实。晒干，取出种子，生用或炒用。

【性味归经】甘，微温。归脾、胃经。

【功效】健脾化湿，和中消暑。

【应用】

1. 脾虚证　本品补脾不腻、除湿不燥，故为健脾化湿良药，用于脾虚有湿，症见体倦乏力、食少便溏或泄泻，以及妇女脾虚湿浊下注、白带过多等，多配伍人参、茯苓、白术等，如参苓白术散。

2. 暑湿证　本品能健脾化湿、消暑和中，用于暑湿所致的吐泻、胸闷腹胀，可单用本品水煎服，也可与香薷、厚朴等祛暑祛湿药配伍，如香薷散。

【用法用量】煎服，9～15g。健脾止泻宜炒用，消暑宜生用。

扫码“学一学”

第二节 补阳药

本类药物多甘温、咸温或具辛热之性，主入肾、肝、脾、心等经，均具有补阳的功效，适用于阳虚所致的面色㿠白、少气懒言、畏寒肢冷、精神萎靡、口淡不渴，或喜热饮、小便清长、大便溏泄，或浮肿、小便不利、舌淡胖苔白滑、脉沉弱。部分药物分别兼具祛寒、强筋骨、固精、缩尿、止泻、润肠通便、利尿、固冲任、平喘、止嗽、益精、补血等功效。本类药物甘温性燥，易助火伤阴，故阴虚火旺者不宜使用。

鹿茸 Lurong

【来源】为鹿科动物梅花鹿 *Cervus nippon* Temminck 或马鹿 *Cervus elaphus* Linnaeus 的雄鹿头上未骨化密生茸毛的幼角。前者习称“花鹿茸”，主产于吉林、辽宁、河北等省；后者习称“马鹿茸”，主产于青海、新疆、黑龙江等地。夏秋二季锯取或砍取鹿茸，经加工后，阴干或烘干。用时燎去毛，刮净，横切薄片，或劈成块，研细粉用。

【性味归经】甘、咸，温。归肾、肝经。

【功效】壮肾阳，益精血，强筋骨，调冲任，托疮毒。

考点提示：鹿茸的功效。

【应用】

1. 肾阳虚证　本品能峻补元阳，益精血，为温肾壮阳、补督脉、益精血的要药。用于肾阳不足、精血亏虚之畏寒肢冷、阳痿早泄、宫冷不孕、小便频数、腰膝酸痛、头晕耳聋、精神疲乏等症，可单用研末服，也常与人参、熟地、枸杞子等同用，以增强疗效，如参茸固本丸。

2. 精血不足证　本品能补火助阳、益精补血，用于肝肾精血不足所致的成人早衰及小儿发育不良、囟门过期不合、齿迟、行迟等。常与熟地、山萸肉、山药等同用，如加味地黄丸。

3. 冲任不固，崩漏带下　本品能补益肝肾、调理冲任，尤宜于冲任虚寒不固所致的崩漏不止、带下过多。治崩漏不止，常配乌贼骨、龙骨、川断等，如鹿茸散；治带下过多，常与狗脊、白蔹等同用。

4. 气血亏虚之疮疡不敛　本品有温补托毒外出的功效。用于疮顶塌陷、难溃难腐，常与黄芪、附子、当归等同用；治疮疡后期、久溃不敛，可用本品研末外敷。

【用法用量】研末冲服，1~2g，分 3 次冲服；或入丸散剂。

【使用注意】服用宜小量开始，缓缓增加，以免骤用大量而致衄血、吐血、尿血、目赤、头晕、中风等证。阴虚阳亢及内热者忌用。

知识拓展

鹿角胶　为鹿角经水煎熬浓缩而成的固体胶。性味甘，温。归肾、肝经。功能温补肾阳，益精补血，止血。适用于肾阳虚衰、精亏血虚、虚劳羸瘦及虚寒性的多种失血症，亦可用于阴疽。

烊化兑服，5~10g；或入丸、散、膏剂。

鹿角霜　为鹿角熬制取胶后剩余的角块。性味涩，温。归肾、肝经。功能补肾阳，收敛固涩，止血，敛疮。适用于肾阳不足，兼脾胃虚寒的崩漏带下、食少吐泻等证。外用可治创伤出血，疮疡溃久不敛。煎服，10~15g。外用适量。

肉苁蓉 Roucongrong

【来源】为列当科植物肉苁蓉 *Cistanche deserticola* Y. C. Ma 的干燥带鳞叶的肉质茎。主产于内蒙古、甘肃、新疆等地。多于春季苗未出土或刚出土时采挖，除去花序，切段。晒干，生用或酒炙用。

【性味归经】甘、咸，温。归肾、大肠经。

【功效】补肾阳，益精血，润肠通便。

考点提示：肉苁蓉的功效。

【应用】

1. 肾阳不足，精血亏虚证　本品补肾阳、益精血，补而不燥，药力和缓，用于肾阳不足、精血亏损的阳痿、不孕、腰膝冷痛、筋骨无力等。治阳痿，常与菟丝子、五味子同用；治不孕，常与熟地、紫河车同用；治筋骨无力，常与巴戟天、杜仲同用。

2. 肠燥便秘　本品具有平和的润肠通便作用，尤宜于老人或精亏血虚之肠燥便秘。可单用大剂量煎服，也常与火麻仁、沉香等同用，如润肠丸。

【用法用量】煎服，6~10g；单味大剂量煎服，可用至30g。

巴戟天 Bajitian

【来源】为茜草科植物巴戟天 *Morinda officinalis* How 的干燥根。主产于广东、广西、福建等地。全年均可采挖，晒干，蒸透，除去木心者，称“巴戟肉”。切段，干燥，生用或盐水炙用。

【性味归经】甘、辛，微温。归肾、肝经。

【功效】补肾阳，强筋骨，祛风湿。

考点提示：巴戟天的功效。

【应用】

1. 肾阳虚证　本品补肾阳之力温和，温而不热，略具益精作用，古方中将本品广泛用于肾阳虚所致的多种证候。治阳痿不孕，常与人参、山药、覆盆子等同用；治月经不调、少腹冷痛，常与肉桂、吴茱萸、高良姜等同用。

2. 风湿痹痛或筋骨痿软　本品能强筋骨、祛风湿，可用于风湿痹证。对久患风湿、久病及肾、筋骨不健，或素体肾阳不足、筋骨不健又患风湿痹证者，其祛风湿、补肾阳、强筋骨三种作用可协同奏效，故尤为适宜。常与附子、牛膝等补肾阳、散寒止痛、强筋骨之品同用。

此外，本品还有一定的降压作用，适用于高血压兼有肾阳不足表现者。

【用法用量】煎服，3~10g。

【使用注意】阴虚火旺及湿热者忌服。

淫羊藿 Yinyanghuo

【来源】为小檗科植物淫羊藿 *Epimedium brevicornum* Maxim.、箭叶淫羊藿 *E. sagittatum*（Sieb et Zucc.）Maxim、柔毛淫羊藿 *E. Pubescens* Maxim、巫山淫羊藿 *E. wushanense* T. S. Ying 或朝鲜淫羊藿 *E. koreanum* Nakai 的干燥地上部分。主产于陕西、辽宁、山西等地。秋季茎叶茂盛时采割，除去粗梗及杂质，晒干。切丝，生用或加羊脂油炙用。

【性味归经】辛、甘，温。归肝、肾经。

【功效】补肾阳，强筋骨，祛风湿。

考点提示：淫羊藿的功效。

【应用】

1. 肾阳虚证 本品性温燥烈，长于补肾壮阳。不仅能壮阳起痿，还能改善肾阳虚所致的精子生成减少、活动低下或畸形。主要用于肾阳虚之男子阳痿不育，单用本品浸酒服，也常与熟地、枸杞子、仙茅等同用。

2. 风湿痹痛、筋骨痿软、肢体麻木拘挛 本品辛温散寒，祛风胜湿，入肝肾强筋骨，可用于风湿痹痛、筋骨不利及肢体麻木。因其长于温补肾阳，兼能强筋骨，尤宜于久患风湿痹证、久病及肾，或素体肾阳不足、筋骨不健又患风湿痹证者，常与威灵仙、川芎、肉桂等同用，如仙灵脾散。

此外，本品还能降血压，可用于高血压有阳虚表现者。如用于妇女围绝经期高血压属阴阳两虚者，可与仙茅、巴戟天、知母、黄柏等同用。

【用法用量】煎服，6~10g；或入丸、散、酒剂。

【使用注意】阴虚火旺及湿热痹证忌用。

补骨脂 Buguzhi

【来源】为豆科植物补骨脂 *Psoralea corylifolia* L. 的干燥成熟果实，又名“破故纸”“黑固脂”“黑故子”。主产于河南、四川、陕西等地。秋季果实成熟时采收。晒干，生用或盐水炙用。

【性味归经】辛、苦，温。归肾、脾经。

【功效】温肾助阳，暖脾止泻，纳气平喘。

考点提示：补骨脂的功效。

【应用】

1. 肾阳不足证 本品辛苦温燥，能温肾助阳、固精缩尿，用于肾阳不足、命门火衰所致的阳痿、遗精、遗尿、尿频、腰膝冷痛等症。治阳痿、遗精，常与菟丝子、鹿角胶等同用；治遗尿、尿频，常与益智仁同用；治腰膝冷痛，常与杜仲、核桃仁等同用。

2. 脾肾阳虚证 本品既能补肾阳、温脾阳以治本，又能止泻以治标，故为治脾肾阳虚五更泄泻的要药，常与肉豆蔻、五味子、吴茱萸同用，如四神丸。

3. 肾不纳气证 本品除补肾阳外，兼能平喘，对于肾不纳气所致的虚喘有标本兼顾之效，故较为多用，常与附子、肉桂、沉香等温肾散寒、纳气平喘之品配伍。

此外，本品研末用酒制成20%~30%酊剂，外涂用于治疗白癜风、斑秃等多种皮肤病。

【用法用量】 煎服，6~10g。外用适量。

知识拓展

补骨脂在历代方书中多用其异名“破故纸”。因紫葳科植物木蝴蝶的种子有“故纸”“云故纸”“破布子”等异名，有些地区误将木蝴蝶当作补骨脂使用。木蝴蝶性味苦寒，功能清肺利咽、疏肝解郁，与补骨脂寒温有别，功效各异，不容混淆。因此，处方应分别使用正名“补骨脂”“木蝴蝶”，不宜使用异名“破故纸”。

益智 Yizhi

【来源】 为姜科植物益智 *Alpinia oxyphylla* Miq. 的干燥成熟果实。主产于海南、广东、广西等地。夏、秋间果实由绿变红时采收，晒干或低温干燥。生用或盐水炙用，用时捣碎。

【性味归经】 辛，温。归肾、脾经。

【功效】 温肾固精缩尿，暖脾止泻摄唾。

考点提示： 益智的功效。

【应用】

1. 下元虚寒之遗精、遗尿、尿频 本品暖肾助阳，性兼收涩，以缩尿见长，治疗下元虚寒所致的小便频数、遗尿、遗精等。治遗精，可配伍补骨脂、龙骨、金樱子等；治遗尿或夜尿频多，常与山药、乌药等同用，如缩泉丸。

2. 脾胃虚寒证 本品长于温脾摄唾，既能止泻又能温中，用于中气虚寒之口多涎唾、腹中冷痛、泄泻等。治泄泻，常与白术、干姜等同用；治口多涎唾或小儿流涎不禁，常与党参、白术、陈皮等同用。

【用法用量】 煎服，3~10g。

【使用注意】 阴虚火旺或因热而患遗精、尿频等病证均忌用。

菟丝子 Tusizi

【来源】 为旋花科植物菟丝子 Cuscuta chinensis Lam 的干燥成熟种子。主产于江苏、辽宁、吉林、河北、山东等地。秋季果实成熟时采收植株，晒干，打下种子，除去杂质。生用或盐水炙用。

【性味归经】 辛、甘，平。归肾、肝、脾经。

【功效】 滋补肝肾，固精缩尿，明目，止泻，安胎。

考点提示： 菟丝子的功效。

【应用】

1. 肾虚诸证 本品既补肾阳，又补肾阴，有固精缩尿的功效，用于肾虚不固所致的阳痿、遗精、尿有余沥、遗尿尿频、腰膝酸软等。治阳痿，常与五味子、枸杞子、覆盆子等同用；治尿有余沥、遗尿尿频，常与五味子、桑螵蛸、鹿茸等同用。

2. 肝肾不足，两目昏花 本品能补肝益精明目，用于肝肾不足、目失所养而致的目昏目暗、视力减退之证，常与枸杞子、车前子、熟地黄等同用，如驻景丸。

3. 脾肾阳虚，大便溏泄 本品能温肾补脾而止泻，常与枸杞子、茯苓、山药等同用，如菟丝子丸；治脾虚便溏，常配人参、白术、山药等以健脾止泻。

4. 肾虚胎漏，胎动不安 本品有补肝肾、固胎元之效。常与桑寄生、续断、阿胶等同用，如寿胎丸。

此外，本品酒浸外涂，对白癜风有一定疗效。

【用法用量】煎服，6~12g。外用适量。

沙苑子 Shayuanzi

【来源】为豆科植物扁茎黄芪 *Astragalus complanatus* R. Br. 的干燥成熟种子，又名“沙苑蒺藜”“潼蒺藜”。主产于陕西、山西等地。秋末冬初果实成熟尚未开裂时采割植株，打下种子，晒干。生用或盐水炙用。

【性味归经】甘，温。归肝、肾经。

【功效】温肾固精缩尿，养肝明目。

考点提示：沙苑子的功效。

【应用】

1. 肾虚所致的腰痛、遗精、遗尿、带下 本品补肾固精、缩尿，补而能涩，有标本兼顾之效，用于肾虚之腰痛、遗精早泄、小便余沥、白浊带下等。治肾虚腰痛，可单用本品；治遗精早泄、小便余沥、白浊带下，常与芡实、莲子、煅龙骨等同用。

2. 肝肾不足之眩晕目昏 本品既能温补肝肾，又能明目，用于肝肾不足所致的眩晕目昏，常与枸杞子、菟丝子、熟地黄、菊花等同用。

【用法用量】煎服，9~15g。

【使用注意】阴虚火旺及小便短赤者慎用。

杜仲 Duzhong

【来源】为杜仲科植物杜仲 *Eucommia ulmoides* Oliv. 的干燥树皮。主产于四川、云南、贵州等地。4~6 月剥取，刮去粗皮，堆置“发汗”至皮内呈紫褐色，晒干。切块或丝，生用或盐水炙用。

【性味归经】甘，温。归肝、肾经。

【功效】补肝肾，强筋骨，安胎。

考点提示：杜仲的功效。

【应用】

1. 肾虚腰痛、阳痿、尿频　本品甘温，为补肝肾、强筋骨之要药，又能止痛，尤长于治疗腰痛。治肾虚腰痛，可单用本品，水、酒各半煮服，也可与补骨脂、核桃仁等同用；治肾虚阳痿、精冷不固、小便频数等，常与鹿茸、菟丝子等同用。

2. 胎漏、胎动不安、滑胎　本品善补肝肾，固冲任以安胎。长于补阳暖宫，主要适用于肾阳不足、冲任不固、胎失所养导致的胎动不安等证。治肾虚胎动不安、胎漏下血，常与菟丝子、续断等补肾安胎之品同用；治滑胎，常与续断、黄芪、当归等补肾安胎、补益气血之品同用；与当归、川芎、阿胶、菟丝子等活血、养血、安胎之品同用，亦可用于劳役伤胎、胎动不安。

此外，本品还能降血压，尤宜于老年肝肾不足而血压升高者，可单用，也可与石决明、黄芩、钩藤等配伍；肝火偏盛者，可配伍夏枯草、菊花等。

【用法用量】煎服，6~10g。盐水炙后，有效成分易于溶出，故疗效较生用为佳。

【使用注意】阴虚火旺及大便燥结者忌用。

续断 Xuduan

【来源】为川续断科植物川续断 *Dipsacus aspercides* C. Y. Cheng et T. M. Ai 的干燥根。主产于四川、湖北、湖南等地。以四川、湖北产的质量较佳，湖北产量最大，野生、栽培均有。秋季采挖，烘干。切片，生用。

【性味归经】苦、辛，微温。归肝、肾经。

【功效】补肝肾，强筋骨，续折伤，止血安胎。

考点提示：续断的功效。

【应用】

1. 肝肾不足之腰膝酸软、风寒湿痹　本品既能补益肝肾，又能行血脉，有补而不滞的特点，用于肝肾不足所致的腰膝酸软、风湿痹痛等。治肝肾不足、腰膝酸软，常与牛膝、杜仲等同用；治肝肾不足，兼风寒湿痹，常配川乌、防风等。

2. 跌扑损伤等　本品能强筋骨、续折伤，用于跌扑损伤、瘀肿疼痛、骨折、习惯性关节脱位等，故为外科、伤科常用药。常与骨碎补、血竭、自然铜等同用。

3. 崩漏下血、胎动不安　本品有补肝肾、调冲任、止血安胎之效。治崩漏经多，可与黄芪、地榆、艾叶等同用；治胎漏下血、胎动欲坠或习惯性流产，常与桑寄生、菟丝子、阿胶同用。

考点提示：续断具有补中有行、补而不滞的特点。

【用法用量】煎服，9~15g；或入丸、散剂。酒续断多用于风湿痹痛、跌仆损伤，盐续断多用于腰膝酸软。

【使用注意】阴虚火旺者慎用。

知识链接

续断与杜仲的功用之异同

共同点：二者均具有补肝肾、强筋骨、安胎作用，用于治疗肝肾不足之腰膝酸痛、下肢痿软无力及肝肾亏损之胎动不安。

不同点：续断苦泄辛行，补而不滞，具有行血脉、疗伤续折作用，用于跌打损伤、筋骨折伤，并可止血，用于崩漏过多；杜仲补肝肾、强筋骨而助阳之力强于续断。

蛤蚧 Gejie

【来源】 为壁虎科动物蛤蚧 *Gekko gecko* Linnaeus 的干燥体。主产于广西、广东、云南等地。全年均可捕捉，除去内脏，拭净，用竹片撑开，低温干燥。生用或炒酥研末。

【性味归经】 咸，平。归肺、肾经。

【功效】 补肺益肾，纳气定喘，助阳益精。

考点提示： 蛤蚧的功效。

【应用】

1. 肺肾两虚之劳嗽虚喘 本品长于补肺气、助肾阳、定喘咳，为治劳嗽虚喘之要药。治肾不纳气之虚喘，常与人参、杏仁、贝母等同用，如人参蛤蚧散。

2. 肾虚阳痿 本品补肾阳、益肾精，尤宜于肾阳不足、精血亏虚之阳痿。可单用浸酒服，也可与人参、鹿茸、淫羊藿等同用。

此外，本品还可用于肾虚早衰体弱，有补益强壮作用。

【用法用量】 煎服，3~6g；研末服，每次1~2g，日服3次；多入丸散或酒剂。

冬虫夏草 Dongchongxiacao

【来源】 为麦角菌科真菌冬虫夏草菌 *Cordyceps sinensis*（Berk.）Sacc. 的子座及其寄生蝙蝠蛾科昆虫绿蝙蝠蛾 *Hepialus varians* Staudinger 幼虫的尸体的复合体。主产于四川、西藏、青海等地。初夏子座出土，孢子未发散时挖取。晒干或低温干燥，生用。

【性味归经】 甘，平。归肺、肾经。

【功效】 补肾益肺，止血化痰。

【应用】

1. 阳痿遗精、肾虚腰痛 本品既能补肾阳，又能补肾精。对肾阳不足、肾精亏虚所致的阳痿，遗精、腰膝酸痛、早泄精薄，有一定壮阳起痿填精之效，可单用浸酒服，或与菟丝子、巴戟天、淫羊藿等补肾益精壮阳之品同用。

2. 久咳虚喘、劳嗽痰血 本品既补肾阳，又益肺阴，止血化痰，为治肺肾两虚之久咳虚喘、劳嗽咯血的要药。治劳嗽痰血，常配伍沙参、川贝母、阿胶等；治喘咳短气，常与人参、胡桃肉、蛤蚧等同用。

此外，病后体虚不复，易感外邪者，用本品与鸭、鸡、猪肉等炖服，或为散剂常服，有补虚扶弱、促进机体功能恢复之效。

【用法用量】 煎服，3~9g；或入丸、散、酒剂。

知识拓展

冬虫夏草真菌的子囊孢子，在前一年的夏天随雨水渗透到土壤中，被虫草蝙蝠蛾的幼虫食后，进入体内，在体内吸收大量的营养，大量繁殖，虫体内充满菌丝，虫体渐渐僵死。第二年初夏，从头部长出一根紫红色的小草，采集时连同土中的虫体一起挖出，合称为冬虫夏草。其药用价值主要在虫草酸，是中药中唯一的动植物合体的药物。

紫河车 Ziheche

【来源】 为健康人的干燥胎盘 *Placenta Hominis*。将新鲜胎盘除去羊膜及脐带，反复冲洗至去净血液，蒸或置沸水中略煮后，干燥。切块或研粉用，亦可鲜用。

【性味归经】 甘、咸，温。归肺、肝、肾经。

【功效】 温肾补精，益气养血。

考点提示：紫河车的功效。

【应用】

1. 肾气不足、精亏血虚证 本品补肝肾、益精血，兼有补阳作用。用于肾气不足、精亏血虚之不孕、阳痿、遗精、头晕、耳鸣等，单用有效，但药力缓和，常与鹿茸、人参、当归、菟丝子等补益药同用。

2. 气血亏虚证 本品为血肉有情之品，有益气养血的功效。治疗气血亏虚之消瘦、食少气短、面色萎黄及产后乳少等症，常与人参、当归、熟地、黄芪等同用。

3. 肺肾两虚之喘嗽 本品既能补益肺气，又能补肾纳气，为治肺肾两虚之虚喘证的良药，可单用或与人参、山药等同用；若兼阴虚内热，当配伍熟地、龟板、黄柏等养阴清热之品。

【用法用量】 研末或装入胶囊吞服，每次 2~3g，每日 2~3 次。如用新鲜胎盘，每次半个至一个，炖服，一周 2~3 次。

第三节 补血药

扫码“学一学”

本类药物的性味甘温或甘平，质地滋润，主入心、肝、脾、肾等经，均具有补血的功效，用于各种血虚证。症见面色或唇爪苍白、眩晕耳鸣、心悸怔忡、失眠健忘，或月经愆期、量少色淡，甚则闭经，舌淡脉细等。部分药物兼能滋阴或滋养肝肾、生精填髓，可用于肝肾精血亏虚所致之眩晕耳鸣、腰膝酸软、须发早白等。补血药多黏腻碍胃，影响消化，故湿浊中阻、脘腹胀满、食少便溏者不宜用。

当归 Danggui

【来源】 为伞形科植物当归 *Aaugellica sinensis* (Oliv.) Diels. 的干燥根。主产于甘肃、陕西、四川等地。甘肃岷县（秦州）的当归产量大、质量好，习称“秦归”。秋末采挖，待水分稍蒸发后，捆成小把，上棚，用烟火慢慢熏干。切薄片，生用或酒炒用。

【性味归经】 甘，辛，温。归肝、心、脾经。

【功效】 补血活血，调经止痛，润肠通便。

考点提示： 当归的功效。

【应用】

1. 血虚诸证　本品有良好的补血作用，为补血之圣药，适用于血虚所致的各种证候，兼有活血作用，对血虚兼瘀者，有兼顾之效。治疗单纯血虚证，常与熟地黄、白芍等同用；治气虚血少，常与黄芪相须为用，如当归补血汤；治疗血虚心失所养之惊悸怔忡、失眠健忘等症，常与酸枣仁、柏子仁等配伍。

2. 月经不调、痛经、闭经及产后腹痛　本品补血活血，又善止痛，为妇科调经要药，因其味辛能行血，又有“血中气药”之称。对血虚或血虚血滞所致的月经不调、痛经、经闭腹痛等症，常与熟地、白芍、川芎配伍，即四物汤；治产后恶露不行、瘀滞腹痛，常配益母草、川芎、桃仁等，如生化汤。

3. 跌打损伤、风湿痹痛、疮痈肿痛　本品辛行温通，补血活血，有较好的止痛作用。常用于治疗跌打损伤、风湿痹痛、疮痈肿痛等病症。治跌打损伤，常与川芎、红花等配伍，如复元活血汤；治风湿痹痛、肢体麻木，常配羌活、秦艽、桂枝等；治疗疮痈肿痛，常配伍金银花、连翘、炮山甲等，以消肿止痛，如仙方活命饮。

4. 血虚肠燥便秘　本品还能润肠通便，可用于肠燥便秘。长于补血，尤宜于血虚肠燥便秘，宜与熟地黄、肉苁蓉、火麻仁等养血润肠之品同用。

【用法用量】 煎服，6~12g。一般生用，酒炒增强活血作用。

知识拓展

当归有全当归、当归身、当归尾之别。

当归身　当归主根部入药，长于补血。

当归尾　当归支根及支根梢入药，长于活血。

全当归　和血（补血活血）。

熟地黄 Shudihuang

【来源】 为玄参科植物地黄 *Rehmannia glutinosa* (Gdertn) Libosch. 的块根经加工炮制而成。主产于河南、浙江等地。以河南产量最大，质量最佳，为四大怀药之一。秋季采挖，去芦头及须根，黄酒蒸至黑润而成。晒干，切厚片。

【性味归经】甘，微温。归肝、肾经。

考点提示：地黄炮制后性质由寒转温。

【功效】补血滋阴，填精益髓。

考点提示：熟地黄的功效。

【应用】

1. 血虚证 本品为补血要药，适用于血虚诸证，常与当归相须为用；又长于补阴，对阴血俱虚者有兼顾之效。血虚心失所养之心悸、健忘等证常用本品补血以养心，常与当归、酸枣仁、柏子仁等补血养心安神之品同用；治血虚肝失所养所致的眩晕，耳鸣，两目干涩，视力减退，雀目，肢体麻木、拘急、震颤，妇女月经愆期、量少、色淡，经闭等证，常与当归、白芍等同用，如四物汤；治崩漏下血、少腹冷痛，可与阿胶、艾叶等同用，如胶艾汤。

2. 肝肾阴虚证 本品又为补阴要药，长于滋肾阴，兼能养肝阴，可广泛用于肝肾阴虚之腰膝酸软、骨蒸潮热、盗汗遗精、内热消渴诸证。常与山药、山萸肉等同用，如六味地黄丸。本品在滋阴剂中常居主药地位。

3. 肾精亏虚证 本品既能养血滋阴，又能填精益髓，适用于肾精亏虚所致的小儿生长发育迟缓及成人早衰诸证。治小儿发育迟缓、骨髓不充而行迟，可与鹿茸等品同用；用于成人早衰诸证，可与何首乌、肉苁蓉、补骨脂等品同用。

【用法用量】煎服，9~15g。

【使用注意】本品性质滋腻，有碍消化，凡湿滞脾胃、脘腹胀满、食少便溏者忌服。

知识拓展

地黄分鲜、生、熟 3 种，均能滋阴生津，治阴血津液亏虚诸证。

鲜生地 甘苦大寒，长于清热凉血。

干地黄 甘寒质润，长于凉血滋阴。

熟地黄 甘温，长于滋阴补血。

何首乌 Heshouwu

【来源】为蓼科植物何首乌 *Polygonum multiflorum* Thunb. 的干燥块根。主产于河南、湖北、广西等地。秋、冬二季采挖，切片，晒干或微烘干，称“生首乌”；若以黑豆煮汁拌蒸，晒后变为黑色，称“制首乌”。

【性味归经】苦、甘、涩，微温。归肝、心、肾经。

【功效】制首乌：补益精血；生首乌：截疟解毒，润肠通便。

考点提示：制首乌、生首乌各自的功效。

【应用】

1. 肝肾精血亏虚证 制首乌能补肝肾、益精血，兼能收涩，且不寒、不燥、不腻，故为滋补良药。治血虚萎黄、失眠健忘等，常配熟地黄、当归、酸枣仁等；治肝肾精血亏虚之眩晕耳鸣、须发早白等，常以本品为主药，配伍当归、枸杞子、菟丝子等，如七宝美髯丹。

2. 久疟、疮痈、瘰疬、肠燥便秘　生首乌补益力弱且不收敛，有截疟之效，可治气血两虚、久疟不止，常与当归、人参、陈皮等同用，如何人饮；用治瘰疬痈疮、皮肤瘙痒，可配防风、苦参、薄荷等煎汤洗；治血虚肠燥便秘，可配肉苁蓉、当归、火麻仁等。

此外，本品能化浊降脂，可用于治疗高脂血症、高血压、冠心病等，常与桑寄生、丹参等同用。

【用法用量】 煎服，6~12g。

【使用注意】 大便溏泄及湿痰较重者不宜用。

白芍 Baishao

【来源】 为毛茛科植物芍药 *Raeonia lactiflora* Pall. 的干燥根。主产于浙江、安徽、四川等地。夏秋二季采挖，置沸水中煮后除去外皮，或去皮后再煮至无硬心，捞起晒干。切片，生用或炒用、酒炙用。

【性味归经】 苦、酸，微寒。归肝、脾经。

【功效】 养血调经，平抑肝阳，柔肝止痛，敛阴止汗。

考点提示：白芍的功效。

【应用】

1. 血虚证　本品既能养血，又能调经，为补血、调经常用药，广泛应用于血虚失养诸证。治疗血虚心失其养之心悸怔忡、失眠等症，可用本品补血以养心，常与当归、酸枣仁、柏子仁等同用；治疗血虚肝失所养，亦常用本品补血以养肝，常与当归、川芎、熟地同用，如四物汤。

2. 肝阳上亢之头痛眩晕　本品能平抑肝阳，适用于肝阳上亢所致的头痛眩晕，常与龙骨、牡蛎、牛膝等配伍使用，如镇肝熄风汤。

3. 胁痛、腹痛、四肢拘急疼痛　本品长于缓急止痛。因其能养血以柔肝，尤宜于血虚肝失所养所致之筋脉拘急疼痛，常与甘草相须为用，组成芍药甘草汤，临床常以此方为基础随证化裁，治疗多种疾病过程中出现的拘挛疼痛；治血虚肝郁之胁痛，常与当归、白术、柴胡等同用，如逍遥散。

4. 盗汗、自汗　本品有一定的止汗作用，适用于虚汗证。治阴虚盗汗，宜与知母、黄柏等滋阴降火之品同用；治气虚自汗，宜与黄芪、白术等益气固表之品同用。

【用法用量】 煎服，6~15g，大剂量 15~30g。

【使用注意】 阳衰虚寒之证不宜用。不宜与藜芦同用。

阿胶 Ejiao

【来源】 为马科动物驴 *Equus asinus* L. 的干燥皮或鲜皮经煎煮、浓缩制成的固体胶。主产于山东、浙江、河北等地，以山东省东阿县的产品最著名。捣成碎块或以蛤粉烫炒成珠用。

【性味归经】甘，平。归肺、肝、肾经。

【功效】补血滋阴，润燥，止血。

考点提示：阿胶的功效。

【应用】

1. 血虚证 本品性平，为血肉有情之品，善于滋补阴血，为补血要药。适用于血虚之面色萎黄、眩晕、心悸、肌痿无力诸症，常与党参、黄芪、当归、熟地等同用。

2. 出血证 本品长于止血，为止血要药，因其还长于补血、滋阴，尤宜于出血兼有血虚、阴虚者，单用有效，或与其他止血药配伍。治吐血尿血，常与蒲黄、生地黄等同用；治崩漏下血，常配伍生地黄、艾叶等，如胶艾汤。本品补血有助于养胎，止血又可治胎漏下血，故不少安胎方中都用本品。

3. 肺燥咳嗽，劳嗽咯血 本品能滋阴润肺。治肺热阴虚、燥咳痰少、痰中带血，常配牛蒡子、杏仁等，如补肺阿胶汤；治燥邪伤肺，宜与石膏、桑叶等配伍，如清燥救肺汤。

4. 阴虚心烦不眠证 本品用治热病伤阴之心烦不眠，常与黄连、白芍、鸡子黄等同用，如黄连阿胶汤。

5. 虚风内动证 本品能滋养肝肾之阴，用治肝肾阴虚、虚风内动之头晕目眩、手足瘛疭，常与生地、白芍等同用，如大定风珠。

【用法用量】入汤剂，3~9g，烊化兑服。

【使用注意】本品性滋腻，有碍消化，胃弱便溏者慎用。

知识拓展

黄明胶 为牛科动物黄牛的皮所熬的胶。性味甘、涩，平。归肺、大肠经。功能滋阴，润肺，止血，消肿。用于出血诸证，阴虚肺燥证，痈肿及疼痛证。内服，水、酒化冲服，3~9g；或入丸、散剂。外用，烊化涂。

龙眼肉 Longyanrou

【来源】为无患子科植物龙眼 *Dimocarpus longan* Lour. 的假种皮。主产于广东、福建、台湾等地。夏秋季采收，干燥，除去壳、核，晒至干爽不黏。生用。

【性味归经】甘，温。归心、脾经。

【功效】补益心脾，养血安神。

考点提示：龙眼肉的功效。

【应用】

1. 心脾两虚证 本品甘温性润，补益心脾，无黏腻壅滞之弊，故为滋补良药。常用于思虑过度、劳伤心脾所致的心悸怔忡、健忘失眠等，单用即有效，或与黄芪、人参、当归、酸枣仁等同用，如归脾汤；也可作食品常服，常与红枣、粳米煮粥，以调养气血。

2. 气血不足证 本品有补益气血的功效。如本品加白糖蒸熟即为玉灵膏，开水冲服，治气血不足之证。

【用法用量】煎服，9~15g。

扫码“学一学”

第四节 补阴药

本类药物多性甘味寒凉，质地滋润，主入肺、胃、肝、肾、心等经，具有滋养阴液、生津润燥的作用。适用于肺胃阴虚所致的干咳少痰、咯血、声音嘶哑或口干咽燥、胃脘隐痛、饥不欲食，或干呕呃逆、肠燥便秘，肝肾阴虚之潮热盗汗、五心烦热、两颧发红、目涩肢麻、爪甲不荣或头晕目眩、耳鸣耳聋、腰痛遗精，以及心阴虚之心悸怔忡、失眠多梦等症。部分药物兼有清热或潜阳功效，对阴虚不能制阳所致阴虚内热证或阴虚阳亢证有标本兼顾之效。本类药大部分有滋腻之性，故脾胃虚弱、痰湿内阻、腹满便溏者慎用。

北沙参 Beishashen

【来源】为伞形科植物珊瑚菜 *Glehnia littoralis* Fr. Schmidt ex Miq. 的干燥根。主产于山东、江苏、福建等地。夏秋二季采挖，置沸水中烫后，除去外皮，干燥，或洗净后直接干燥。切片或切段，生用。

【性味归经】甘、微苦，微寒。归肺、胃经。

【功效】清肺养阴，益胃生津。

考点提示：北沙参的功效。

【应用】

1. 肺阴虚证 本品能补肺阴，兼能清肺热，适用于阴虚肺燥有热之干咳少痰、咳血或咽干音哑等症。常随证配伍润肺清肺、止咳平喘、利咽开音之品。治燥热伤肺，发热咳喘或咳血，宜与麦冬、南沙参、杏仁、茜草等同用。

2. 胃阴虚证 本品能养阴，益胃生津，适用于胃阴虚有热之口干多饮、饥不欲食、大便干结、舌苔光剥或舌红少津及胃痛、胃胀、嘈杂等症，常与石斛、玉竹、乌梅等养阴生津之品同用。治胃阴脾气俱虚，宜与石斛、玉竹、山药等养阴、益气健脾之品同用。

【用法用量】煎服，5~12g。

【使用注意】不宜与藜芦同用。

南沙参 Nanshashen

【来源】为桔梗科植物轮叶沙参 *Adenophora tetraphylla*（Thunb.）Fisch. 或杏叶沙参 *Adenophra stricta* Miq. 的干燥根。主产于安徽、江苏、浙江等地。春秋二季采挖，干燥。切厚片或短段，生用。

【性味归经】甘、微寒。归肺、胃经。

【功效】养阴清肺，益胃生津，祛痰，益气。

考点提示：南沙参的功效。

【应用】

1. 肺阴虚证 本品甘润而微寒，能补肺阴、润肺燥，兼清肺热，适用于阴虚肺燥有热之干咳痰少、咳血或咽干音哑等症。治阴虚劳损，咳嗽、吐衄，可与麦冬、百合、生地等同用；治燥热伤肺，发热咳喘或咳血，可与麦冬、北沙参、杏仁、茜草等同用。

2. 胃阴虚证 本品能养胃阴，生津止渴，并清胃热，适用于胃阴虚有热之口燥咽干、大便秘结、舌红少津及饥不欲食、呕吐等症。治热病后期，气阴两虚而余热未清不受温补，尤为适宜，常与玉竹、麦冬等配伍；兼有食少纳差者，可再配伍谷芽等消食健胃之品；兼有胃气上逆呕吐、呃逆者，还可配伍半夏、旋覆花、赭石等降逆和胃之品。

【用法用量】 煎服，9~15g，鲜品15~30g；或入丸、散。

【使用注意】 不宜与藜芦同用。

知识链接

南沙参与北沙参的鉴别

科属：南沙参属桔梗科，北沙参属伞形科。

功用：南沙参润肺、清肺之力略逊于北沙参，养胃阴、清胃热之力亦不及北沙参，但南沙参兼能补益脾气，对于胃阴脾气俱虚之证，有气阴双补之效，对热病后期，气阴两虚而余热未清不受温补者，尤为适宜。另外，就二者质地而论，北沙参坚实，南沙参空疏，坚实者用于养阴，空疏者用于补气。

百合 Baihe

【来源】 为百合科植物卷丹 *Lilium Lancifolium* Thunb.、百合 *L. brownii* F. E. Brown var. *viridulium* Baker 或细叶百合 *L. Pumilum* DC. 的干燥肉质鳞叶。全国各地均产，以湖南、浙江产者为多。秋季采挖，剥取鳞叶，置沸水中略烫，干燥。生用或蜜炙用。

【性味归经】 甘，寒。归肺、心经。

【功效】 养阴润肺，清心安神。

考点提示：百合的功效。

【应用】

1. 肺阴虚证 本品能补肺阴，兼能清肺热。其作用平和，润肺清肺之力不及北沙参，但兼有一定的止咳祛痰作用。用于阴虚肺燥之干咳少痰、咳血等，常与生地、玄参、贝母等同用，如百合固金汤；治肺燥失音不语，可与诃子等同用。

2. 心肺阴虚内热证 本品既能养心肺之阴，又能清心肺之热，还有一定的安神作用。其作用平和，补虚不碍邪，祛邪不伤正，故为治心肺阴虚内热证的主药，症见恍惚迷离、烦躁失眠等，常与生地黄、知母等养阴清热之品同用。

【用法用量】 煎服，6~12g。蜜炙可增强润肺作用。

【使用注意】 风寒咳嗽及便溏者忌服。

枸杞子 Gouqizi

【来源】 为茄科植物宁夏枸杞 *Lycium barbarum* L. 的干燥成熟果实。主产于宁夏、甘肃、新疆等地。夏秋二季果实呈橙红色时采收，晾至皮皱后，再晒至外皮干硬，果肉柔软。生用。

【性味归经】 甘，平。归肝、肾经。

【功效】 滋补肝肾，益精明目。

考点提示： 枸杞子的功效。

【应用】

1. 肝肾阴虚及早衰 本品能补肝肾之阴，适用于肝肾阴虚之证。可单用，如枸杞膏、枸杞酒，也可与补肾、益精血之品配伍。治肝肾阴虚之腰膝酸软、遗精等，常与天冬、干地黄同用，如枸杞丸；治真阴不足、腰酸腿软、耳聋失眠、自汗盗汗等，常与熟地黄、山茱萸等同用，如左归丸。本品能益精补血，适用于精亏血虚所致早衰证，症见须发早白、视力减退、腰膝酸软、梦遗滑精等，可单用本品蒸熟或熬膏服，也常与菟丝子、怀牛膝、何首乌等同用，如七宝美髯丹。

2. 肝肾亏虚之眼目昏花 本品还能益精、补血、明目，尤多用于肝肾阴虚或精亏血虚之两目干涩、内障目昏，常与熟地、山茱萸、山药、菊花等滋肾养肝明目之品配伍，如杞菊地黄丸。

【用法用量】 煎服，6~12g。

【使用注意】 脾虚便溏者不宜用。

麦冬 Maidong

【来源】 为百合科植物麦冬 *Ophiopogon japonicus*（Thunb.）Ker-Gawl. 的干燥块根。主产于四川、浙江、湖北等地。夏季采挖，洗净反复暴晒、堆置，至七八成干，除去须根，干燥。生用。

【性味归经】 甘、微苦，微寒。归心、肺、胃经。

【功效】 养阴生津，润肺清心。

考点提示： 麦冬的归经及功效。

【应用】

1. 肺阴虚证 本品能养肺阴、清肺热，适于阴虚肺燥有热的鼻燥咽干、干咳痰少、咳血、咽痛音哑等症。常与桑叶、杏仁、阿胶等同用，如清燥救肺汤。

2. 胃阴虚证 本品长于滋养胃阴，兼清胃热，临床广泛用于胃阴虚有热之口燥咽干、胃脘疼痛、饥不欲食、呕逆、大便干结等症。治热伤胃阴及胃阴虚有热，可与生地、玉竹、沙参等品同用；治消渴，可与乌梅等生津止渴之品同用。

3. 心阴虚证 本品还能养心阴、清心热，略具除烦安神作用，可用于心阴虚有热之心烦、失眠多梦、健忘、心悸怔忡等症，常与生地、酸枣仁等同用，如天王补心丹。

【用法用量】 煎服，6~12g。

【使用注意】 风寒感冒或有痰饮湿浊的咳嗽，及脾胃虚寒泄泻者忌用。

天冬 Tiandong

【来源】为百合科植物天冬 *Asparagus cochinchinensis*（Lour.）Merr. 的干燥块根。主产于贵州、四川、广州等地。秋冬二季采挖，除去须根及蔓茎、洗去泥土，蒸或煮至透心皮裂，剥去外皮，烘干。切薄片，生用。

【性味归经】甘、苦，寒。归肺、肾经。

【功效】养阴润燥，清肺生津。

【应用】

1. 肺热阴虚证 本品能养肺阴、清肺热，润燥止咳，常用于阴虚肺热的燥咳、顿咳痰黏、咽干口渴等。治燥热咳嗽，常与麦冬、沙参、川贝母等同用；治劳嗽咳血，或干咳痰黏、痰中带血，常与麦冬、川贝母、生地黄等同用。

2. 气阴两伤证 本品既能清热养阴，又能生津止渴，常与生地、人参同用，组成三才汤，治疗气阴两伤所致的舌干口渴及消渴。

3. 肠燥便秘 本品有益胃生津的作用，可用于肠燥津亏便秘，常与当归、肉苁蓉等同用。

【用法用量】煎服，6~12g，也可熬膏或入丸散。

【使用注意】脾虚便溏、痰湿内盛及外感风寒咳嗽者不宜用。

知识链接

天冬与麦冬的功用之异同

共同点：二者既能滋肺阴、润肺燥、清肺热，又可养胃阴、清胃热、生津止渴，对于热病伤津之肠燥便秘，可增液润肠以通便，二者常相须为用。

不同点：天冬苦寒之性较甚，清火与润燥之力强于麦冬，宜于肾阴不足、虚火亢旺之证；麦冬微寒，清火与滋润之力虽稍弱，但滋腻性较小，能清心除烦、宁心安神，宜于心阴不足及心火亢旺之证。

石斛 Shihu

【来源】为兰科植物环草石斛 *Dendrobium loddigesii* Rolfe.、马鞭石斛 *Dendrobium fimbriatum* Hook. var. *oculatum* Hook.、黄草石斛 *Dendrobium chrysanthum* Wall.、铁皮石斛 *Dendrobium candidum* Wall. ex Lindl. 或金钗石斛 *Dendrobium nobile* Lindl. 的新鲜或干燥茎。主产于四川、贵州、云南等地。全年均可采收，鲜用者除去根及泥沙，干用者采收后除去杂质，用开水略烫或烘软，干燥。切段，生用。

【性味归经】甘，微寒。归胃、肾经。

【功效】益胃生津，滋阴清热。

考点提示：石斛的功效。

【应用】

1. 胃阴虚证 本品能补胃阴，兼能清胃热，为治胃阴虚之要药。治胃阴不足、口渴咽干，单用即效，或与麦冬、竹茹等同用；治胃热阴虚之胃脘疼痛、牙龈肿痛、口舌生疮，可与生地、麦冬、黄芩等同用。

2. 热病伤津烦渴，阴虚内热 本品能滋肾阴、生津液、清虚热。用治肾虚火旺、骨蒸劳热，常与生地黄、枸杞子、黄柏等同用；治热病伤津、烦渴、舌干苔黑之证，可与天花粉、鲜生地、麦冬等同用；治肾阴亏虚、目暗不明，常与枸杞子、熟地黄、菟丝子等同用，如石斛夜光丸。

【用法用量】煎服，6~12g；鲜用，15~30g。

【使用注意】温热病不宜早用，湿热尚未化燥者忌服。

玉竹 Yuzhu

【来源】为百合科植物玉竹 *Polygonatum odoratum*（Mill.）Druce 的干燥根茎。主产于河北、江苏等地。秋季采挖，除去须根洗净，晒至柔软后，反复揉搓、晾晒至无硬心，晒干；或蒸透后，揉至半透明，晒干。切厚片或段，生用。

【性味归经】甘，微寒。归肺、胃经。

【功效】养阴润燥，生津止渴。

考点提示：玉竹的功效。

【应用】

1. 阴虚肺燥证 本品能养肺胃之阴而润燥，虽作用缓和，但不滋腻敛邪。治阴虚肺燥的干咳少痰、咽干口渴等，常与沙参、麦冬同用，如沙参麦冬汤。

2. 胃阴虚证 本品能养胃阴、清胃热、生津止渴。用治胃阴虚有热所致的食欲不振、口干舌燥、消渴、肠燥便秘，常与沙参、麦冬等同用；治胃热津伤之消渴，常与石膏、知母、麦冬、天花粉等同用。

【用法用量】煎服，6~12g。

【使用注意】脾虚而有痰湿者忌服。

黄精 Huangjing

【来源】为百合科植物滇黄精 *P. kingianum* Coll. et Hemsl.、黄精 *Polygonatum sibiricum* Red. 或多花黄精 *P. cyrtonema* Hua 的干燥根茎。主产于河北、内蒙古、山西、云南、贵州、广西等地。春、秋季挖取根茎，除去须根、洗净泥土，蒸 20 分钟左右使其透心后，取出，干燥，切厚片。生用、蒸熟或酒炙用。

【性味归经】甘，平。归脾、肺、肾经。

【功效】益气养阴，健脾，润肺，益肾。

考点提示：黄精的功效。

【应用】

1. 肺虚燥咳，肺肾阴虚之劳嗽久咳 本品能养肺阴、益肺气。治气阴两伤之干咳少痰、肺肾阴虚之劳嗽久咳，可单用煎膏服，或与沙参、天冬等同用。

2. 脾胃虚弱证 本品既能补脾气，又能益脾阴，用于脾胃虚弱之体倦乏力、口干食少，常与沙参、麦冬、谷芽等同用。

3. 肾精亏虚证 本品能补益肾精以延缓衰老，治疗肾精亏虚所致的腰酸、头晕、足软及成人早衰证，可单用，或与枸杞子蒸熟或熬膏长期服。

此外，本品还可以用于内热消渴，常与黄芪、天花粉、麦冬、生地等同用。

【用法用量】 煎服，9~15g。

【注意事项】 脾虚有湿、咳嗽痰多及便溏者忌服。

龟甲 Guijia

【来源】 为龟科动物乌龟 *Chinemys reevesii*（Gray）的背甲及腹甲。主产于浙江、湖北、湖南等地。全年均可捕捉，以秋、冬二季为多，捕捉后杀死，或用沸水烫死，剥取背甲及腹甲，除去残肉，晒干。生用或醋淬用。

【性味归经】 咸、甘，微寒。归肝、肾、心经。

【功效】 滋阴潜阳，益肾健骨，固经止血，养血补心。

考点提示： 龟甲的功效。

【应用】

1. 阴虚诸证 本品既能滋补肝肾之阴而退内热，又可潜降肝阳而息内风。治阴虚内热、骨蒸盗汗，常配伍熟地黄、知母、黄柏等，如大补阴丸；治阴虚阳亢、头晕目眩，常配伍生地黄、石决明、菊花等；治热病伤阴、虚风内动、舌干红绛、手足蠕动，常配伍生地黄、牡蛎、鳖甲等。

2. 肾虚筋骨痿弱 本品长于滋阴益肾，又能健骨，常治疗肝肾阴虚之筋骨不健、腰膝酸软、小儿囟门不合等。常与熟地、知母、黄柏同用，如虎潜丸。

3. 月经过多、崩漏 本品滋补肾阴以固冲任，又性寒清热，兼能止血。用于治疗阴虚血热、冲任不固之崩漏、月经过多等，常与椿根皮、黄柏、香附等同用，如固经丸。

4. 心血虚之惊悸、失眠、健忘 本品具有养血补心的功效，治疗心血虚之惊悸、失眠、健忘等，常与龙骨、远志、菖蒲等同用，如孔圣枕中丹。

【用法用量】 煎服，9~24g，宜捣碎先煎。本品经砂炒醋淬后，有效成分更容易煎出。

【使用注意】 脾胃虚寒、阳虚及表邪未解者忌服。

鳖甲 Biejia

【来源】 为鳖科动物鳖 *Trionyx sinensis* Wiegmann 的背甲。主产于河北、湖南、安徽等地。全年均可捕捉，以秋、冬二季为多，捕捉后杀死，置沸水中烫至背甲上的硬皮能剥落时，取出，剥取背甲，除去残肉，晒干。生用或醋淬用。

【性味归经】 咸，微寒。归肝、肾经。

【功效】 滋阴潜阳，退热除蒸，软坚散结。

【应用】

1. 热病伤阴、虚风内动　本品能滋阴潜阳，治疗热病后期，阴伤虚风内动、脉沉数、舌干齿黑、手指蠕动，甚则痉厥等，常配伍牡蛎、生地、阿胶等。

2. 阴虚发热、劳热骨蒸　本品滋阴清热，滋阴弱于龟板，但清热作用较龟板强，为治阴虚发热之要药。常与生地、青蒿、丹皮、知母等同用。

3. 癥瘕、经闭、久疟疟母　本品长于软坚散结。治疟疾日久不愈而致的肝脾肿大，常与大黄、桃仁、丹皮等同用。

【用法用量】 煎服，9~24g，宜捣碎先煎。滋阴潜阳宜生用，软坚散结宜醋炙用。本品经砂炒醋淬后，有效成分更容易煎出。

【使用注意】 脾胃虚寒、食少便溏及孕妇忌服。

知识链接

龟甲与鳖甲功用之异同

共同点：二者均能滋养肝肾之阴、平肝潜阳，用于肾阴不足、虚火亢旺之骨蒸潮热、盗汗、遗精及肝阴不足、肝阳上亢之头痛、眩晕等症。

不同点：龟甲长于滋肾，兼有健骨、补血、养心等功效，常用于肝肾不足、筋骨痿弱、腰膝酸软、妇女崩漏、月经过多及心血不足之失眠、健忘等；鳖甲长于退虚热，兼具软坚散结作用，常用于腹内癥瘕积聚。

墨旱莲 Mohanlian

【来源】 为菊科植物鳢肠 *Eclipta prostrata* L. 的干燥地上部分。主产于江苏、江西、浙江、广东等地。花开时采割，晒干。切段，生用。

【性味归经】 甘、酸，寒。归心、肝、肾经。

【功效】 滋补肝肾，凉血止血。

考点提示： 墨旱莲的功效。

【应用】

1. 肝肾阴虚证　本品能滋补肝肾之阴。适用于肝肾阴虚所致的牙齿松动、须发早白、眩晕耳鸣、腰膝酸软等症，可单用熬膏，或与女贞子同用，即二至丸。

2. 阴虚血热之出血证　本品性寒，凉血止血，尤宜于阴虚血热所致的吐血、衄血、尿血、血痢、崩漏下血等各种出血证。可单用，或与生地、白茅根、阿胶等同用。

此外，本品研末或鲜者捣烂外敷，可用于治疗外伤出血。

【用法用量】 煎服，6~12g。外用适量。

女贞子 Nüzhenzi

【来源】 为木犀科植物女贞 *Ligustrum lucidum* Ait. 的干燥成熟果实。主产于浙江、江苏、湖南等地。冬季果实成熟时采收，除去枝叶，蒸或置沸水中略烫后，干燥；或直接干燥。生用或酒炙用。

【性味归经】 甘、苦，凉。归肝、肾经。

【功效】 滋补肝肾，明目乌发。

考点提示：女贞子的功效。

【应用】

1. 肝肾阴虚证 本品补益肝肾而有明目之效，用于治疗肝肾阴虚之眩晕耳鸣、视物昏花、腰膝酸软、须发早白等症，常与墨旱莲同用，即二至丸。

2. 阴虚内热证 本品补肝肾之阴，善清虚热，治疗阴虚内热之潮热、心烦，常与知母、地骨皮、生地等同用。

【用法用量】 煎服，6~12g。

【使用注意】 脾胃虚寒泄泻及阳虚者不宜用。

知识链接

墨旱莲与女贞子的功用之异同

共同点：二者均能补肝肾、益精血、明目，都可用于腰酸遗精、头晕目眩、须发早白等症。

不同点：墨旱莲味酸且寒性大，善凉血止血，常用于阴虚血热之咯血、衄血、便血、尿血、崩漏及外伤出血等；女贞子养阴之力不如墨旱莲，其性平和，兼能退虚热，用于阴虚发热之证。

补益药小结见表22-1至表22-4。

表22-1 补气药功用归纳

药名	功效	应用	特点
人参	大补元气，复脉固脱，补脾益肺，生津养血，安神益智	元气虚极欲脱证；脾肺气虚证；热盛津伤及消渴证；气血亏虚之心悸怔忡、失眠健忘	补气力最大，独能大补元气为治疗虚劳内伤第一要药
西洋参	补气养阴，清热生津	气阴两脱证；肺气阴两伤证；热伤气阴之烦倦、消渴	气虚阴津耗伤有火之证，清补制品
党参	健脾益肺，养血生津	脾肺气虚证；气津两伤证；气血两虚证	脾肺气虚常用要药
太子参	健脾益气，生津润肺	脾胃气阴虚证；心肺气阴两虚证	热病后气阴不足、证情轻微者适用
黄芪	补气升阳，固表止汗，利尿消肿，托毒生肌	脾虚气陷证；表虚自汗；气虚水肿；痈疽难溃，溃久不敛	唯一的补气升阳药，治脾阳不升、中气下陷证；“疮家圣药”，善治疮疡溃后不敛
白术	健脾益气，燥湿利水，止汗，安胎	脾胃气虚证；痰饮、水肿等证；气虚自汗；脾虚胎动不安	为补气健脾的要药
山药	补脾养胃，生津益肺，补肾涩精	脾胃虚弱证；肺虚喘咳；肾虚证；消渴证	为平补气阴之佳品
甘草	补脾益气，祛痰止咳，缓急止痛，清热解毒，调和诸药	脾气虚证，心气虚证；咳喘；脘腹、四肢挛急疼痛；热毒疮疡，咽喉肿痛及药物、食物中毒；调和药性	有“国老”美称，善和百药
大枣	补中益气，养心安神	脾气虚弱证；脏躁及失眠证	为治疗心失充养、心神无主而脏躁的要药

续表

药名	功效	应用	特点
白扁豆	健脾化湿，和中消暑	脾虚证；暑湿证	本品补脾不腻，除湿不燥，为健脾化湿良药

表 22-2 补阳药功用归纳

药名	功效	应用	特点
鹿茸	壮肾阳，益精血，强筋骨，调冲任，托疮毒	肾阳虚证；精血不足证；冲任不固，崩漏带下；气血亏虚之疮疡不敛	为温肾壮阳、补督脉、益精血的要药
肉苁蓉	补肾阳，益精血，润肠通便	肾阳不足，精血亏虚证；肠燥便秘	尤适用于老年阳虚便秘
巴戟天	补肾阳，强筋骨，祛风湿	肾阳虚证；风湿痹痛或筋骨痿软；	适于肾阳虚兼风湿之证
淫羊藿	补肾阳，强筋骨，祛风湿	肾阳虚证；风湿痹痛、筋骨痿软、肢体麻木拘挛	为治肾虚精少不育之良药
补骨脂	温肾助阳，暖脾止泻，纳气平喘	肾阳不足证；脾肾阳虚证；肾不纳气证	为治脾肾阳虚及下元不固的要药
益智	温肾固精缩尿，暖脾止泻摄唾	下元虚寒之遗精、遗尿、尿频；脾胃虚寒证	本品暖肾温脾助阳，性兼收涩，以摄唾、缩尿见长
菟丝子	滋补肝肾，固精缩尿，明目，止泻，安胎	肾虚诸证；肝肾不足，两目昏花；脾肾阳虚，大便溏泄；肾虚胎漏，胎动不安	为平补肝肾脾三经之良药
沙苑子	温肾固精缩尿，养肝明目	虚所致腰痛、遗精、遗尿、带下；肝肾不足之眩晕目昏	长于固涩
杜仲	补肝肾，强筋骨，安胎	肾虚腰痛、阳痿、尿频；胎漏，胎动不安、滑胎	善补肝肾强筋骨
续断	补肝肾，强筋骨，续折伤，止血安胎	肝肾不足之腰膝酸软、风寒湿痹；跌扑损伤等；崩漏下血、胎动不安	为伤科要药
蛤蚧	补肺益肾，纳气定喘，助阳益精	肺肾两虚之劳嗽虚喘；肾虚阳痿	为治肺虚咳嗽、肾虚作喘之良药
冬虫夏草	补肾益肺，止血化痰	阳痿遗精、肾虚腰痛；久咳虚喘、劳嗽痰血	为补虚扶弱的平和食疗之佳品
紫河车	温肾补精，益气养血	肾气不足、精亏血虚证；气血亏虚证；肺肾两虚之喘嗽	为血肉有情之品，有益气养血、补肾纳气之效

表 22-3 补血药功用归纳

药名	功效	应用	特点
当归	补血活血，调经止痛，润肠通便	血虚诸证；月经不调、痛经、闭经及产后腹痛；跌打损伤、风湿痹痛、疮痈肿痛；血虚肠燥便秘	补血之圣药
熟地黄	补血滋阴，填精益髓	血虚证；肝肾阴虚证；肾精亏虚证	养血补血之要药
何首乌	制首乌：补益精血；生首乌：截疟解毒，润肠通便	肝肾精血亏虚证；久疟、疮痈、瘰疬、肠燥便秘	不燥不腻，为平补肾精血的良药
白芍	养血调经，平抑肝阳，柔肝止痛，敛阴止汗	血虚证；肝阳上亢之头痛眩晕；胁痛、腹痛、四肢拘急疼痛；盗汗、自汗	长于清热凉血，活血散瘀
阿胶	补血滋阴，润燥，止血	血虚证；出血证；肺燥咳嗽，劳嗽咯血；阴虚心烦不眠证；虚风内动证	为补血佳品，补血兼止血

续表

药名	功效	应用	特点
龙眼肉	补益心脾，养血安神	心脾两虚证；气血不足证	性质平和，为药食两用的滋补佳品

表 22-4　补阴药功用归纳

药名	功效	应用	特点
北沙参	清肺养阴，益胃生津	肺阴虚证；胃阴虚证	为养肺阴、益胃津之佳品
南沙参	养阴清肺，益胃生津，祛痰，益气	肺阴虚证；胃阴虚证	善益气化痰
百合	养阴润肺，清心安神	肺阴虚证；心肺阴虚内热证	尤长于治热病余热未清之心烦失眠证
枸杞子	滋补肝肾，益精明目	肝肾阴虚及早衰；肝肾亏虚之眼目昏花	为滋补肝肾、养血补精、明目的良药
麦冬	养阴生津，润肺清心	肺阴虚证；胃阴虚证；心阴虚证	以养胃阴、生津液之功见长
天冬	养阴润燥，清肺生津	肺热阴虚证；气阴两伤证；肠燥便秘	为治肺肾阴虚有热之良品
石斛	益胃生津，滋阴清热	胃阴虚证；热病伤津烦渴，阴虚内热	为治胃阴不足兼虚热证之佳品
玉竹	养阴润燥，生津止渴	阴虚肺燥证；胃阴虚证	养阴而不恋邪，为治阴虚外感之常品
黄精	益气养阴，健脾，润肺，益肾	肺虚燥咳，肺肾阴虚之劳嗽久咳；脾胃虚弱证；肾精亏虚证	为气阴双补之品
龟甲	滋阴潜阳，益肾健骨，固经止血，养血补心	阴虚诸证；肾虚筋骨痿弱；月经过多、崩漏；心血虚之惊悸、失眠、健忘	长于滋补肾阴
鳖甲	滋阴潜阳，退热除蒸，软坚散结	热病伤阴、虚风内动；阴虚发热、劳热骨蒸；癥瘕、经闭、久疟疟母	为治阴虚发热的要药
墨旱莲	滋补肝肾，凉血止血	肝肾阴虚证；阴虚血热之出血证	善凉血止血，长于阴虚血热之出血证
女贞子	滋补肝肾，明目乌发	肝肾阴虚证；阴虚内热证	长于退虚热、明目

扫码“练一练”

目标检测

一、最佳选择题

1. 黄芪的功效是（　　）

A. 补脾肺肾，固精止带　　B. 补气养阴，清火生津

C. 补气健脾，止汗安胎　　D. 补气升阳，利水消肿

E. 健脾化湿，消暑解毒

2. 补气缓急宜炙用，泻火解毒宜生用的药物是（　　）

A. 大枣　　B. 黄芪　　C. 甘草

D. 白扁豆　　E. 太子参

二、配伍选择题

A. 黄精　　B. 玉竹　　C. 百合

D. 北沙参　　E. 南沙参

3. 源于伞形科，能养阴清肺的药物是（　　）

4. 源于桔梗科，能清肺养阴、祛痰的药物是（　　）

A. 人参　　B. 甘草　　C. 白术

D. 山药　　E. 大枣

5. 能调和诸药的药物是（　　）

6. 能止汗、安胎的药物是（　　）

A. 当归　　B. 鹿茸　　C. 墨旱莲

D. 沙苑子　　E. 熟地黄

7. 既补血，又活血的药物是（　　）

8. 既补血，又滋阴的药物是（　　）

三、多项选择题

9. 人参的主治病证有（　　）

A. 消渴　　B. 肺气虚弱　　C. 津伤口渴

D. 失眠多梦　　E. 气虚欲脱

10. 续断的性能特点有（　　）

A. 补而不滞　　B. 苦辛行散　　C. 甘温能补

D. 补中有行　　E. 兼能涩敛

（李　森）

第二十三章

收涩药

学习目标

1. 掌握收涩药的含义、功效、适应范围、配伍原则和使用注意；固表止汗药麻黄根，敛肺涩肠药五味子、乌梅，以及固精缩尿止带药山茱萸、覆盆子、莲子的性味归经、功效、应用、用法用量及使用注意。
2. 熟悉浮小麦、桑螵蛸、肉豆蔻、五倍子、金樱子、芡实的性能与功效；性能功效相似药物的区别。
3. 了解诃子、罂粟壳、海螵蛸的主要功效。

案例导入

患者田某，男，56 岁。腹痛、泄泻 1 年余，前以中、西药治疗无效。患者腹痛尤甚于脐腹，痛则欲便，每日 10 次左右，大便稀溏兼夹脓血，里急后重，伴疲乏无力，日渐消瘦，食少，手足不温，舌淡苔白，脉弦细。

试分析该患者可以选用哪类药物进行治疗？

凡以收敛固涩为主要作用，用于治疗各种滑脱证的药物，称为收涩药，又称固涩药或收敛固涩药。

本类药物多酸涩，性温或平，归肺、脾、肾、大肠经。主要有固表止汗、敛肺止咳、涩肠止泻、固精缩尿、固崩止带等作用，用于滑脱不禁诸证。如久病体虚之多汗、自汗盗汗，肺病久咳、虚喘，久泻久痢、脱肛，肾虚遗精、滑精早泄，遗尿尿频、小便失禁，带下日久不愈、崩漏经多、大出血等。部分药物兼有清热、生津、补虚、杀虫等作用，兼治津伤口渴、疥癣等。

根据药物性味及作用特点，收涩药分为固表止汗药、敛肺涩肠药、固精缩尿止带药三类。

本类药物多是治标之品，临床常配伍补益药，以扶正固本，应根据病因和病势进行相应配伍，以标本兼顾。如气虚自汗，应配伍补气药；阴虚盗汗，应配伍补阴药；若肺虚久咳，应配伍补肺药；若脾虚久泻或脾虚带下，应配伍补脾药；若肾虚遗精，应配补肾药；若病势逆上，当配伍沉降药；若病势陷下，当配伍升浮药。总之，应随证配伍，兼顾标本，才能收到较好的疗效。

使用注意：①本类药物为酸涩之品，有敛邪之弊，勿使“闭门留寇”。②虚极欲脱之证，治当固本救脱为主，非收涩药独能奏效。

考点提示：收涩药的使用注意。

扫码“学一学”

第一节 固表止汗药

本类药物多为甘平之品，入肺、心二经。能固表止汗，常用于脾肺气虚、卫阳不固所致之自汗以及肺肾阴虚、内热壅盛所致之盗汗。治气虚自汗，常配伍益气固表之品；治阴虚盗汗，常配伍养阴除蒸之品。凡实邪所致汗出，当以祛邪为主，不宜用本类药物。

麻黄根 Mahuanggen

【来源】为麻黄科植物草麻黄 *Ephedra sinica* stapf 或中麻黄 *Ephedra intermedia* Schrenk et C. A. Mey. 的干燥根及根茎。主产于河北、山西、内蒙古等地。秋末采挖，除去泥沙、须根，干燥切段。生用。

【性味归经】甘、涩，平。归心、肺经。

【功效】固表止汗。

【应用】

自汗、盗汗 本品甘平而涩，入肺经，善行肌表、实卫气、固腠理、闭毛窍，为敛肺固表止汗之要药，可内服、外用，治疗各种虚汗。用于气虚自汗，常与黄芪、牡蛎同用，以益气固表止汗；治疗阴虚盗汗，常配伍熟地黄、黄柏等，滋阴降火以止汗。

【用法用量】煎服，3~9g。外用适量，研粉撒扑。

【使用注意】本品收敛，故表邪未尽者忌用。

知识拓展

麻黄根配伍牡蛎 两药合用收敛固涩，止汗固表力强。用于自汗、盗汗。两药研细末外用，可治疗产后虚汗不止，如牡蛎散。

麻黄根配伍黄芪 两药合用益气固表，实卫止汗力强。用于表虚自汗、气阴两虚所致的盗汗等，如麻黄根散。

麻黄根配伍浮小麦 两药合用益气除热，养心止汗。用于体虚多汗、自汗，阴虚盗汗。

浮小麦 Fuxiaomai

【来源】为禾本科植物小麦 *Triticum aestivum* L. 未成熟的颖果。全国各地均产。采收后，扬起其轻浮干瘪者，或以水淘之，浮起者为佳，晒干。生用，或炒用。

【性味归经】甘，凉。归心经。

【功效】固表止汗，益气，除热。

【应用】

1. 自汗、盗汗 本品甘凉，入心经，轻浮走表，是温和的止汗药。可用于气虚自汗，常配伍麻黄根、黄芪等，如牡蛎散；治阴虚盗汗，可配伍地骨皮、麦冬、五味子等。

2. 骨蒸劳热 本品能益气养阴除热。治阴虚发热、骨蒸劳热，常与玄参、麦冬、生地黄、地骨皮等药同用。

【用法用量】煎服，15~30g；研末服，3~5g。

【使用注意】表邪未尽而汗出者忌用。

考点提示：比较麻黄根与浮小麦的异同点。

知识链接

麻黄根与浮小麦的功用之异同

共同点：二者均味甘收敛，止虚汗，用于自汗、盗汗。

不同点：麻黄根性平不偏，专入肺经，收涩走表而止汗，内服外用均可；浮小麦性凉，入心经，能除热益气而止汗，兼能除骨蒸，治虚劳发热。

第二节 敛肺涩肠药

扫码“学一学”

本类药物多酸涩，主入肺、大肠经，具有敛肺止咳、涩肠止泻之效，部分药物兼能止血，主要用于肺肾两虚、咳嗽气喘，脾肾两虚、久泻久痢、便血等。治久咳虚喘，酌情配伍补益肺气药或补肾纳气药；治久泻久痢，常配伍温补脾肾药。本类药物酸涩收敛，故咳嗽初起、痰多壅肺之咳喘、湿热泻痢以及食积泄泻等均不宜用。

五味子 Wuweizi

【来源】为木兰科植物五味子 *Schisandra chinesis* (Turcz.) Baill. 或华中五味子 *Schisandra sphenanthera* Rehd. et Wils. 的干燥成熟果实，前者习称“北五味子”，主产于辽宁、黑龙江、吉林等地；后者习称“南五味子”，主产于西南及长江流域以南各省。秋季果实成熟时采摘，晒干或蒸后晒干。生用或醋炙，用时捣碎。

【性味归经】酸、甘，温。归肺、心、肾经。

【功效】收敛固涩，益气生津，补肾宁心。

【应用】

1. 久咳虚喘 本品味酸收敛，上能补肺气，下能补肾气而固涩，为治久咳虚喘之要药。治肺虚久咳，常配伍罂粟壳，如五味子丸；治肺肾两虚咳喘，常配伍山茱萸、熟地黄等，如都气丸；治疗寒饮咳喘，可配伍细辛、干姜等药温肺化饮，如小青龙汤。

2. 自汗、盗汗 本品能收敛止汗，治气虚自汗可配伍黄芪、麻黄根、煅龙骨；治阴虚盗汗，可配伍黄柏、知母、地骨皮、鳖甲等。

3. 遗精、滑精 本品能入肾经，补肾气，涩精止遗，治疗肾虚遗精、滑精，可配伍沙苑子、菟丝子、枸杞子、山茱萸等。

4. 久泻不止 本品既能涩肠止泻，又能补脾肾之气。治疗脾肾虚寒、久泻不止，常配伍吴茱萸、补骨脂、肉豆蔻，如四神丸。

5. 津伤口渴、消渴 本品味甘能益气，酸可生津。治疗气阴两伤，汗多口渴，常配伍麦冬、人参，即生脉散；治阴虚内热之消渴，口渴多饮，常配伍麦冬、天花粉、西洋参等。

6. 心悸、失眠、多梦 本品既能补益心肾，又能宁心安神。治阴血亏损，心神失养，或心肾不交之虚烦心悸、失眠多梦，常与麦冬、丹参、酸枣仁等养血安神药同用，如天王补心丹。

考点提示：五味子酸敛质润温补，为补虚收涩之要药。

【用法用量】煎服，2~6g；或研末服，1~3g。

【使用注意】本品酸涩收敛性强，凡表邪未解、内有实热、咳嗽初起及麻疹初起者慎用。

乌梅 Wumei

【来源】为蔷薇科植物梅 *Prunus mume*（Sieb.）Sieb. et Zucc. 的近成熟果实。主产于浙江、福建、云南等地。夏季果实近成熟时采收，低温烘干，闷至变黑。生用或炒炭用。

【性味归经】酸、涩，平。归肝、脾、肺、大肠经。

【功效】敛肺止咳，涩肠止泻，生津止渴，安蛔止痛，止血。

【应用】

1. 肺虚久咳 本品敛肺止咳，适宜于肺虚久咳少痰或干咳无痰之证，单用或配伍罂粟壳、杏仁等同用。

2. 久泻久痢 本品能涩肠止泻痢，可用于脾虚久泻、久痢或大肠滑泻不止甚至脱肛不收。治湿热泻痢、大便脓血，可与黄连、黄柏等清热燥湿药配伍使用。

3. 虚热口渴、消渴 本品味酸能生津止渴，治疗虚热消渴，可单用或配伍天花粉、麦冬等。

4. 蛔厥腹痛、呕吐 本品药味甚酸，"蛔得酸则伏"，具有良好的安蛔止痛作用。治疗蛔虫所致的腹痛、呕吐，常与细辛、花椒、黄连等配伍，共奏安蛔止痛之效，如乌梅丸。

5. 便血、崩漏 本品炒炭能收敛止血，治疗便血或崩漏，单用或配伍乌贼骨、地榆炭等。

考点提示：乌梅的功效应用。

【用法用量】煎服，6~12g，大剂量可用至30g。外用适量，捣烂或炒炭研末外敷。止泻止血者宜炒炭用。

【使用注意】外有表邪或内有实热积滞者均不宜用。

知识链接

五味子与乌梅的功用之异同

共同点：二者均有敛肺止咳、涩肠止泻、生津止渴的功效，用于肺虚久咳、久泻久痢、津伤口渴等。

不同点：五味子又能滋肾涩精、益气敛汗及宁心安神，凡肺肾两虚之咳喘，肾虚之遗精滑精，阴血亏虚之失眠多梦等，皆可用之；乌梅又能安蛔止痛、炒炭止血，多用于蛔厥腹痛、呕吐、便血等。

诃子 Hezi

【来源】为使君子科植物诃子 *Terminalia chebula* Retz. 或绒毛诃子 *Terminalia chebula* Retz. var. *tomentella* Kurt. 的成熟果实。主产于云南、广东、广西等地。秋冬二季采收，晒干。生用或煨用。

【性味归经】苦、酸、涩，平。归肺、大肠经。

【功效】涩肠止泻，敛肺止咳，降火利咽。

【应用】

1. 久泻久痢、脱肛 本品酸涩收敛，归大肠经，能涩肠止泻，为治疗久泻久痢之常用药物，单用或配伍应用。治虚寒性久泻久痢，常配伍干姜、罂粟壳、陈皮等，如诃子皮散；治泻痢日久、中气下陷之脱肛，常配伍升麻、黄芪等益气升阳药。

2. 久咳、失音 本品味苦清降，入肺经，治肺虚、气阴耗伤之久咳、声音嘶哑，可配伍人参、五味子等补气敛肺药；治痰热郁肺，久咳失音，可配伍桔梗、甘草。

3. 咽痛 治肺热所致咽喉肿痛不适，可配伍清热解毒、利咽之品。

考点提示：诃子为治久咳、失音之要药。

【用法用量】煎服，3~10g。涩肠止泻宜煨用，敛肺清热利咽开音宜生用。

【使用注意】凡外有表邪、内有湿热积滞者忌用。

五倍子 Wubeizi

【来源】为漆树科植物盐肤木 *Rhus chinensis* Mill.、清麸杨 *Rhus potaninii* Maxim 或红麸杨 *Rhus punjabensis* Stew. var. *sinica*（Diels）Rchd. et Wils. 叶上的虫瘿，主要由五倍子蚜 *Melaphis chinensis*（Bell）Baker 寄生而形成。主产于四川。秋季摘下虫瘿，蒸煮杀死其内蚜虫，干燥，生用。

【性味归经】酸、涩，寒。归肺、大肠、肾经。

【功效】敛肺止咳，涩肠止泻，固精止遗，敛汗止血，收湿敛疮。

【应用】

1. 咳嗽、咯血 本品酸涩收敛，寒而清泄，治疗肺热咳嗽，可与黄芩、贝母配伍以清热降火化痰；治热灼肺络之咳嗽咯血，配伍藕节、白及等凉血止血药；治肺虚久咳，配伍五味子、罂粟壳等。

2. 久泻久痢 本品酸涩入大肠，能涩肠止泻。治久泻久痢，可配伍五味子、赤石脂等。

3. 遗精、滑精 本品能收涩固精止遗。治疗肾虚精关不固之遗精、滑精，可配伍桑螵蛸、覆盆子、益智仁等。

4. 自汗、盗汗 本品有敛肺止汗之功，可单用或入复方，内服外用均可，宜研末以水调敷脐部。

5. 崩漏、便血痔血 本品收敛止血力较强。治崩漏，可单用，或配伍血余炭或棕榈炭等；治便血痔血，可配伍地榆、槐花，或熏洗并坐浴。

6. 湿疮肿毒 本品外用有收湿敛疮之功，治疮疖肿毒、湿疮流水、溃疡不敛等，可单用或配伍枯矾研末外敷或煎汤熏洗。

知识拓展

五味子与五倍子的功用之异同

共同点：二者均能敛肺止咳、涩肠止泻、固精、敛汗。

不同点：五味子性温，涩而兼补，长于敛肺止咳、敛汗，偏于虚寒者，标本同治，兼有生津、安神、滋肾之功；五倍子性寒，功专固涩，长于涩肠止泻、固精，偏于虚热者，重在治标，兼有止血、降火解毒、收湿敛疮之效。

【**用法用量**】煎服，3~6g；入丸散，每次1~1.5g。外用适量。

【**使用注意**】湿热泻痢者忌用。

罂粟壳 Yingsuqiao

【**来源**】为罂粟科植物罂粟 *Papaver somniferum* L. 成熟果实的外壳。原产于国外，国内部分地区由国家指定的种植场有少量栽培。夏季采收，去蒂及种子、晒干。蜜炙或醋炒用。

【**性味归经**】酸、涩，平。有毒。归肺、大肠、肾经。

【**功效**】敛肺止咳，涩肠止泻，止痛。

【**应用**】

1. 肺虚久咳 本品酸收入肺经，敛肺止咳之力较强。治肺虚久咳，可单用蜜炙为丸，也可配伍乌梅，如小百劳散。

2. 久泻久痢 本品能固肠道、涩滑脱，为"涩肠止泻之圣药"。治疗脾虚久泻不止，可配伍陈皮、砂仁等，如罂粟散；治脾肾两虚之久泻，配伍乌梅、肉豆蔻等，如真人养脏汤。

3. 心腹及筋骨诸痛 本品有麻醉止痛作用，可用于胃痛、腹痛、筋骨疼痛，单用或配入复方中使用。

【**用法用量**】煎服，3~6g；或入丸散。止咳蜜炙用，止痛醋炒用。

【**使用注意**】本品过量或持续服用易成瘾，不宜常服。咳嗽或泻痢初起邪实者忌用，孕妇及儿童禁用，运动员慎用。

肉豆蔻 Roudoukou

【来源】 为肉豆蔻科植物肉豆蔻 *Myristica fragrans* Houtt. 的成熟种仁。主产于马来西亚、印度尼西亚，中国广东、广西、云南等地亦有栽培。冬、春二季果实成熟时采收，除去皮壳后，干燥。生用或麸煨用。

【性味归经】 辛，温。归脾、胃、大肠经。

【功效】 温中行气，涩肠止泻。

【应用】

1. 虚寒泻痢　本品辛温能暖脾胃，固肠止泻，为治虚寒性久泻之要药。治脾胃虚寒之久泻，常配伍干姜、白术、肉桂等温中健脾药；治脾肾阳虚，五更泄泻，则配伍补骨脂、吴茱萸、五味子，即四神丸。

考点提示： 肉豆蔻为治虚寒性久泻之要药。

2. 虚寒气滞腹胀　本品入脾经，善温脾开胃、行气宽中，可用于中焦虚寒之脘腹胀痛、食少呕吐，常配伍木香、半夏、干姜等。

【用法用量】 煎服，3~10g；入丸散服，每次0.5~1g。内服须煨熟去油。

【使用注意】 湿热泻痢者忌用。

第三节　固精缩尿止带药

扫码"学一学"

本类药物酸涩收敛，主入肾和膀胱经，以固精、缩尿、止带为主要作用，主要用于肾虚不固所致之遗精、滑精、尿频、遗尿、带下等滑脱证。部分药物兼有补肾、止血作用，可以治疗崩漏、便血。本类药物收敛固涩，对湿热下注引起的遗精、尿频等不宜使用。

山茱萸 Sanzhuyu

【来源】 为山茱萸科植物山茱萸 *Cornus officinalis* Sieb. et Zucc. 的干燥成熟果肉。主产于浙江、安徽、河南等地。秋末冬初果皮变红时采收果实，用文火烘焙或置沸水中略烫，及时除去果核，晒干或烘干。生用或酒炙。

【性味归经】 酸、涩，微温。归肝、肾经。

【功效】 补益肝肾，收涩固脱。

【应用】

1. 肝肾不足证　本品味酸入肝肾，补而不峻，微温不燥，为平补阴阳之要药。不论肾阳虚、肾阴虚、肝肾不足证，皆可随证配伍应用。若肝肾阴虚，头晕目眩、腰酸耳鸣，常配伍山药、熟地黄等，如六味地黄丸；若肾阳不足，命门火衰，腰膝冷痛、神疲乏力，常配伍肉桂、附子等；若肾虚阳痿，多与鹿茸、淫羊藿、巴戟天等同用。

2. 遗精滑精、遗尿尿频　本品既能补肝肾，又能固精缩尿以标本兼顾，为固精止遗之要药。治肾虚精关不固之遗精、滑精，常配伍菟丝子、沙苑子、补骨脂等；治肾虚膀胱失约之遗尿、尿频，可配伍桑螵蛸、覆盆子、金樱子等。

3. 崩漏、月经过多 本品既能补肝肾又能固冲任以止血。治肝肾亏虚、冲任不固之崩漏、月经过多，常配伍当归、白芍等补血调经药；治脾气虚弱、冲任失固之崩漏，可配伍龙骨、黄芪等。

4. 大汗不止、体虚欲脱 本品既可补虚，又能收敛止汗、固涩滑脱。治疗久病虚脱或大汗欲脱，常配伍龙骨、人参等益气回阳、敛汗固脱药。

考点提示：山茱萸的功效应用。

【用法用量】煎服，6~12g，急救固脱 20~30g。

【使用注意】素有湿热而致小便淋涩者不宜应用。

覆盆子 Fupenzi

【来源】为蔷薇科植物华东覆盆子 *Rubus chingii* Hu 的干燥未成熟果实。主产于浙江、福建等地。夏初果实由绿变绿黄时采收，沸水略烫，晒干。切段，生用。

【性味归经】甘、酸，温。归肝、肾、膀胱经。

【功效】益肾固精缩尿，养肝明目。

【应用】

1. 肾虚之遗精滑精、尿频遗尿 本品既能固精缩尿，又能补肝肾，有标本兼顾之效。治疗肾虚不固所致的遗精滑精、遗尿尿频，常与枸杞子、五味子、菟丝子、益智同用，如五子衍宗丸；治遗尿、尿频，常与桑螵蛸、益智仁等同用。

2. 肝肾不足、目暗不明 本品补益肝肾而明目，可单用久服，或常与菟丝子、沙苑子、枸杞子等同用。

【用法用量】煎服，6~12g。

【使用注意】肾虚有火、小便短涩者慎用。

桑螵蛸 Sangpiaoxiao

【来源】为螳螂科昆虫大刀螂 *Tenodera sinensis* Saussure、小刀螂 *Statilia maculata*（Thunberg）或巨斧螳螂 *Hierodula patellifera*（Serville）的干燥卵鞘。分别习称“团螵蛸”“长螵蛸”及“黑螵蛸”，中国大部分地区均产。深秋至次春采收，置沸水中浸杀其卵，或蒸透晒干。生用。

【性味归经】甘、咸，平。归肝、肾经。

【功效】固精缩尿，补肾助阳。

【应用】

1. 遗精滑精、尿频遗尿、白浊 本品能补肾阳，固肾精缩尿，常配伍覆盆子治疗肾虚不固所致之尿频遗尿、遗精滑精；治疗小儿遗尿，可单用也可配伍应用；治疗心神恍惚、小便频数、白浊，可配伍远志、龙骨、石菖蒲等补肾固涩、养心安神药。

2. 阳痿 本品有补肾助阳之效，常配伍淫羊藿、巴戟天、鹿茸等补肾壮阳药。

【用法用量】煎服，5~10g。

【使用注意】阴虚多火、膀胱有热而小便频数者忌用。

知识拓展

覆盆子与桑螵蛸的功用之异同

共同点：二者均能固精缩尿，补肾助阳。

不同点：覆盆子性温，阴阳双补，长于固精，用于遗精滑精证属阴阳不足者，兼有养肝明目的功效；桑螵蛸性平，专主补阳，长于缩尿，用于尿频遗尿证属肾阳不足者。

海螵蛸 Haipiaoxiao

【来源】为乌贼科动物无针乌贼 *Sepiella maindroni* de Roehebrune 或金乌贼 *Sepia esculenta* Hoyle 的干燥内壳。分布于浙江、福建、山东等地。收集其骨状内壳。干燥，生用。

【性味归经】咸、涩，微温。归肝、肾经。

【功效】涩精止带，收敛止血，制酸止痛，收湿敛疮。

【应用】

1. 遗精、带下 本品温涩收敛，能固精止带。治疗肾虚之遗精滑精，常配伍菟丝子、沙苑子等；治肾虚带脉失约，常配伍山药、芡实等；治带下赤白，常配伍白芷、血余炭等，如白芷散。

2. 崩漏、吐血、便血及外伤出血 本品固涩力强，善入血分，用于崩漏下血，常配伍茜草、五倍子；治肺胃出血及便血，常配伍白及等份为末服，如乌及散；治外伤出血，可单以本品研末外用。

3. 胃痛吐酸 本品味咸而涩，能制酸止痛，可用于胃脘痛胃酸过多，常配伍白及、延胡索等。

4. 湿疮、湿疹、溃疡不敛等 本品外用能收湿敛疮。治湿疮、湿疹，常配伍黄柏、煅石膏等研末外用；治溃疡多脓、久不愈合，可单用，或配煅石膏、枯矾、冰片等研末外敷。

【用法用量】煎服，5~10g。外用适量，研末敷患处。

【使用注意】本品性温，故阴虚多热者不宜用。

金樱子 Jinyingzi

【来源】为蔷薇科植物金樱子 *Rosa laevigata* Michx. 的干燥成熟果实。主产于陕西、广东、四川、云南、贵州等地。9~10 月果实成熟变红时采摘，晒干，除去毛刺。生用。

【性味归经】酸、涩，平。归肾、膀胱、大肠经。

【功效】固精缩尿，固崩止带，涩肠止泻。

【应用】

1. 遗精滑精、遗尿尿频 功专固涩收敛。治肾虚精关不固之遗精滑精、膀胱失约之遗尿尿频，常配伍菟丝子、补骨脂等。

2. 崩漏带下 本品治疗肾虚带脉失约之带下量多清稀，可配伍芡实、菟丝子等；也可用于脱肛、子宫脱垂等证。

3. 久泻久痢 本品能涩肠止泻，用于脾虚之久泻久痢，可单用或与罂粟壳、芡实等同用。

【用法用量】 煎服，6~12g。

【使用注意】 功专收涩，有实火、邪实者不宜使用。

莲子 Lianzi

【来源】 为睡莲科植物莲 *Nelumbo nucifera* Gaertn. 的干燥成熟种子。主产于湖南、福建、江苏等地池沼湖塘中。秋季采收。晒干。生用。

【性味归经】 甘、涩，平。归脾、肾、心经。

【功效】 补脾止泻，止带，益肾涩精，养心安神。

【应用】

1. 脾虚泄泻 本品既可补益脾气，又能涩肠止泻。治疗脾虚久泻、食欲不振，可配伍党参、山药、白术等，如参苓白术散。

2. 带下证 本品既补脾益肾，又固涩止带，补涩兼施，为治疗脾虚、肾虚带下常用之品。治脾虚带下常配伍茯苓、白术、薏苡仁等；治脾肾两虚之带下清稀，可配伍山茱萸、山药、芡实等。

3. 肾虚遗精滑精 本品味甘而涩，能益肾固精。治肾虚精关不固之遗精、滑精，常配伍芡实、龙骨等，如金锁固精丸。

4. 心悸失眠 本品甘平，入于心肾，能养心血、益肾气，有安神之功。治心肾不交之虚烦不眠、心悸，常配伍酸枣仁、茯神、远志等。

【用法用量】 煎服，6~15g，去心打碎用。

【使用注意】 便秘或湿热泻痢者忌用。

知识拓展

莲子心 为莲子中的青嫩胚芽。苦，寒，归心经。功能清心除烦。主治热病心烦、神昏谵语、口疮牙痛等。煎服，1~3g。脾胃虚寒者忌服。

莲房 为莲的成熟花托。苦、涩，温。功能活瘀止血。主治出血兼瘀、脱肛。宜炒炭用。煎服，5~10g。

莲须 为莲花中的雄蕊。甘、涩，平。功能固肾涩精。主治遗精、滑精、带下、尿频等证。煎服，1.5~5g。

荷叶 为莲的叶片。甘、涩，平。功能清暑利湿、升阳止血。主治暑热病证及脾虚泄泻及多种出血证。煎服，3~10g。

荷梗 为莲的叶柄或花梗。苦，平。功能理气宽胸。主治夏日暑湿胸闷，可配伍紫苏梗、佩兰等。煎服，3~10g。

藕节 为莲的根茎节部。甘、涩，平。归肝、肺、胃经。功能收敛化瘀止血。主治吐血、咯血、衄血等多种出血证。煎服，10~15g。

芡实 Qianshi

【来源】 为睡莲科植物芡 *Euryale ferox* Salisb. 的成熟种仁。主产于湖南、江西、安徽等地。秋末冬初采收成熟果实，除去果皮，取出种子，再除去硬壳，晒干。捣碎生用或炒用。

【性味归经】 甘、涩，平。归脾、肾经。

【功效】 益肾固精，补脾止泻，除湿止带。

【应用】

1. 遗精滑精 本品甘涩收敛，能益肾固精。治肾虚不固之遗精滑精、腰膝酸软，常配伍莲子、金樱子等。

2. 脾虚久泻 本品既能健脾除湿，又能收敛止泻。治脾虚湿盛、久泻不止，可配伍茯苓、山药等健脾燥湿药。

3. 带下 本品既能益肾、健脾燥湿，又能止带，为治脾肾两虚之带下良品。

【用法用量】 煎服，9~15g。

【使用注意】 性涩敛，大小便不利者不宜用。

收涩药小结见表23-1、表23-2、表23-3。

表23-1 固表止汗药功用归纳

药名	功效	应用	特点
麻黄根	固表止汗	自汗、盗汗	专入肺经，敛肺止汗作用较显著，为止汗专品
浮小麦	固表止汗，益气，除热	自汗、盗汗；骨蒸劳热	性平和，尤宜于气阴不足之虚汗证

表23-2 敛肺涩肠药功用归纳

药名	功效	应用	特点
五味子	收敛固涩，益气生津，补肾宁心	久咳虚喘；自汗、盗汗；遗精、滑精；久泻不止；津伤口渴、消渴；心悸、失眠、多梦	滋补、收敛兼备，肺肾两虚、精气耗伤皆可用
乌梅	敛肺止咳，涩肠止泻，生津止渴，安蛔止痛，止血	肺虚久咳；久泻久痢；虚热口渴、消渴；蛔厥腹痛、呕吐；便血、崩漏	长于生津止渴、安蛔止痛
诃子	涩肠止泻，敛肺止咳，降火利咽	久泻久痢、脱肛；久咳、失音；咽痛	为肺虚久咳、失音及久泻久痢之常用药
五倍子	敛肺止咳，涩肠止泻，固精止遗，敛汗止血，收湿敛疮	咳嗽、咯血；久泻久痢；遗精、滑精；自汗、盗汗；崩漏、便血痔血；湿疮肿毒	具涩肠止泻、固精止遗、敛肺止汗、收敛止血、收湿敛疮之功
罂粟壳	敛肺止咳，涩肠止泻，止痛	肺虚久咳；久泻久痢；心腹及筋骨诸痛	为“涩肠止泻之圣药”
肉豆蔻	温中行气，涩肠止泻	虚寒泻痢；虚寒气滞腹胀	适用于虚寒性久泻

表23-3 固精缩尿止带药功用归纳

药名	功效	应用	特点
山茱萸	补益肝肾，收涩固脱	肝肾不足证；遗精滑精、遗尿尿频；崩漏、月经过多；大汗不止、体虚欲脱	既益精又助阳，为平补阴阳之要药

续表

药名	功效	应用	特点
覆盆子	益肾固精缩尿，养肝明目	肾虚之遗精滑精、尿频遗尿；肝肾不足、目暗不明	为能补能涩之品，适用肾虚及肝肾不足证
桑螵蛸	固精缩尿，补肾助阳	遗精滑精、尿频遗尿、白浊；阳痿	尤以遗尿尿频最为常用
海螵蛸	涩精止带，收敛止血，制酸止痛，收湿敛疮	遗精、带下；崩漏、吐血、便血及外伤出血；胃痛吐酸；湿疮、湿疹、溃疡不敛	固涩力强，常用于崩漏带下；亦是治胃痛泛酸之常品
金樱子	固精缩尿，固崩止带，涩肠止泻	遗精滑精、遗尿尿频；崩漏带下；久泻久痢	功专固涩收敛
莲子	补脾止泻，止带，益肾涩精，养心安神	脾虚泄泻；带下证；肾虚遗精滑精；心悸失眠	补脾力强，有“脾果”美称，为药食佳品
芡实	益肾固精，补脾止泻，除湿止带	遗精滑精；脾虚久泻；带下	补脾力较弱，善祛湿止带，为治带下病之常品

目标检测

扫码“练一练”

一、最佳选择题

1. 能敛汗安神，用于心悸、失眠、多梦的药物是（　　）

A. 朱砂　B. 人参　C. 远志

D. 麦冬　E. 五味子

2. 麻黄根与浮小麦共同的功效是（　　）

A. 止泻　B. 止咳　C. 止遗

D. 止汗　E. 止血

3. 既能敛肺止咳，又能生津安蛔的药物是（　　）

A. 使君子　B. 乌梅　C. 槟榔

D. 贯众　E. 花椒

4. 既能治久泻久痢，又能治久咳失音的药物是（　　）

A. 蝉衣　B. 白术　C. 桔梗

D. 诃子　E. 薄荷

5. 治脾肾阳虚五更泄泻，补骨脂宜与何药配伍（　　）

A. 黄连　B. 肉豆蔻　C. 槟榔

D. 莲子　E. 赤石脂

6. 五倍子不具有的功效是（　　）

A. 敛肺降火　B. 涩肠止泻　C. 固精敛汗

D. 生津止渴　E. 益气养心

7. 内服须煨熟去油的是（　　）

A. 诃黎勒　B. 葛根　C. 肉豆蔻

D. 草果　E. 青木香

8. 既补脾止泻，又养心安神的药是（　　）

A. 白术　B. 猪苓　C. 山药

D. 酸枣仁　　E. 莲子

9. 五倍子与五味子均具有的功效是（　）

A. 益气生津　　B. 清肺降火　　C. 敛肺止汗

D. 宁心安神　　E. 滋肾纳气

10. 下列哪项不是罂粟壳的主治病证（　）

A. 肺虚久咳　　B. 久泻久利　　C. 心腹疼痛

D. 肾虚遗精　　E. 表虚自汗

二、配伍选择题

A. 山茱萸　　B. 覆盆子　　C. 海螵蛸

D. 金樱子　　E. 芡实

11. 善治大汗不止，体虚欲脱的药是（　）

12. 善治肝肾不足，目暗不明的药是（　）

13. 善治胃痛吐酸，湿疮湿疹的药是（　）

14. 既补脾除湿，又益肾固精的药是（　）

三、多项选择题

15. 治五更泄泻常选用（　）

A. 肉豆蔻　　B. 肉桂　　C. 吴茱萸

D. 五味子　　E. 煨诃子

16. 可治阴虚盗汗的药有（　）

A. 白芍　　B. 麻黄根　　C. 酸枣仁

D. 五味子　　E. 浮小麦

四、判断题

17. 收涩药皆无补虚之功（　）

18. 误用收涩药有闭门留邪之弊（　）

19. 寒饮咳喘忌用五味子（　）

20. 罂粟壳无毒，宜常用久服（　）

（宋亚芳）

第二十四章

涌吐药

扫码“学一学”

学习目标

1. 掌握涌吐药的含义、功效、适应范围、使用注意。
2. 熟悉常山、瓜蒂的性味归经、功效、应用、用法用量及使用注意。
3. 了解胆矾的主要功效。

案例导入

患者王某，女，35岁。因前一日暴饮暴食，出现胸中痞硬，欲吐不出，呼吸喘促，烦躁不安，舌苔厚腻，寸脉微浮。

试分析该患者用哪类药物进行治疗？

凡以促使呕吐为主要作用的药物，称为涌吐药，又称催吐药。

本类药物药味多酸苦辛，均为寒性、有毒之品，归胃经，具有升浮之性。以促使呕吐为主要功效，使体内所停留的毒物、痰涎、宿食等通过呕吐排出体外，用于误食毒物，时间不长，毒物尚停留在胃中，未被吸收；或宿食停滞不化，胃脘胀痛；或痰涎壅盛，阻于胸膈或咽喉，呼吸喘促；或痰浊上涌，清窍闭塞致癫痫发狂等。

使用注意：①一般宜从小量渐增，以防中毒或涌吐太过，损伤正气。②涌吐药只可暂投，中病则止。③本类药作用峻猛，大都具有毒性，故临床较少应用，体质虚弱及妇女胎前产后均忌用。

常山 Changshan

【来源】 为虎耳草科植物常山 *Dichroa febrifuga* Lour. 的干燥根。主产于甘肃、陕西南部、四川等地。秋季采挖后，去除须根，洗净晒干。生用或酒炒用。

【性味归经】 苦、辛，寒。有毒。归肺、肝、心经。

【功效】 涌吐痰涎，截疟。

【应用】

1. 胸中痰饮证 本品苦泄寒清，入肺、心经，能上行引吐胸中痰饮，治疗胸中痰饮积聚，常配伍甘草，水煎和蜜温服。

2. 疟疾 本品善开痰结兼清热，为治疟疾之良药。无论新久疟疾皆可，常配伍槟榔、柴胡等。

【用法用量】煎服，5~9g；或入丸散。涌吐宜生用，截疟宜酒炒。

【使用注意】本品作用强烈，易伤正气，故用量不宜过大，孕妇及体虚者慎服。

胆矾 Danfan

【来源】为天然的硫酸盐类矿物胆矾或人工制成的含水硫酸铜（$CuSO_4 \cdot 5H_2O$）。主产于云南。采挖后，研末生用或煅用。

【性味归经】酸、辛，寒。有毒。归肝、胆经。

【功效】涌吐，解毒收湿，蚀疮祛腐。

【应用】

1. 风痰壅盛、误食毒物 本品有强烈的涌吐作用。治中风痰涎，可单用，温醋汤调服；治痰热癫狂，可单用，温水调服；治误食毒物，尚在胃中，用少量胆矾温汤化服，吐后少饮温水，再吐再饮，直至毒物完全排出。

2. 口疮、牙疳、风眼赤烂 本品有解毒收湿作用。治口疮、牙疳可配伍黄连、玄明粉；治风眼赤烂可单用煅制品，水溶洗目。

3. 胬肉、肿毒不溃 治疮毒肿硬不破或胬肉疼痛，可单用研末外敷。

【用法用量】温汤化服，0.3~0.6g。外用适量，研末撒或调敷，或以水溶化后外洗。

【使用注意】体虚者忌服。

瓜蒂 Guadi

【来源】为葫芦科植物甜瓜 *Cucumis melo* L. 的果蒂。全国各地均产。取尚未熟透的果实切取果蒂，阴干入药。生用。

【性味归经】苦，寒。有毒。归胃经。

【功效】涌吐痰食，祛湿退黄。

【应用】

1. 热痰、宿食 本品味苦涌泄，性寒泄热，可用于痰热壅滞、蒙蔽清窍之癫痫，或气机受阻之喉痹喘息，或内扰神明之烦躁不眠等，均可单用。若宿食停滞、胃脘胀痛，可与赤小豆、香豉等同用。

考点提示：瓜蒂为涌吐专药，效力颇强。

2. 湿热黄疸 本品有祛湿退黄作用。治湿热黄疸，可研末吹鼻，至黄水流出，如瓜丁散。

【用法用量】煎服，2.5~5g；入丸散剂，每次0.3~1g。外用小量，研末吹鼻，待鼻中流出黄水即停药。

【使用注意】体虚、吐血、咯血、胃弱、孕妇及上焦无实邪者忌服。

涌吐药小结见表24。

表 24 涌吐药功用归纳

药名	功效	应用	特点
常山	涌吐痰涎，截疟	胸中痰饮证；疟疾	善涌吐胸中、胁下痰水
胆矾	涌吐，解毒收湿，蚀疮祛腐	风痰壅盛、误食毒物；口疮、牙疳、风眼赤烂；胬肉、肿毒不溃	有强烈的涌吐作用
瓜蒂	涌吐痰食，祛湿退黄	热痰、宿食；湿热黄疸	善涌吐宿食及胃脘毒物

扫码“练一练”

目标检测

一、最佳选择题

1. 既涌吐痰涎，又截疟的药物是（　　）

A. 胆矾　　B. 常山　　C. 皂荚

D. 瓜蒂　　E. 生莱菔子

2. 既能涌吐痰食，又能祛湿退黄的药物是（　　）

A. 胆矾　　B. 常山　　C. 瓜蒂

D. 藜芦　　E. 以上皆非

3. 外用能解毒收湿、蚀疮祛腐的药物是（　　）

A. 白矾　　B. 胆矾　　C. 海螵蛸

D. 赤石脂　　E. 煅龙骨

二、配伍选择题

A. 1~1.5g　　B. 0.3~1g　　C. 2.5~5g

D. 5~9g　　E. 10~15g

4. 瓜蒂水煎服成人每日用量为（　　）

5. 常山水煎服成人每日用量为（　　）

6. 瓜蒂入丸散成人每次用量为（　　）

三、多项选择题

7. 涌吐药的主治病证有（　　）

A. 误食毒物停胃　　B. 宿食不化滞脘

C. 痰涎壅盛喘急　　D. 痰郁胸中癫狂

E. 痰湿中阻痞满

四、判断题

8. 瓜蒂为葫芦科苦瓜之果蒂（　　）

9. 胆矾涌吐作用较缓（　　）

10. 常山致吐力强，酒炒并配半夏、陈皮等能减少胃肠道反应（　　）

（宋亚芳）

扫码“学一学”

第二十五章

杀虫止痒药

学习目标

1. 掌握杀虫止痒药的含义、分类、功效、适应范围和使用注意。
2. 熟悉雄黄、白矾、硫黄、蛇床子的性味归经、功效、应用、用法用量及使用注意。

案例导入

患者陈某，女，50岁。湿疹日久不愈，皮肤粗糙变厚，抓破可流黄水，患处皮肤色暗滞，身倦乏力，苔腻，舌质淡嫩且胖，脉缓。

试分析可以外用哪些药物进行治疗？

凡以攻毒杀虫、燥湿止痒为主要作用的药物，称为杀虫止痒药。

本类药物以外用为主，兼可内服，具有解毒杀虫、消肿定痛等功效，主要适用于疥癣、湿疹、痈疮疔毒、麻风、梅毒、毒蛇咬伤等病证。外用方法分别有研末外撒、用香油和茶水调敷、制成软膏涂抹、制成药捻或栓剂栓塞、煎汤熏洗、热敷等。本类药物在内服使用时，除无毒性及副作用的药物外，宜做丸剂使用，以利于缓慢溶解吸收。

使用注意：①本类药物多有毒，外用与内服均应严格控制剂量和用法，不宜过量或持续使用，以防中毒。②制剂时，应严格遵守炮制及制剂法度，以降低毒性，确保用药安全。

雄黄 Xionghuang

【来源】 为硫化物类矿物雄黄族雄黄，主含二硫化二砷（As_2S_2）。主产于湖南、湖北、贵州等地。随时可采。研细或水飞用。

【性味归经】 辛，温。有毒。归肝、胃、大肠经。

【功效】 解毒杀虫，祛痰截疟。

【应用】

1. 痈肿疔疮、湿疹疥癣、虫蛇咬伤　本品温燥有毒，外用以毒攻毒，为“治疮杀毒要药”。治痈肿疔毒，可单用或入复方，外用为主；治疥癣瘙痒，可配伍枯矾、硫黄等研末外敷；治虫蛇咬伤，内服外用均可，可配伍五灵脂为末酒调敷。

2. 虫积腹痛　治疗虫积腹痛，常配伍槟榔、牵牛子等驱虫药；治蛲虫肛门瘙痒，可与凡士林制成纱条，塞入肛门。

本品内服可祛痰、截疟。治疗癫痫，常配伍胆南星等共研细末为丸服用；治疗疟疾寒热，可配伍瓜蒂、赤小豆等，也可配伍六一散，如验方金玉散。

【用法用量】外用适量，研末调敷。内服入丸散，每次0.05~0.1g。

【使用注意】内服宜慎，不可久服。外用不宜大面积涂搽及长期持续使用。孕妇禁用。切勿火煅。

白矾 Baifan

【来源】为硫酸盐类矿物明矾石经加工提炼制成，主要含含水硫酸铝钾［$KAl(SO_4)_2 \cdot 12H_2O$］。主产于安徽、浙江、湖北等地。全年均可采挖，将采得的明矾石用水溶解，滤过，滤液加热浓缩，放冷后所得结晶即为白矾。生用或煅用，煅后称“枯矾”。

【性味归经】酸、涩，寒。归肺、脾、肝、大肠经。

【功效】外用：解毒杀虫，燥湿止痒；内服：止血，止泻，祛除风痰。

【应用】

1. 湿疹、湿疮、疥癣　本品为皮肤科常用药，以收湿止痒见长，尤善治疮面湿烂或瘙痒。治湿疹瘙痒，可配伍硫黄、炉甘石、苦参、白鲜皮等；治疮疡疥癣，可配伍雄黄、硫黄、地肤子、蛇床子等。

2. 吐衄下血、久泻久痢　本品性涩入血分，用治多种出血证。如治肺痨咳血，常配伍儿茶；治胃出血，常配伍白及；治便血，配伍炮姜丸服；治崩漏出血，配伍地榆、五倍子等；本品涩肠止泻，用治久泻久痢，常配伍五倍子、诃子等。

3. 风痰所致之昏厥、癫痫、癫狂　本品能涌吐痰涎，祛痰开闭。治痰热癫痫发狂，可配伍郁金，如白金丸；治中风痰盛牙关紧闭，可配伍皂夹，如稀涎散等。

【用法用量】外用适量，研末调敷或化水洗患处。内服入丸散剂，0.6~1.5g。

【使用注意】体虚胃弱及无湿热痰火者忌服。

硫黄 Liuhuang

【来源】为自然元素类矿物硫族自然硫。主产于山西、山东、陕西等地。采挖后加热溶化，除去杂质，或用含硫矿物加工制得。生硫黄只作外用，内服常与豆腐同煮后阴干用。

【性味归经】酸，温。有毒。归肾、大肠经。

【功效】外用：解毒杀虫止痒；内服：补火助阳通便。

【应用】

1. 疥癣湿疹、皮肤瘙痒　本品能解毒杀虫，燥湿止痒，为治疥疮的要药。治疥癣瘙痒，可单用研细末或配雄黄等；治皮肤湿疹，可配伍枯矾、雄黄等，研末调敷或干掺。

2. 阳痿、虚喘冷哮、虚寒便秘　本品为纯阳之品，用治肾阳虚所致之阳痿，可配伍淫羊藿、鹿茸、菟丝子等补肾壮阳药；治肾不纳气之虚喘，常配伍沉香、肉桂等；治肾阳虚便秘，常配伍半夏，如半硫丸。

【用法用量】 外用适量，研末敷或加油调敷患处。内服 1.5~3g，炮制后入丸、散服。

【使用注意】 阴虚阳亢者及孕妇忌服。不宜与芒硝、玄明粉同用。

蛇床子 Shechuangzi

【来源】 为伞形科植物蛇床 *Cnidium monnieri*（L.）Cuss. 的成熟果实。全国各地均产，以河北、山东、广东、广西等地产量较大。均为野生，夏、秋二季果实成熟时采收，晒干。生用。

【性味归经】 辛、苦，温。有小毒。归肾经。

【功效】 杀虫止痒，燥湿祛风，温肾壮阳。

【应用】

1. 阴部瘙痒、湿疹、疥癣 本品辛苦温燥，长于燥湿杀虫止痒，为皮肤科和妇科常用药。治疗阴部瘙痒，可与白矾煎汤频洗，或配伍苦参、黄柏等；治疗疥癣瘙痒，常以本品调凡士林外敷。

2. 寒湿带下、湿痹腰痛 本品有祛风散寒燥湿之功，治疗寒湿带下或湿痹腰痛尤为适宜，常配伍山药、杜仲、牛膝等。

3. 肾虚阳痿、宫冷不孕 本品内服能温肾壮阳。治肾阳虚所致的阳痿不育，常配伍当归、淫羊藿等；治宫冷不孕，常配伍菟丝子、五味子等。

【用法用量】 外用适量，多煎汤熏洗或研末调敷。内服 3~10g。

【使用注意】 阴虚火旺或下焦有湿热者不宜用。

杀虫止痒药小结见表 25。

表 25　杀虫止痒药功用归纳

药名	功效	应用	特点
雄黄	解毒杀虫，祛痰截疟	痈肿疔疮、湿疹疥癣、虫蛇咬伤；虫积腹痛	毒性较强，长于解毒，善治痈疽疮疖
白矾	外用：解毒杀虫，燥湿止痒；内服：止血，止泻，祛除风痰	湿疹、湿疮、疥癣；吐衄下血、久泻久痢；风痰所致之昏厥、癫痫、癫狂	长于解毒燥湿止痒，善治湿疹、湿疮
硫黄	外用：解毒杀虫止痒；内服：补火助阳通便	疥癣湿疹、皮肤瘙痒；阳痿、虚喘冷哮、虚寒便秘	毒性较小，常于杀虫止痒，为治疥癣瘙痒要药
蛇床子	杀虫止痒，燥湿祛风，温肾壮阳	阴部瘙痒、湿疹、疥癣；寒湿带下、湿痹腰痛；肾虚阳痿、宫冷不孕	善治阴部瘙痒

目标检测

最佳选择题

1. 硫黄的功效是（　　）

A. 收湿止痒　　B. 祛风止痒　　C. 杀虫止痒

D. 凉血止痒　　E. 燥湿止痒

2. 下列哪项不是雄黄的功能（　　）

A. 解毒　　B. 燥湿祛痰　　C. 壮阳通便

D. 截疟　　E. 杀虫

3. 火煅生成砒霜的药是（　　）

A. 硫黄　　B. 白矾　　C. 雄黄

D. 朱砂　　E. 铅丹

4. 白矾火煅后即是（　　）

A. 明矾　　B. 胆矾　　C. 绛矾

D. 枯矾　　E. 绿矾

5. 蛇床子不具有的功效是（　　）

A. 燥湿　　B. 杀虫止痒　　C. 散寒祛风

D. 温肾壮阳　　E. 化痰

（宋亚芳）

扫码“练一练”

扫码“学一学”

第二十六章

拔毒生肌药

学习目标

1. 掌握拔毒生肌药的含义、分类、功效、适应范围和使用注意。
2. 熟悉升药、轻粉的性能与功效；性能功效相似药物的区别。
3. 了解砒石、铅丹、炉甘石、硼砂等药的主要功效。

案例导入

患者余某，男，68 岁。有中风病史，现卧床 3 年，身下溃疡，久不收口，伴面色无华，神疲乏力，纳差食少，舌淡苔少，脉沉细无力。

试分析可以外用哪些药物进行治疗？

凡以拔毒化腐、生肌敛疮为主要作用，用于治疗各种疮疡的药物，称为拔毒生肌药。

本类药物以辛味居多，性有寒热之异，多为矿石、重金属类药物，大都有剧毒，以外用为主。主要适用于痈、疽、疮、疡溃后，脓出不畅，或溃后腐肉不去，伤口难以愈合之证。外用的方法根据用途和病情而定，有研末撒敷、研末后香油调敷、制成药膏贴敷等。内服则多入丸散剂。

使用注意：①本类药物多有剧毒，应用时应严格掌握剂量和用法，即使外用亦不宜过量和持续使用。②一些有剧毒的重金属类药物如砒石、轻粉等，不宜在头面部使用，以防损容。③制剂时应严格遵守炮制和制剂规范，以减轻其毒性，确保用药安全。

升药 Shengyao

【来源】 由水银、火硝、白矾各等份混合升华而成。红色者称“红升”，黄色者称“黄升”。各地均有生产，以河北、湖北、湖南、江苏等地产量较大。研细末用。

【性味归经】 辛，热。有大毒。归肺、脾经。

【功效】 拔毒，去腐。

【应用】

痈疽溃后，脓出不畅；或腐肉不去，新肉难生　本品有良好的拔毒化腐排脓作用，为外科要药。用治上述病证，常配煅石膏研末外用。因病情不同，两药配伍比例亦不同。治溃疡后期，脓毒较轻、疮口不敛者，煅石膏与升药之比为9∶1，称九一丹，以拔毒生肌；治溃疡中期，脓毒较盛者，煅石膏与升药之比为1∶1，称五五丹，其拔毒排脓力较强；治痈疽初溃，脓毒盛、腐肉不去者，煅石膏与升药之比为1∶9，称九转丹，其拔毒化腐排脓力最强。选用以上治疗方法，用时可将药物撒于患处，也可将药物黏附于纸捻上，插入脓腔中。

此外，本品随证配伍，还可用于湿疹、黄水疮、顽癣、阴蚀、粉刺等。

【用法用量】 外用适量。本品只供外用，不可内服。不用纯品，多配伍煅石膏外用。用时研极细粉末，干掺或调敷，或以药捻沾药粉使用。

【使用注意】 本品有大毒，外用亦不宜大量持久使用。近口、眼、乳头、脐中等部位不宜用。疮面过大时亦不宜用。外疡腐肉已去或脓水已尽者不宜用。肝肾功能不全者、孕妇禁用。

砒石 Pishi

【来源】 为天然的砷华矿石，或由毒砂（硫砷铁矿，FeAsS）、雄黄加工制造而成，主含三氧化二砷（As_2O_3）。又名信石、人言。主产于江西、湖南、广东等省。砒石升华的精制品即砒霜。研细水飞用或绿豆水煮后用。

【性味归经】 辛、大热。有大毒。归肺、肝经。

【功效】 外用：攻毒杀虫，蚀疮去腐；内服：劫痰平喘，截疟。

【应用】

1. 瘰疬、疥癣、牙疳、痔疮、溃疡腐肉不脱　本品外用具攻毒杀虫、蚀疮去腐之功，用治上述病证。因其具有较强的腐蚀性，故多配其他药物以轻其剂缓其毒。

2. 寒痰哮喘　本品大辛大热，内服有劫痰平喘之效。用治寒痰哮喘久治不愈，可配伍淡豆豉为丸内服，如紫金丹。

3. 疟疾　古方用本品治疗疟疾寒热，单用为丸服，或置膏药中心贴大椎穴，现已少用。

【用法用量】 外用适量，研末调涂，或干掺，或制膏外贴。内服每次0.002~0.004g，每日1~2次，多入丸、散或装胶囊内服，服后漱口。

【使用注意】 本品剧毒，内服应掌握好用法用量，不可久服，不可制成酒剂。体虚及孕妇禁用。畏水银。

轻粉 Qingfen

【来源】 为水银、白矾（或胆矾）、食盐等用升华法制成的氯化亚汞（Hg_2Cl_2）结晶性粉末。主产于湖北、河北、湖南、云南等地。避光保存，研细末用。

【性味归经】 辛，寒。有毒。归大肠、小肠经。

【功效】 外用：攻毒杀虫敛疮；内服：逐水通便。

【应用】

1. 疮疡溃烂、疥疮、顽癣、臁疮、梅毒、疮疡、湿疹　本品辛寒燥烈，有较强的攻毒杀虫止痒及生肌敛疮作用，多外用。治疗梅毒，单用研末干掺或调涂；治黄水疮痒痛，可配黄柏、蛤粉、煅石膏共为细末，凉水或麻油调涂，如蛤粉散；治臁疮不合，配黄连末，猪胆汁调涂；治疥癣，可用10%的轻粉软膏外涂，或配硫黄等研粉调涂。

2. 水肿臌胀、二便不利 本品内服能利水消肿，通利二便。治水肿便秘实证，常配大黄、甘遂等，如舟车丸。

【用法用量】 入丸散剂，每次0.1~0.2g；外用适量，研末调涂，或制膏药外贴。

【使用注意】 本品有毒，不可过量。内服慎用，服后要及时漱口，以免口腔糜烂。孕妇忌服。

铅丹 Qiandan

【来源】 为纯铅经加工制造而成的四氧化三铅（Pb_3O_4）。主产于河南、广东、福建、湖南、云南等地。生用或炒用。

【性味归经】 辛，微寒。有毒。归心、肝经。

【功效】 拔毒生肌，杀虫止痒。

【应用】

疮疡溃烂、湿疹、疥癣、顽癣、狐臭等 本品辛寒，具拔毒、化腐生肌、收湿、杀虫止痒之功，可治疗多种疮疡、顽癣、湿疹等。治疗疮疡初起红肿或脓成未溃，常配伍黄明胶；治痈疽疮疡不敛，常配伍煅石膏、轻粉、冰片研末外敷；治疗疥癣瘙痒，常配伍硫黄、雄黄、轻粉等；治疗皮肤湿疹，常配伍枯矾、苦参等。

【用法用量】 外用适量，研末调敷、撒或熬膏贴敷。内服入丸、散剂，每次0.3~0.6g。

【使用注意】 本品有毒，不可过量或持续服用，慎防铅中毒。孕妇忌用。

炉甘石 Luganshi

【来源】 为碳酸盐类矿物方解石族菱锌矿，主含碳酸锌（$ZnCO_3$）。主产于广西、四川、云南等地。采后除去杂石，洗净，晒干。打碎，先煅再水飞。

【性味归经】 甘，平。归肝、脾经。

【功效】 收湿止痒敛疮，解毒明目退翳。

【应用】

1. 溃疡不敛、湿疹湿疮 本品有生肌敛疮、收湿止痒、解毒等功效。治疗湿疹湿疮，常配伍煅石膏、龙骨、青黛等，或配伍枯矾；治疗疮疡不敛，单用或入复方，如八宝生肌丸，或配伍龙骨，研极细粉末外敷。

2. 目赤翳障、眼睑溃烂 本品甘平无毒，可解毒、明目退翳、收湿止痒，为眼科常用药。若目赤翳障，可配伍玄明粉等份研末，化水点眼；若眼睑溃烂，可配伍硼砂、玄明粉等研细末点眼。

【用法用量】 外用适量。水飞点眼、吹喉。研末外撒或调敷。

【使用注意】 宜炮制后用，专作外用，不作内服。

硼砂 Pengsha

【来源】为天然硼酸盐类硼砂族矿物硼砂经提炼精制而成的结晶体。主产于青海、西藏、陕西等地。生用或煅用。

【性味归经】甘、咸，凉。归肺、胃经。

【功效】外用：清热解毒；内服：清肺化痰。

【应用】

1. 咽喉肿痛，口舌生疮，目赤翳障　本品能清热解毒、消肿防腐，为喉科及眼科常用药。治咽喉肿痛、口舌生疮，可配伍朱砂、冰片、玄明粉研末吹敷患处，如冰硼散；治目赤翳障，可配伍炉甘石、玄明粉等制成滴眼剂点眼，如白龙丹。

2. 痰热咳嗽　本品味咸性寒凉，内服可清肺化痰。治痰热壅滞之痰黄黏稠、咳吐不爽，可配伍黄芩、浙贝母、瓜蒌等。

【用法用量】外用适量，研极细末干撒或调敷患处；或化水漱口。内服每次 1.5～3g，入丸散剂。

【使用注意】本品以外用为主，内服宜慎。化痰可生用，外敷宜煅用。

拔毒生肌药小结见表 26。

表 26　拔毒生肌药功用归纳

药名	功效	应用	特点
升药	拔毒，去腐	痈疽溃后，脓出不畅；或腐肉不去，新肉难生	专供拔毒化腐排脓，为外科要药，有“仙丹”之称
砒石	外用：攻毒杀虫，蚀疮去腐；内服：劫痰平喘，截疟	瘰疬、疥癣、牙疳、痔疮、溃疡腐肉不脱；寒痰哮喘；疟疾	长于蚀疮去腐
轻粉	外用：攻毒杀虫敛疮；内服：逐水通便	疮疡溃烂、疥疮、顽癣、臁疮、梅毒、疮疡、湿疹；水肿臌胀、二便不利	长于治疥癣、梅毒、疮疡溃烂
铅丹	拔毒生肌，杀虫止痒	疮疡溃烂、湿疹、疥癣、顽癣、狐臭等	治多种疮疡、顽癣、湿疹
炉甘石	收湿止痒敛疮，解毒明目退翳	溃疡不敛、湿疹湿疮；目赤翳障、眼睑溃烂	为眼科外用要药
硼砂	外用：清热解毒；内服：清肺化痰	咽喉肿痛，口舌生疮，目赤翳障；痰热咳嗽	解毒力强，为喉科要药

目标检测

扫码“练一练”

一、最佳选择题

1. 含汞而功专拔毒化腐的药物是（　　）

A. 铅丹　　B. 朱砂　　C. 白矾

D. 硼砂　　E. 升药

2. 内服能通利二便的药物是（　　）

A. 升药　　B. 轻粉　　C. 铅丹

D. 硼砂　　E. 硫黄

3. 内服能散寒截疟、祛痰平喘的药物是（　　）

A. 砒石　　B. 硫黄　　C. 铅丹

D. 硼砂　　E. 以上皆非

4. 既治目赤翳障，又治皮肤湿疹的药物是（　　）

A. 硼砂　　B. 雄黄　　C. 硫黄

D. 朱砂　　E. 炉甘石

5. 内服清热化痰，外用清热解毒的药物是（　　）

A. 轻粉　　B. 硼砂　　C. 朱砂

D. 白矾　　E. 芒硝

二、配伍选择题

A. 0.1~0.2g　　B. 0.3~0.6g　　C. 1.5~3g

D. 0.002~0.004g　　E. 0.05~0.1g

6. 砒石的成人每次用量是（　　）

7. 硼砂的成人每次用量是（　　）

8. 铅丹的成人每次用量是（　　）

9. 轻粉的成人每次用量是（　　）

（宋亚芳）

下篇

实　训

实训一　中药汤剂的制备

【实训目的】

1. 通过中药汤剂制备，学会中药常规煎煮方法及常见特殊煎煮方法的操作。
2. 通过汤剂制备，熟悉煎煮流程及注意事项。
3. 通过汤剂制备，熟悉火候、用水量及煎煮时间的控制。

【实训材料】

1. 设备及用具　煤气灶、煤气炉、砂锅（或者用不锈钢锅）、瓷碗、纱布袋、大纱布（40cm×40cm）、量杯（500ml）。

2. 药材及用量　大黄附子细辛汤：大黄（9g，后下）、制附子（12g，先煎）、细辛（3g，后下）。

黄连阿胶汤：黄连（12g）、黄芩（6g）、白芍（6g）、鸡子黄（2 枚，冲服）、阿胶（9g，烊化）。

车前饮：炒车前子（12g，包煎）、生地（15g）、黄芩（6g）、甘草（3g）。

四逆加人参汤：制附子（12g，先煎）、干姜（9g）、人参（6g，另煎）、炙甘草（6g）。

【实训内容】

1. 中药的浸泡。
2. 汤剂制备的用水、火候、时间掌控、绞渣取汁等。
3. 中药特殊煎法的操作。

【实训步骤】

一、大黄附子细辛汤的制备

1. 药材浸泡　将附子放入砂锅（不锈钢锅）内，加入冷水 500ml，浸泡 30 分钟。大黄、细辛另置瓷碗中，加冷水浸泡 30 分钟后取出。

2. 煎煮　将盛有附子的砂锅（不锈钢锅）放置煤气灶上，大火煎煮至沸腾，转小火继续煎煮 1 个小时。将大黄、细辛置入药汤，开盖煎煮，大火煮沸后，小火维持 10 分钟。

3. 压榨取汁　将药汁用纱布压榨过滤至瓷碗。

4. 二煎　将药渣重置锅内，加冷水 200ml，大火煮沸后转小火维持 10 分钟。压榨取药液。

5. 药液混合　将两次煎煮药液混合，为 100~200ml，平均分成两份。若药汁明显偏多，可置锅内小火浓缩至合适量。

二、黄连阿胶汤的制备

1. 药材浸泡 将黄连、黄芩、白芍放入砂锅（不锈钢锅）内，加入冷水 400ml 浸泡 30 分钟。

2. 煎煮 将砂锅（不锈钢锅）放置煤气灶上，大火煎煮至沸腾，转小火继续煎煮 20 分钟。

3. 压榨取汁 将药汁用纱布压榨过滤至瓷碗。

4. 二煎 在锅内加水 200ml，重复 2、3 步骤。倒掉药渣。

5. 药液混合 将两次药汁混合倒入锅中，小火浓缩至 200ml。

6. 烊化 将阿胶置于瓷碗，用热水适量或加热烊化。

7. 冲服 取两枚鸡蛋，去蛋清后置于瓷碗，将混合后的药汁冲入搅拌。将所得药汁均分三份。

三、车前饮的制备

1. 备药 将车前子用纱布袋装好并收紧袋口。

2. 药材浸泡 将车前子放入砂锅（不锈钢锅）内，加入冷水 450ml，浸泡 30 分钟，加入生地、黄芩、甘草继续浸泡 30 分钟。

3. 煎煮 将砂锅（不锈钢锅）放置煤气灶上，大火煎煮至沸腾，转小火继续煎煮 20 分钟。

4. 压榨取汁 将药汁用纱布压榨过滤至瓷碗。

5. 二煎 在锅内加水 200ml，重复 2、3 步骤。倒掉药渣。

6. 药液混合 将两次煎煮药液混合，为 100～200ml，平均分成两份。若药汁量明显偏多，可置锅内小火浓缩至合适量。

四、四逆加人参汤的制备

1. 浸泡 将附子放入砂锅（不锈钢锅）内，加入冷水 500ml，浸泡 30 分钟。人参另取瓷碗浸泡 30 分钟。

2. 煎煮 将盛有附子的砂锅（不锈钢锅）放置煤气灶上，大火煎煮至沸腾，转小火继续煎煮 1 个小时。将干姜、甘草置入药汤，煎煮 20 分钟。

3. 压榨取汁 将药汁用纱布压榨过滤至瓷碗。

4. 二煎 在锅内加水适量，重复 2、3 步骤。倒掉药渣。

5. 另煎 将人参置锅内，小火煮沸后继续煎煮 30 分钟，纱布滤过取汁。

6. 混合药汁 将所有药汁混合后小火浓缩至 200ml。将所得药汁均分三份。

【实训提示】

1. 中药饮片一般不宜清洗。

2. 用水量多少需综合考虑药物饮片质地、量及煎煮时间。一般药材量大、易吸水、煎煮时间长的水量宜多，反之则少，以每次煎完后能取药汁 50～100ml 为佳。应一次性加足量，煎煮过程中不宜加水。若因水量过少在煎煮过程中出现药物烧焦，则应丢弃药渣，重新备药煎煮。

3. 煎煮火候的控制应根据药物质地及功效灵活变通，一般矿物、贝壳类等有效成分不宜煎出者及补益类药物宜文火久煎；芳香类及有效成分煎煮易破坏、挥发药物宜武火急煎；其他类药物多先武火煎沸后转文火维持相应时间。

4. 煎煮过程中应盖紧锅盖，以防药物有效成分挥发（部分挥发油含有毒成分者除外）。

5. 煎煮示例中所列时间、用水量为参考，操作时可根据实际情况微调。

6. 煎药前应细阅处方说明，谨遵医嘱。

【实训结果】

1. 通过中药汤剂制备，熟悉中药煎煮流程及注意事项，学会中药常规及特殊煎煮法。

2. 完成实训报告（表）。

表　中药汤剂制备实训报告

方　剂	需特殊煎煮药材	特殊煎煮法	总用水量	浓缩前药汁量
大黄附子细辛汤				
黄连阿胶汤				
车前饮				
四逆加人参汤				

【总结思考】

1. 中药煎煮器具有何要求？除本次所用器具外，尚有哪些可以选用？

2. 中药特殊煎法有哪些？分别适用于哪些情况？

3. 传统煎药方法有哪些优缺点？有何改进建议？

（蔡秋梅）

实训二　常用中药识别一

【实训目的】

1. 掌握常用中药饮片的基本形状特征。熟悉常用中药饮片的药用部位，以及其中相似饮片的鉴别方法。

2. 能熟练识别常用的中药饮片。

3. 能胜任常用中药饮片调剂的复核质检工作，保证调配的药剂符合医师处方要求和药品质量要求。

【实训材料】

1. 设备及用具　实验台、放大镜、密封袋、标签、笔、纸、烧杯、水、热水瓶、打火机、玻璃棒、锡纸等。教学挂图、教学视频。

2. 药材及用量　常见中药饮片，每种饮片至少 10g。

【实训内容】

常用中药饮片主要性状特征。

一、常用解表药的主要性状特征

1. 麻黄（为麻黄科草麻黄、木贼麻黄和中麻黄的干燥草质茎）

草麻黄：呈细长圆柱形，少分枝，直径 1~2mm，节上有膜质鳞叶，裂片 2（稀 3），锐三角形，先端灰白色，反曲。

中麻黄：小枝多分枝，膜质鳞叶长 2~3mm，裂片 3（稀 2），先端锐尖。

木贼麻黄：小枝较多分枝，膜质鳞叶裂片 2（稀 3），上部呈短三角形，先端多不反曲。

2. 桂枝（为樟科植物肉桂的干燥嫩枝）

本品呈长圆柱形，多分枝，长 30~75cm，粗端直径 0.3~1cm。表面红棕色至棕色，有纵棱线、细皱纹及小疙瘩状的叶痕、枝痕、芽痕，皮孔点状。质硬而脆，易折断。

饮片呈类圆形或椭圆形，切面皮部红棕色，木部黄白色或浅黄棕色，髓部类圆形或略呈方形，有特异香气，味甜，微辛。

3. 紫苏（为唇形科紫苏属植物紫苏的带叶嫩枝）

叶片多皱缩卷曲，常破碎，完整的叶片呈卵圆形，顶端急尖，基部阔楔形，边缘有撕裂状锯齿，两面紫色至紫蓝色或上面紫绿色，疏被灰白色毛，下面可见多数凹陷的腺点。质脆易碎。气辛香，味微辛。

4. 羌活（为伞形科植物羌活或宽叶羌活的干燥根茎及根）

羌活：根茎入药，按药材形态分为“蚕羌”“竹节羌”。蚕羌环节紧密似蚕，断面可见黄色分泌腔，习称“朱砂点”，气香，味微苦而辛；竹节羌环节疏生呈竹节状。

宽叶羌活：按药材形态分为“条羌”和“大头羌”。条羌系根，类圆锥形，无环节，有纵皱纹及皮孔，近根茎处有较密的环纹；大头羌为根茎，呈不规则结节状，顶端具数个茎基。

饮片呈类圆形或不规则形横切片，表皮棕褐色至黑褐色，切面外侧棕褐色，木部黄白色，有的可见放射状纹理。体轻，质脆。气香，味微苦而辛。

5. 白芷（为伞形科植物白芷、杭白芷的根）

白芷：根圆锥形，表面皮孔样横向突起散生，习称“疙瘩丁”。断面皮部散有多数棕色油点（分泌腔），形成层环圆形，本质部约占断面的1/3。气香浓烈，味辛，微苦。

杭白芷：横向皮孔样突起多四纵行排列，形成层环略呈方形，木质部约占断面的1/2。

饮片呈类圆形厚片。外表皮灰棕色或黄棕色，切面白色或灰白色，具粉性，形成层环棕色，近方形或近圆形，皮部散有多数棕色油点。气芳香，味辛、微苦。

6. 薄荷（为唇形科植物薄荷干燥地上部分）

饮片呈不规则的段。茎方柱形，表面紫棕色或淡绿色，具四棱。切面白色，中空，叶对生，多破碎，上表面深绿色，下表面灰绿色，有凹点状腺鳞。轮伞花序腋生，花萼钟状，先端5齿裂。揉搓后有特殊的清凉香气，味辛、凉。

7. 蝉蜕（为蝉科昆虫黑蚱羽化后的蜕壳）

略呈椭圆形而弯曲，长约3.5cm，宽约2cm。表面黄棕色，半透明，有光泽。头部有丝状触角1对，多已断落，复眼突出。额部先端突出，口吻发达，上唇宽短，下唇伸长成管状。胸部背面呈十字形裂开，裂口向内卷曲，脊背两旁具小翅2对；腹面有足3对，被黄棕色细毛。腹部钝圆，共9节。体轻，中空，易碎。无臭，味淡。

8. 葛根（为豆科植物野葛的根）

野葛根：常为斜切或纵切的块片或小方块，类白色，切面粗糙。体轻，质韧，纤维性较强。气微，味微甜。

粉葛根：多为类白色小方块，体较重，质硬，富粉性。

二、常用清热药的主要性状特征

1. 石膏（为硫酸盐类矿物硬石膏族石膏）

为纤维状的结晶集合体，呈长块、板块或不规则块状，全体白色，灰白色或浅黄色，条痕白色。体重，质软，易纵向断裂，纵断面具纤维状纹理，显绢丝光泽。无臭，味淡。

2. 知母（为百合科植物知母的干燥根茎）

毛知母，呈长条状，顶端有残留的浅黄棕色的叶痕及茎痕，习称“金包头”，具紧密排列的环节，无臭，味微甘、略苦，嚼之带黏性。

饮片呈不规则类圆形的厚片。外表皮黄棕色或棕色，可见少量残存的叶基或根痕。切面黄白色至黄棕色。气微，味微甘、略苦，嚼之带黏性。

3. 天花粉（为葫芦科植物栝楼或双边栝楼的干燥根）

呈不规则圆柱形，表面黄白色，质坚实，断面白色，富粉性，横切面可见黄色小孔，纵切面可见黄色筋脉纹。无臭，味微苦。

饮片呈类圆形、半圆形或不规则形的厚片。切面类白色或黄白色，可见黄色木质部小孔，略呈放射状排列。气微，味微苦。

4. 栀子（为茜草科植物栀子的果实）

呈长卵形或椭圆形，表面深红色或红黄色，具有6条翅状纵棱，顶端残留萼片，内表面呈鲜黄色，有光泽，内有多数种子，黏结成团，密具细小疣状突起。浸入水中可使水染成鲜黄色，气微，味微酸而苦。

5. 夏枯草（为唇形科植物夏枯草的干燥果穗）

果穗呈圆柱形，略扁，浅棕至棕红色，由数轮至十数轮宿萼与苞片组成，每轮有对生苞片2片，呈扇形，先端尖尾状，脉纹明显，外表面有白毛。每一苞片内有花3朵，花冠多已脱落，宿萼二唇形，内有小坚果4枚，卵圆形，棕色，尖端有白色突起。体轻质脆，微有清香气，味淡。

6. 黄芩（为唇形科植物黄芩的干燥根）

呈圆锥形，表面棕黄色或深黄色，有扭曲的纵皱或不规则的网纹，断面黄色，中间红棕色，老根中间呈暗棕色或棕黑色，枯朽状。气弱，味苦。

饮片呈类圆形或不规则形薄片，外表皮黄棕色或棕褐色，切面黄棕色或黄绿色，有放射状纹理。

7. 黄连（为毛茛科植物黄连、三角叶黄连、云南黄连的干燥根茎，药材分别习称“味连”“雅连”“云连”）

味连：多分枝，聚成簇，形如鸡爪，有不规则结节状隆起，部分节间平滑，习称“过桥”。皮部暗棕色或橙红色，木部金黄色，中央髓部红棕色。气微，味极苦。

雅连：多为单枝，略呈圆柱形，微弯曲。“过桥”较长，顶端常有残茎。

云连：多为单枝，较细小，常弯曲呈钩状。

饮片呈不规则薄片状。外表皮灰黄或灰褐色，粗糙，有细小须根。切面或碎断面鲜黄或红黄色，具放射状纹理。气微，味极苦。

8. 黄柏（为芸香科植物黄皮树或黄檗的干燥树皮。前者习称“川黄柏”，后者习称“关黄柏”）

川黄柏：呈板片状或浅槽状，厚3~7mm。外表面黄棕色或黄褐色，皮孔横生，断面深黄色，裂片状分层，纤维性，气微，味苦，黏液性，可使唾液染色成黄色。

饮片呈丝条状，外表面黄褐或黄棕色，内表面暗黄或淡棕色，具纵纹。切面纤维性，呈裂片状分层，深黄色。味极苦。

关黄柏：厚2~4mm，外表面绿黄色或淡黄色，皮残留，栓皮厚，有弹性，内表面黄色或黄棕色。体轻，质较硬，断面纤维性，有的呈片状分层。

饮片呈丝状，外表面较平坦，切面鲜黄或黄绿色。

9. 金银花（为忍冬科植物忍冬、红腺忍冬、山银花或毛花柱忍冬的干燥花蕾或带初开的花）

花蕾呈细长鼓槌状，稍弯曲，长2~3cm，上粗下细，上部直径约3cm，下部直径约1.5cm，外表黄白或浅绿色，储久色深，密生短柔毛及腺毛。花冠筒状，上部稍开裂。偶有开放的花，花冠呈二唇型，有清香气，味微苦。

10. 连翘（为木犀科植物连翘的干燥果实，果实初熟尚带绿色时采收称为“青翘”，果实熟透颜色发黄时采收称为“老翘”）

呈长卵形或卵圆形，表面有不规则的纵皱纹和多数凸起的小斑点。顶端锐尖。

青翘：多不开裂，表面绿褐色，斑点较少。种子多数，黄绿色，一侧有翅。

老翘：多裂成两瓣，表面黄棕或红棕色，斑点较多。种子棕色，多脱落。

11. 生地黄（为玄参科植物地黄的块根）

多呈不规则的团块或长圆形，中间膨大，两端稍细。表面灰黑色或灰棕色，极皱缩，体重，质较软，断面灰黑色、有光泽，具黏性。无臭，味微甜。

饮片呈类圆形或不规则的厚片，切面棕黑或乌黑色，有光泽，具黏性。气微，味微甜。

12. 玄参（为玄参科植物玄参的干燥根）

呈圆锥形，有的微弯似羊角状，表面灰黄或灰褐色，有不规则纵沟及横长皮孔，断面乌黑色，微有光泽。具焦糖气，味甘、微苦。以水浸泡，水呈墨黑色。

饮片呈类圆形或椭圆形薄片，切面黑色，微有光泽，有的具裂隙。气特异似焦糖，味甘、微苦。

三、常用泻下药的主要性状特征

1. 大黄（为蓼科植物掌叶大黄、唐古特大黄、药用大黄的干燥根及根茎）

类圆柱形、圆锥形或不规则块状，黄棕色至红棕色，可见类白色网状纹理。质坚实，断面淡红棕色或黄棕色，显颗粒性。横切面根茎髓部较大，有星点（异常维管束）；根木部发达，具放射状纹理，无星点。气清香，味苦微涩，嚼之黏牙，有沙粒感，唾液染成黄色。

2. 芒硝（硫酸盐类矿物芒硝族芒硝经加工精制而成的结晶体。本品风化后的粉末为“玄明粉”）

呈棱柱状，长方形，无色透明，条痕白色，具玻璃样光泽，质脆易碎，无臭，味苦、咸。

玄明粉：白色粉末，无光泽，不透明。气微，味咸。有吸潮性。

3. 番泻叶（为豆科植物狭叶番泻及尖叶番泻的干燥小叶）

狭叶番泻叶：小叶片多完整平坦，卵状披针形至线状披针形。基部略不对称，有叶脉及叶片压迭线纹（加压打包所成）。叶片革质。气微弱而特异，味微苦而稍有黏性。

尖叶番泻叶：呈广披针形或长卵形，无叶脉压迭线纹，质地较薄脆，微呈革质状。

4. 商陆（为商陆科植物商陆及垂序商陆的干燥根）

为纵切或横切的块片。横切片为不规则圆形，形成多个凹凸不平的同心性环纹，俗称“罗盘纹”；纵切片为不规则长方形，木质部呈多数隆起的纵纹。气微，味甘淡，久嚼麻舌。

四、常用祛风湿药的主要性状特征

1. 木瓜（为蔷薇科植物贴梗海棠的干燥近成熟果实）

为纵剖对半的长圆形，表面有多数不规则的深皱纹，剖面周边均向内卷曲，外表紫红色或棕红色，种子红棕色，长三角形，气微清香，味酸微涩。

饮片呈类月牙形薄片，外表紫红或棕红色，有不规则深皱纹。切面棕红色。气微清香，味酸。

2. 蕲蛇（为蝰科动物五步蛇的干燥体）

常盘成圆盘形，头在中央呈扁三角形，吻端向上突出，习称“翘鼻头”，背部两侧各有17~25个V形斑，形成灰白色菱方形斑纹，习称“方胜纹”，腹部灰白色，鳞片较大，有黑色类圆形的斑点，习称“连珠斑”，尾部骤细，末端有长三角形鳞片1枚，习称“佛指甲”。

3. 防己（为防己科植物粉防己的根）

不规则圆柱形，屈曲不直。表面淡灰黄色，弯曲处有深陷的横沟。质坚实而重，断面平坦，灰白色，木部占大部分，有稀疏的放射状纹理，显车轮纹状。气微，味苦。

饮片为类圆形或半圆形厚片。切面灰白色，粉性，有稀疏的放射状纹理。气微，味苦。

4. 秦艽（为龙胆科植物秦艽、麻花秦艽、粗茎秦艽或小秦艽的干燥根）

饮片呈类圆形厚片。外表皮黄棕色、灰黄色或棕褐色，粗糙，有扭曲纵纹或网状孔纹。切面皮部黄色或棕黄色，木部黄色，有的中心呈枯朽状。气特异，味苦微涩。

5. 狗脊（为蚌壳蕨科植物金毛狗脊的根茎）

呈不规则长块状，表面密被金黄色茸毛。质坚硬，不易折断。

饮片呈不规则长条形或圆形，切面浅棕色，近边缘处有1条棕黄色隆起的木质部环纹或条纹。边缘偶有金黄色绒毛残留。

五、常用化湿药的主要性状特征

1. 广藿香（为唇形科植物广藿香的干燥地上部分）

嫩茎略呈方柱形，表面灰褐色或略带红棕色，密被柔毛，切面有白色髓。叶片呈卵形，多破碎或皱缩成团，两面均被灰白色柔毛。气香特异，味微苦。

2. 苍术（为菊科植物茅苍术或北苍术的干燥根茎）

茅苍术：不规则连珠状或结节状圆柱形，表面灰棕色。质坚实，断面黄白色，散有多数橙黄色或棕红色油点，习称“朱砂点”，暴露稍久，常可析出白毛状结晶，习称“起霜”。香气特异，味微甘、辛、苦。

北苍术：疙瘩块状或结节状圆柱形，表面棕黑色，断面散有黄棕色油点，无白毛状结晶析出。香气较淡，味辛、苦。

饮片为类圆形或不规则条形厚片。切面黄白色或灰白色，散有多数橙黄色或棕红色油室，有的可析出白色细针状结晶。香气特异，味微甘、辛、苦。

3. 厚朴（为木兰科植物厚朴或凹叶厚朴的干燥干皮、枝皮和根皮）

干皮：呈卷状或双卷筒状，习称“筒朴”；近根部的干皮一端展开如喇叭口，习称“靴筒朴”。外表面灰棕色或灰褐色，表面粗糙，内表面紫棕色或深紫褐色，划之显油痕。断面外部灰棕色，颗粒性，内部紫褐色或棕色，可见多数发亮的细小结晶（厚朴酚结晶）。气香、味苦带辛辣感。

枝皮：（枝朴）皮薄，呈单筒状。

根皮：呈单筒状或不规则块片，有的弯曲似“鸡肠”，习称“鸡肠朴”。

饮片呈弯曲的丝条状或单、双卷筒状。内表面紫棕色或深紫褐色，划之显油痕。切面颗粒性，有的可见小亮星。气香，味辛辣、微苦。

4. 砂仁（为姜科植物阳春砂、绿壳砂或海南砂的干燥成熟果实）

阳春砂、绿壳砂：呈卵圆形或椭圆形，具不明显的三钝棱，外表棕色至深棕色或棕褐色，有密生短钝软刺，种子团具白色隔膜将其分成3瓣，每瓣有种子6~26粒，种子呈不规则多面体。气芳香浓烈，味辛凉，微苦。

海南砂：呈长椭圆形或卵圆形，有明显的三棱，表面被片状，分枝状软刺，种子团较小，每瓣有种子 3~24 粒，气味稍淡。

5. 豆蔻（为姜科植物白豆蔻或爪哇白豆蔻的干燥成熟果实）

果实类球形或椭圆形，具较明显的 3 钝棱及 3 浅沟；表面黄白色或浅黄棕色，有 3 条较深的纵向槽纹。果皮体轻，质脆，易纵向裂开，内分 3 室，每室有种子约 10 粒。种子呈不规则多面体，背面稍隆起，常被有残留的假种皮。气芳香，味辛凉略似樟脑。

六、常用利水渗湿药的主要性状特征

1. 茯苓（为多孔菌科植物茯苓的干燥菌核）

茯苓呈类球形、椭圆形或不规则的块状，外皮薄而粗糙，棕褐色至黑褐色。体重，质坚实，无臭，味淡，嚼之黏牙。茯苓皮：形状大小不一，外面棕褐色至黑褐色，内面白色或淡棕色，体软质松，略具弹性。茯苓块：为去皮后切制的茯苓，呈块片状，大小不一。白色、淡红色或淡棕色。

2. 薏苡仁（为禾本科植物薏苡的干燥成熟种仁）

呈宽卵形或长椭圆形，表面乳白色，光滑，偶有残存的黄褐色种皮。一端钝圆，另端较宽而微凹，有 1 淡棕色点状种脐。背面圆凸，腹面有 1 条较宽而深的纵沟。质坚实，断面白色，粉性。气微，味微甜。

3. 猪苓（为多孔菌科植物猪苓的干燥菌核）

呈条形、类圆形或不规则扁块状，表面皱缩或有瘤状突起，灰黑色，体轻浮于水面。断面类白色或黄白色，略呈颗粒状。气微，味淡。

4. 车前子（为车前科植物车前或平车前的干燥成熟种子）

种子呈椭圆形或不规则长圆形细粒，一面略凸起，一面稍平。表面棕褐色或黑紫色。扩大镜下观察，可见细密网纹，在稍凸的中部可见白色的小点（俗称开眼）。质坚硬，气微，味淡，嚼之带黏液性。

5. 滑石（为硅酸盐类矿物滑石族滑石）

呈扁平形，斜方形或不规则块状，白色、黄白色或淡蓝灰色，有蜡样光泽，条痕白色。质软而细腻，用指甲可以刮下白粉，触之有滑润感，无吸湿性，无臭，无味。

6. 川木通（为毛茛科植物小木通或绣球藤的干燥藤茎）

呈长圆柱形，略扭曲。表面黄棕色或黄褐色，有纵向凹沟及棱线，残余皮部易撕裂，节膨大。质坚硬，不易折断。

饮片呈类圆形厚片，切面边缘不整齐，有黄白色放射状纹理及裂隙，其间密布细孔状导管，髓部较小，类白色或黄棕色。气微，味淡。

7. 海金沙（为海金沙科植物小叶海金沙的干燥成熟孢子）

呈黄棕色或淡棕色颗粒状粉末，质轻，捻之有光滑感，撒在水中则浮于水面，加热始逐渐下沉，置火中易燃烧，发生爆鸣声且有闪光。

七、常用温里药的主要性状特征

1. 附子（为毛茛科植物乌头侧根的加工品）

盐附子：圆锥形，灰黑色，有盐霜。顶端宽大，中央有凹陷的芽痕，周围有瘤状突起的支根或支根痕，横切面有多角形环纹（形成层）。气微，味咸而麻舌。

黑顺片：为不规则的纵切片，表面黑褐色。

白附片：为不规则的纵切片，无外皮，全体黄白色，半透明状。

2. 肉桂（为樟科植物肉桂的干燥树皮）

呈槽状或卷筒状，外表面灰棕色，稍粗糙，有时可见灰白色的地衣斑；内表面红棕色，用指甲刻划可见油痕。断面不平坦，外侧呈棕色而较粗糙，内侧红棕色而油润，中间有一条黄棕色的线纹（石细胞环带）。有浓烈的特殊香气，味微甜，辛辣。

3. 丁香（为桃金娘科植物丁香的干燥花蕾）

花蕾略呈研棒状，红棕色或暗棕色，表面有颗粒状突起，用指甲刻划时有油渗出。入水则萼管垂直下沉。萼先端四裂，裂片三角形，肥厚；花瓣四片。味辛辣，微有麻舌感。

【实训步骤】

1. 课件预习常见中药饮片的主要性状特点。
2. 教师讲解示范。
3. 学生分组讨论，辨认药材标本。
4. 总结性状鉴别要点，并描述出饮片的断面特征。
5. 课后书写实验报告。

【实训提示】

1. 根据识别饮片的药用部位将饮片进行简单分类。
2. 用人的感官，采用看、尝、嗅、听、手摸及水试和火试等方法，主要观察内容包括药材形状、大小、表面或切面颜色、特征、质地、折断现象、气味等，主要工具有放大镜等。

【实训结果】

1. 用简洁的语言总结饮片的基本特征。如大黄：锦纹（类白色网纹）、星点，嚼之黏牙、沙粒感、唾液黄染；商陆：罗盘纹等。
2. 尝试描画出药材的横断面。

【总结思考】

1. 如何快速识别中药饮片？
2. 哪些饮片需要水试或火试的方法进行辨识？

实训三　常用中药识别二

【实训目的】

1. 掌握常用中药饮片的基本形状特征。熟悉常用中药饮片的药用部位，以及相似饮片的鉴别方法。

2. 能熟练识别常用的中药饮片。

3. 能胜任常用中药饮片调剂的复核质检工作，保证调配的药剂符合医师处方要求和药品质量要求。

【实训材料】

1. 设备及用具　实验台、放大镜、密封袋、标签、笔、纸、烧杯、水、热水瓶、打火机、玻璃棒、锡纸等。教学挂图、教学视频。

2. 药材及用量　常见中药饮片，每种饮片至少10g。

【实训内容】

常用中药饮片主要性状特征。

一、常用理气药的主要性状特征

1. 陈皮（为芸香科植物橘及其栽培变种的干燥成熟果皮。果皮以陈者良，故名。药材分为“陈皮”和“广陈皮”）

陈皮：常剥成数瓣，基部相连，有的呈不规则的片状。外表面橙红色或红棕色，有细皱纹及凹下的点状油室；内表面浅黄白色，粗糙，附黄白色或黄棕色筋络状维管束。质稍硬而脆。气香，味辛、苦。

广陈皮：常3瓣相连，形状整齐，厚度均匀，约1mm。点状油室较大，对光照视，透明清晰。质较柔软。

饮片呈不规则条状或丝状，外表面橙红或红棕色，有凹点状油室。内表面黄白色，偶有黄白或黄棕色筋络状维管束。气香，味辛、苦。

2. 木香（为菊科植物木香的干燥根）

木香：呈圆柱形、枯骨形，表面黄棕色，可见不规则菱形网纹，质坚实，体重，断面可见散在褐色油点，气强烈芳香，味苦辛。

饮片呈类圆形或不规则形厚片，切面黄棕至棕褐色，中部有明显的“菊花心”，形成环棕色，褐色油点散在。气香特异，味微苦。

川木香（为菊科植物川木香或灰毛川木香的干燥根）：圆柱形或有纵槽的半圆柱形，黄褐色，可见丝瓜络状细筋脉；根头偶有黑色发黏的胶状物，断面油点稀疏；气微香，味苦，嚼之黏牙。

3. 沉香（为瑞香科乔木植物沉香或白木香含树脂的木材，在受到自然界的伤害，如雷击、风折、虫蛀等或受到人为破坏以后，在自我修复的过程中分泌出的树脂受到真菌的感染，所凝结成的分泌物）

国产沉香（白木香）：呈不规则块片状或盔帽状，有加工的刀痕，可见黑褐色或棕黑色的树脂斑块，质疏松或较坚实，大多不沉于水，燃烧时发浓烟及强烈香气，并有黑色油状物渗出。

进口沉香：呈圆柱状或不规则棒状，表面有刀劈痕。密布断续棕黑色的细纵纹，能沉水或半沉水，气味较浓，燃之发浓烟，香气强烈。

4. 川楝子（为楝科植物川楝的干燥成熟果实）

果实类球形，直径2~3cm。表面金黄色至棕黄色，微有光泽，具深棕色小点。顶端有花柱残基，基部凹陷有果梗痕。外果皮革质，与果肉间常成空隙，果肉松软，淡黄色，遇水润湿显黏性。果核球形或卵圆形，质坚硬，两端平截，有6~8条纵棱，内分6~8室，每室含黑棕色长圆形的种子1粒。气特异，味酸、苦。

二、常用消食药的主要性状特征

1. 山楂（为蔷薇科植物山里红或山楂的干燥成熟果实）

为圆形或类圆形厚片，常皱缩不平，外皮红色，有灰白色小斑点。切面深黄至浅棕色。果核常脱落而中空。味酸。

2. 鸡内金（为雉科动物家鸡的干燥砂囊内壁）

呈不规则卷状或碎片状，表面呈黄色或黄褐色，薄而半透明，具明显的条状皱纹。质脆，易碎，断面角质样，有光泽。气微腥，味微苦。

三、常用驱虫药的主要性状特征

1. 槟榔（为棕榈科植物槟榔的干燥成熟种子）

近圆锥形或扁圆球形，基底中央有一凹窝（珠孔），近珠孔之侧，有一新月形或三角形疤痕（种脐），断面呈棕白相间的大理石样花纹，气微，味涩，微苦。

饮片呈类圆形薄片。切面可见棕色种皮与白色胚乳相间的大理石样纹理。气微，味涩、微苦。

2. 使君子（为使君子科植物使君子的干燥成熟果实）

呈椭圆形或卵圆形，具5条纵棱。表面黑褐色至紫黑色，平滑，微具光泽。顶端狭尖，基部钝圆。质坚硬，横切面多呈五角星形，棱角处壳较厚，中间呈类圆形空腔。种子长椭圆形或纺锤形，表面棕褐色或黑褐色，有多数纵皱纹；种皮薄，易剥离；子叶2片，黄白色，有油性，断面有裂隙。气微香，味微甜。

四、常用止血药的主要性状特征

1. 槐花（为豆科植物槐的干燥花蕾及花）

呈卵形或椭圆形，似米粒，疏生白色短柔毛。槐花花萼钟状，花瓣5，黄绿色。

2. 三七（为五加科植物三七的干燥根及根茎）

略呈纺锤形，顶端有茎痕，周围有瘤状突起。质坚实，击碎后皮部与木部常分离，横切面灰绿、黄绿或灰白色，皮部有棕色树脂道斑点。气微，味苦而后微甜。

3. 蒲黄（为香蒲科植物水烛香蒲、东方香蒲或同属植物的干燥花粉）

为鲜黄色细粉，体轻，易飞扬，手捻之有润油感，易附着手指上。入水不沉，无臭味淡。

4. 白及（为兰科植物白及的干燥块茎）

呈不规则扁圆形，有指状分枝。质坚硬，不易折断，断面类白色，角质样。无臭，味苦，嚼之有黏性。

饮片为不规则薄片，切面类白色，角质样，半透明，散生维管束小点。质脆。气微，味苦，嚼之有黏性。

五、常用活血化瘀药的主要性状特征

1. 川芎（为伞形科植物川芎的干燥根茎）

为不规则结节状拳形团块，表面有多数隆起的轮节，顶端有类圆形凹陷的茎痕，质坚实，断面可见波状环纹，散有黄棕色小油点（油室）。有特异浓郁的香气，味苦、辛，稍有麻舌感，后微甜。

饮片为不规则厚片，切面黄白或灰黄色，具明显的波状环纹或多角形纹理，散生黄棕色油室。质坚实，气浓香，味苦、辛，微甜。

2. 延胡索（为罂粟科植物延胡索的干燥块茎）

呈不规则扁球形，表面灰黄或黄棕色，顶端略凹陷，有茎痕，质坚硬，断面黄色，角质，气微，味苦。

3. 乳香（为橄榄科植物乳香树及同属植物的树皮渗出的树脂）

呈滴乳状、类圆形颗粒状或不规则块状，表面黄白色，半透明，附黄白色粉末，久存色变深。质脆，遇热软化。断面有玻璃样或蜡样光泽。气特异，味微苦。嚼之唾液成乳白色，加水研磨成白色乳状液。

4. 没药（为橄榄科植物地丁树或哈地丁树的干燥树脂）

不规则颗粒状，多结成团块状。表面黄棕至棕褐色，被黄色粉尘。质坚脆，较难破碎，断面不整齐。气特异，味苦。嚼之唾液成黄棕色，与水共研成黄棕色乳状液。

5. 五灵脂（为鼯鼠科动物复齿鼯鼠的干燥粪便）

长椭圆形颗粒，两端钝圆。表面粗糙，棕褐色或黑褐色，显麻点。体轻，质松，易折断。断面呈纤维性，黄色、黄绿色或黑棕色。气微弱，味苦咸。

6. 丹参（为唇形科植物丹参的干燥根及根茎）

根茎粗短，根数条，表面棕红色或暗棕红色，质硬而脆，断面疏松，皮部棕红色，木部灰黄色或紫褐色，可见黄白色点状导管束，气微，味微苦涩。

饮片呈类圆形或椭圆形厚片，切面有裂隙或致密，有的呈角质样，有黄白色放射状纹理。

7. 益母草（为唇形科植物益母草的干燥全草）

茎方柱形，四面凹下成纵沟，叶交互对生，完整者下部叶掌状 3 裂，上部叶羽状深裂或浅裂成 3 片，轮伞花序腋生，小花淡紫色，花萼筒状，宿存。气微，味微苦。

饮片为不规则的段。茎方形，四面凹下，灰绿或黄绿色。切面中部有白色髓。偶见轮伞花序，花萼筒状。

8. 红花（为菊科植物红花的干燥花）

花冠红黄色或红色，筒部细长，上部5裂，裂片狭线形；质柔软、微有香气，味微苦。花浸水中，水染成金黄色。

9. 桃仁（为蔷薇叶植物桃或山桃的干燥成熟种子）

扁长卵形，边缘薄，气微，味微苦。

10. 牛膝（为苋科植物牛膝的干燥根）

细长圆柱形，灰黄色或淡棕色。质硬脆，受潮变柔韧，易折断，断面角质样，可见黄白色小点（异常维管束）断续排列成数轮同心环。气微，味微甜涩。

川牛膝：为苋科植物川牛膝的干燥根。

近圆柱形，表面黄棕或灰褐色，具纵皱。质韧，不易折断。断面异型维管束小点排列成3~8环。气微，味微甜。

11. 鸡血藤（为豆科植物密花豆的干燥藤茎）

血藤片为椭圆形、长矩圆形或不规则的斜切片。切面木部红棕色或棕色，导管孔多数，不规则排列，皮部有树脂状分泌物，呈红棕色至黑棕色，并与木部相间排列成3~10个偏心性半圆形或圆形环。髓小，偏于一侧。气微，味涩。

12. 王不留行（为石竹科植物麦蓝菜的干燥成熟种子）

呈球形，直径约2mm。表面黑色，少数红棕色，略有光泽，有细密颗粒状突起，另有一浅色圆点状种脐及一浅沟。质坚硬，断面灰白色，角质样。无臭，味微涩苦。

13. 土鳖虫（为鳖蠊科昆虫地鳖或冀地鳖的雌虫干燥体）

地鳖：呈扁平卵形，背部紫褐色，有光泽，无翅，背部有胸背板3节，腹背板9节，呈覆瓦状排列，胸部有足3对，具细毛和刺，气腥臭，味微咸。

冀地鳖：呈长椭圆形，背部黑棕色，边缘带有淡黄褐色斑块及黑色小点。

14. 骨碎补（为水龙骨科植物槲蕨的干燥根茎）

呈扁平长条形，多弯曲，表面密被柔软的深棕色至暗棕色小鳞片，体轻，质脆，易折断，断面红棕色，有黄白点状的维管束，无臭，味淡，微涩。

饮片为不规则厚片，切面红棕色，有黄白色点状维管束排列成环。

15. 自然铜（为硫化物类矿物黄铁矿族黄铁矿）

呈致密块状，晶形为立方体形，表面亮黄色，有金属光泽，具棕黑色或墨绿色细条纹，立方体相邻晶面上的条纹相互垂直，条痕绿黑色或棕红色，断面可见银白色亮星。无臭，无味。

16. 血竭（为棕榈科植物麒麟竭果实渗出的树脂经加工而成）

进口血竭通常分为加工血竭（如“手牌”“血花牌”“皇冠牌”）和原装血竭。

皇冠牌血竭：扁圆四方形，底部平圆，顶端有纵折纹，表面暗红，微有光泽，体坚质脆。

原装血竭：不规则块状，表面砖红，断面有光泽，口嚼不溶，味淡。

山铁血竭：呈不规则块状，精制品呈片状，表面紫色，具光泽，质硬易碎，嚼之黏牙。

国产血竭：呈类圆四方形或方砖形，表面暗红色，有光泽，常附有红色粉末。质硬而脆，断面红色。在水中不溶，加热软化。

17. 莪术（为姜科植物姜黄的干燥根茎）

圆形姜黄：为主根茎，呈卵圆形或纺锤形，深黄色，称为“蝉肚姜黄”。质坚重，击破面深棕黄色至金黄色，角质，具蜡样光泽，有点状维管束。香气特异，味辛，苦。

长形姜黄：为侧生根茎，表面有明显的环节。

饮片为不规则或类圆形厚片，切面黄棕至金黄色，角质样，内皮层环明显，维管束呈点状散在。香气特异，味辛、苦。

18. 三棱（为黑三棱科植物黑三棱的干燥块茎）

呈圆锥形，表面黄白色或灰黄色，有刀削痕，小点状须根痕略呈横向环状排列。体重、无臭、味淡、嚼之有麻辣感。

19. 水蛭（为水蛭科动物蚂蟥、水蛭或柳叶蚂蟥的干燥全体）

蚂蟥：为扁平纺锤形，全体由许多环节构成，前吸盘不显著，后吸盘较大。断面胶质样，有光泽。气微腥。

水蛭：呈扁长圆柱形，黑棕色，折断面不平坦，无光泽。

柳叶蚂蟥：因加工时拉长，呈长条形。

20. 穿山甲（为鲮鲤科动物穿山甲的干燥鳞片）

呈扇面形、三角形、菱形或盾形的扁平状或半折合状，中间较厚，边缘较薄，大小不一。背面黑褐色或黄褐色，有光泽，腹面色较浅，中部有一条明显突起的弓形横向棱线，其下方有数条与棱线相平行的细纹。角质微透明，坚韧而有弹性，不易折断。气微腥，味微咸。

六、常用化痰止咳平喘药的主要性状特征

1. 半夏（为天南星科植物半夏的干燥块茎）

生半夏：呈类球形，有的稍扁斜。表面类白色，顶端有凹陷的茎痕，周围密布麻点状根痕；下面钝圆。质坚实，断面洁白，富粉性。气微，味辛辣，麻舌而刺喉。

法半夏：表面淡黄白色，质较松脆或硬脆，断面黄色或淡黄色。

姜半夏：呈片状、不规则颗粒状或类球形，表面棕色至棕褐色。质硬脆，断面淡黄棕色，有角质样光泽。

清半夏：呈椭圆形、类圆形或不规则片状，切面灰色至灰白色。质脆，易折断，断面角质状。

2. 桔梗（为桔梗科植物桔梗的干燥根）

圆柱或长纺锤形，顶端有较短的根茎（芦头），其上有数个半月形的茎痕，表面白色或淡黄白色，折断面较平坦，皮部类白色，形成层环明显，木质部淡黄色，俗称“金井玉栏”。气微，味微甜后稍苦。

饮片呈椭圆形或不规则厚片。切面皮部类白色，较窄；形成层环明显；木部较宽，有多数裂隙。

3. 川贝母（为百合科植物川贝母、暗紫贝母、甘肃贝母、梭砂贝母的干燥鳞茎，按性状不同分别称为“松贝”“青贝”“炉贝”）

松贝：呈类圆锥形或近球形，表面类白色。外层鳞叶 2 瓣，大小悬殊，大瓣紧抱小瓣，未抱部分呈新月形，习称“怀中抱月”，顶部闭合，底部微凹入。质硬而脆，断面白色，富粉性。气微，味微苦。

青贝：扁球形，外层两瓣鳞叶形态大小相近，相对抱合，顶端多开口。

炉贝：长圆锥形，表面黄白色，有黄棕色斑块，习称“虎皮斑”，外面两枚鳞叶大小相近，顶端开裂而略尖。

4. 浙贝母（为百合科植物浙贝母的干燥鳞茎）

大贝：为鳞茎外层单瓣肥厚的鳞叶，一面凹入，一面凸出，呈新月状，表面类白色至淡黄色，被白色粉末。质硬而脆，断面白色至黄白色，富粉性。气微，味微苦。

珠贝：为完整的鳞茎，全体呈扁球形，外层鳞叶 2 枚，较大而肥厚，略呈肾形，互相对合，气微，味苦。

浙贝片：为大贝之切片。呈椭圆形或类圆形，切面平坦，粉白色。

5. 苦杏仁（为蔷薇科植物山杏、西伯利亚杏、东北杏或杏的干燥成熟种子）

本品呈扁心形。表面黄棕色至深棕色，一端尖，另端钝圆，肥厚，左右不对称。尖端一侧有短线形种脐，圆端合点处向上具多数深棕色的脉纹。种皮薄，子叶 2，乳白色，富油性。无臭，味苦。

6. 枇杷叶（为蔷薇科植物枇杷的干燥叶片）

呈长椭圆形或倒卵形，边缘有疏锯齿。上表面灰绿、黄棕至红棕色，下表面密被黄色绒毛。革质而脆、无臭、味微苦。

饮片呈丝条状，表面灰绿色或黄棕至红棕色，较光滑。下表面可见绒毛，主脉突出。革质而脆。

7. 桑白皮（为桑科植物桑除去栓皮的根皮）

呈扭曲的卷筒状，外表面白色或淡黄白色，偶有残留的橙黄色或棕红色鳞片状栓皮；质韧，纤维性强，易纵向撕裂，撕裂时有白色粉尘飞扬。气微，味微甘。

8. 葶苈子（为十字花科植物独行菜或播娘蒿的种子。前者称“北葶苈子”，后者称“南葶苈子”）

北葶苈子：种子扁卵形。一端钝圆、另端尖而微凹，种脐位于凹入端。味微辛辣，黏性较强。

南葶苈子：呈长圆形略扁，表面棕色或红棕色，微有光泽，具纵沟 2 条，其中 1 条较明显。一端钝圆、另端微凹或平截，种脐类白色，位于凹入端或平截处。气微，味微辛、苦，略带黏性。

七、常用安神药的主要性状特征

1. 朱砂［为硫化物类矿物辰砂族辰砂，主含硫化汞（HgS）］

呈颗粒状或块片状，鲜红色或暗红色，条痕红色至褐红色，具光泽，体重质脆，片状者易碎，粉末有闪烁的光泽。气微，味淡。

呈颗粒状，触之不染手者，习称“朱宝砂”；呈不规则板片状、斜方形或长条形，光亮如镜面而微透明者，习称“镜面砂”；块状较大，颜色发暗或呈灰褐色，质重而坚，不易碎者，习称“豆瓣砂”。

2. 龙骨（为古代多种大型哺乳动物的骨骼化石）

呈不规则块状，表面白色、灰白色或浅棕色，多较光滑，有的具纵纹裂隙或棕色条纹和斑点。质硬、不易破碎、断面不平坦，色白或色黄。无臭无味，舔之有黏舌感。

3. 磁石［为氧化物类矿物尖晶石族磁铁矿，主含四氧化三铁（Fe_3O_4）］

呈不规则块状或略带方形，灰黑色或棕褐色，条痕黑色，具金属光泽。体重质硬，断面不整齐。具磁性。有土腥气，味淡。

4. 远志（为远志科植物远志和卵叶远志的干燥根或根皮）

呈圆柱形或卷筒状，略弯曲，表面灰黄色至灰棕色，有密而深陷的横皱纹、细皱纹及细小疙瘩状支根痕。质硬而脆，断面皮部棕黄色，木部黄白色，皮部易与木部剥离。气微、味苦、微辛、嚼之有刺喉感。

八、常用平肝息风药的主要性状特征

1. 石决明［为鲍科动物杂色鲍（九孔鲍）、皱纹盘鲍、羊鲍、澳洲鲍、耳鲍或白鲍的贝壳］

杂色鲍：呈长卵圆形，内面观略呈耳形，表面暗红色，有多数螺肋，螺旋部小，体螺部大，末端6~9个开孔，内面光滑，具珍珠样彩色光泽，壳较厚。

皱纹盘鲍：呈长椭圆形，表面灰棕色，有多数粗糙而不规则的皱纹，常有苔藓类或石灰虫等附着物，末端4~5个开孔，孔口突出壳面，壳较薄。

羊鲍：近圆形，壳顶位于近中部而高于壳面，螺旋部与体螺部各占1/2，从螺旋部边缘有2行整齐的突起。末端4~5个开孔，呈管状。

澳洲鲍：呈扁平卵圆形，长13~17cm，表面砖红色，末端7~9个开孔。

耳鲍：狭长，略扭曲，呈耳状，表面光滑，末端5~7个开孔，孔口与壳面平，壳薄，质较脆。

白鲍：呈卵圆形，表面砖红色，光滑，末端9个开孔。

饮片为不规则碎块，灰白色，有珍珠样彩色光泽。质坚硬。气微，味微咸。

2. 牡蛎（为牡蛎科动物长牡蛎、大连湾牡蛎或近江牡蛎的贝壳）

长牡蛎：呈长片状，背腹缘几平行。右壳较小，淡紫色、灰白色或黄褐色，内面瓷白色，左壳凹下很深，较右壳粗大。

大连湾牡蛎：呈类三角形，背腹缘呈八字形。

近江牡蛎：呈圆形、卵圆形或三角形等。

3. 赭石（为氧化物类矿物刚玉族赤铁矿）

呈不规则的扁平块状，暗红色，一面多有圆形的乳头状突起，习称“钉头”。另一面具相对应的同样大小的凹窝。砸碎后断面显层叠状，气微，味淡。

4. 羚羊角（为牛科动物赛加羚羊的角）

呈长圆锥形，顶端部分光滑，对光透视内有细孔道直通角尖，习称“通天眼”，除顶端光滑部分外，有10~20个隆起的环脊，其间距约2cm，用手握之，四指正好嵌入凹处。内有坚硬质重的角柱，习称骨塞，长约占全角的1/2或1/3。骨塞表面有突起的纵棱与外面角鞘内的凹沟紧密嵌合。

5. 牛黄（为牛科动物牛干燥的胆结石。习称“天然牛黄”）

蛋黄（为胆囊内结石）：多呈卵形、不规则球形、四方形或三角形，表面黄红色或棕黄色，细腻而稍有光泽，外部挂有一层黑色光亮的薄膜，习称“乌金衣”，断面金黄色，可见细密的同心层纹，气清香，味先苦而后微甜，入口有清凉感。加清水调和，涂于指甲上，能将指甲染成黄色，经久不褪，并有透心凉爽感，习称“挂甲”“透甲”。

管黄（为胆管结石）：呈管状或为破碎的小片，表面不平或有横曲纹，红棕色或棕褐色。断面有较少的层纹，有的中空。

6. 钩藤（为茜草科植物钩藤、大叶钩藤、毛钩藤、华钩藤、无柄果钩藤的带钩茎枝）

为带单钩或双钩的茎枝小段，表面光滑无毛，红棕色至紫红色。断面髓部黄白色，疏松似海绵或萎缩成空洞。无臭，味淡。

7. 天麻（为兰科植物天麻的干燥块茎）

呈长椭圆形，一端有红棕色干枯芽苞，习称“鹦哥嘴”或“红小辫”，或为残留茎基；另一端有自母麻脱落后的圆脐形疤痕。具环节，有点状突起（潜伏芽）排列而成的多轮横环纹。质坚实，半透明，断面较平坦，角质样。气特异，味甘、微辛。

以质地坚实沉重、有鹦哥嘴、断面明亮、无空心者为“冬麻”，质佳；质地轻泡、有残留茎基、断面色晦暗、空心者为“春麻”，质次。

8. 地龙（为钜蚓科动物参环毛蚓、通俗环毛蚓、威廉环毛蚓或栉盲环毛蚓的干燥体。前一种习称“广地龙”，后三种习称“沪地龙”）

广地龙，呈长条状薄片，弯曲，全体具环节，背部棕褐色至紫灰色，腹部浅黄棕色，第14~16环节为生殖带，习称白颈，气腥，味微咸。

沪地龙：全体具环节，背部褐色至黄褐色。

9. 全蝎（为钳蝎科动物东亚钳蝎的干燥体）

头胸部与前腹部呈扁平长椭圆形，后腹部呈尾状，背面绿褐色，后腹部棕黄色，6节，节上均有纵沟，末节有锐钩状毒刺，气微腥，味咸。

10. 蜈蚣（为蜈蚣科动物少棘巨蜈蚣的干燥体）

呈扁平长条形，全体共22个环节，头部暗红色或红褐色。自第二节起，每节有步足1对，弯作钩形，最末一对步足尾状，故又称尾足，气微腥，并有特殊刺鼻的臭气，味辛而微咸。

九、常用开窍药的主要性状特征

1. 麝香（为鹿科动物林麝、马麝或原麝的成熟雄体香囊中的干燥分泌物）

毛壳麝香：为扁圆形囊状体，外面皮革质，密生短毛，从两侧围绕中心排列，中间有一囊孔。另面为棕褐色皮膜，略有弹性。内含颗粒状或粉末状麝香仁及脱落的内层皮膜（习称“银皮”）。

麝香仁：呈不规则颗粒状或粉末状，颗粒状者习称“当门子”，颗粒色紫黑、粉末色棕褐，质柔润。气香浓烈特异；火烧微爆鸣、油点似珠、浓香四溢、灰烬白色。

2. 冰片（为龙脑香科植物龙脑香树脂的加工品，或为樟脑、松节油等用化学方法合成的加工制成品）

无色透明或白色半透明的片状结晶，点燃发生浓烟并有带光的火焰，气清香、味辛、凉。

十、常用补益药的主要性状特征

1. 人参（为五加科植物人参的干燥根及根茎）

生晒参：主根呈圆柱形或纺锤形。表面灰黄色，上部或全体有疏浅断续的粗横纹及明显的纵皱纹，顶端根茎（习称“芦头”），具不定根（习称“艼”）和稀疏的凹窝状茎痕（习称“芦碗”）。断面淡黄白色，形成层环处棕黄色，皮部有黄棕色点状树脂道散布。气微香而特异，味微苦、甘。

2. 西洋参（为五加科植物西洋参的干燥根）

根呈圆柱形或长纺锤形，表面有密集的环纹，断面淡黄白色，近形成层处色较深，有多数红棕色点状树脂道，气微香，味微苦后甜。

饮片呈圆形薄片。切面淡黄白色，形成层环色较深，皮部有黄棕色点状树脂道，木部略呈放射状纹理。

3. 党参（为桔梗科植物党参、素花党参或川党参干燥根）

党参：长圆柱形，根头部有多数疣状突起的茎痕及芽，习称“狮子头”。根头下有致密的环状横纹，向下渐稀疏，有的达全长的一半，有特殊香气，味微甜。

素花党参：根头下致密的环状横纹常达全长的一半以上。

川党参：长可达45cm，大条者亦有“狮子盘头”，小者根头部较小，称“泥鳅头”。

饮片呈类圆形厚片，切面皮部淡黄色至淡棕色，木部淡黄色，有裂隙或放射状纹理。有特殊香气，味微甜。

4. 黄芪（为豆科植物蒙古黄芪及膜荚黄芪的干燥根）

圆柱形，表面淡黄棕色或淡棕褐色，有纵皱纹；质硬而韧，断面纤维性，并显粉性。气微，味微甜。

饮片呈类圆形厚片。切面皮部黄白色，木部淡黄色，有纹理及裂隙。气微，味微甜，嚼之有豆腥气。

5. 白术（为菊科植物白术的干燥根茎）

呈肥厚拳状团块，表面灰黄色，有不规则的瘤状突起，顶端有下陷圆盘状茎基和芽痕。质坚硬，烘术断面淡黄白色，角质，中央有裂隙，生晒术断面外圈皮部黄白色，中间木部淡黄色或淡棕色，略有棕黄色油点，气清香，味甜微辛，嚼之略带黏性。

饮片呈不规则厚片。切面黄白至淡棕色，有黄棕色点状油室。烘干者切面角质样，色较深或有裂隙。

6. 山药（为薯蓣科植物薯蓣的干燥根茎）

毛山药：略呈圆柱形，味淡，微酸，嚼之发黏。

光山药：呈圆柱形，两端齐平，粗细均匀，挺直。全体洁白，光滑，粉性足。

饮片呈类圆形或椭圆形厚片，全体类白色。质脆，易折断，断面白色，富粉性。

7. 甘草（为豆科植物甘草、胀果甘草或光果甘草的干燥根及根茎）

根呈圆柱形，外皮松紧不等，红棕色、暗棕色或灰褐色。断面纤维性，具明显的形成层环纹及放射性纹理。气微，味甜而特殊。

饮片呈类圆形厚片。外皮红棕色，切面黄白或淡黄棕色，有放射状纹理及裂隙。

8. 杜仲（为杜仲科植物杜仲的干燥树皮）

外表面淡灰棕色或灰褐色，并有斜方形皮孔，有时可见灰色的衣斑；内表面红紫色或紫褐色，光滑。质脆，易折断。断面有细密银白色富弹性的胶丝相连，一般可拉至1cm以上才断丝。气微、味稍苦，嚼之有胶状感。

饮片呈方形块片状或丝状。折断面有细密银白色富弹性的胶丝相连。

9. 当归（为伞形科植物当归的干燥根）

根略呈圆柱形，黄棕色至深褐色，主根粗短，下部有支根 3～5 条或更多。质韧，断面皮部厚，有棕色油点，形成层呈黄棕色环状。有浓郁香气，味甘、辛、微苦。

饮片为类圆形或不规则薄片。切面黄白或淡黄棕色，有多数棕色油点。

10. 何首乌（为蓼科植物何首乌的干燥块根）

团块状或不规则纺锤形，红棕色或红褐色，皮孔横长。质坚实而重，不易折断，切断面皮部散列云锦状花纹。

饮片为不规则厚片或块状。切面浅黄棕色或浅红棕色，皮部可见云锦状花纹，中央木部较大。

11. 白芍（为毛茛科植物芍药的根）

圆柱形，表面浅红棕色或类白色，光滑。质坚实，断面角质样。气微，味微苦而酸。

饮片为类圆形薄片。切面类白色或微带棕红色，角质状，形成层环明显，具稍隆起的放射纹。

12. 麦冬（为百合科植物麦冬的干燥块根）

呈纺锤形，表面黄白色或淡黄棕色，半透明，断面角质样或显颗粒状。气微，味甘有黏性。

【实训步骤】

1. 课件预习常见中药饮片的主要性状特点。
2. 教师讲解示范。
3. 学生分组讨论，辨认药材标本。
4. 总结性状鉴别要点，并描述出饮片的断面特征。
5. 课后书写实验报告。

【实训提示】

1. 根据识别饮片的药用部位将饮片进行简单分类。

2. 用人的感官，采用看、尝、嗅、听、手摸及水试和火试等方法，主要内容包括药材形状、大小、表面或切面颜色、特征、质地、折断现象、气味等，主要工具有放大镜等。

【实训结果】

1. 用简洁的语言总结饮片的基本特征。如桔梗：金井玉栏；天麻：鹦哥嘴等。
2. 尝试描画出药材的横断面。

【总结思考】

1. 如何快速识别中药饮片？
2. 哪些饮片嚼之黏牙？哪些饮片断面有特殊的纹理？

（卢健敏）

目标检测参考答案

上篇　总　论

第一章　中药的起源和中药学的发展概况

一、最佳选择题：1. C　2. D　3. B　4. E　5. C　6. D　7. E

二、多项选择题：8. ABCD

第二章　中药的产地和采集

一、最佳选择题：1. C　2. E

二、配伍选择题：3. A　4. D　5. A　6. C

第三章　中药的炮制

一、最佳选择题：1. E　2. A　3. C　4. E

二、配伍选择题：5. A　6. C

三、多项选择题：7. ABDE

第四章　中药的性能

一、最佳选择题：1. B　2. D　3. D

二、配伍选择题：4. C　5. D

三、多项选择题：6. BC　7. ABCD　8. ABCDE

第五章　中药的应用

一、最佳选择题：1. A　2. C　3. A　4. D　5. D

二、配伍选择题：6. E　7. C　8. B　9. E

三、多项选择题：10. ABCD

中篇　各　论

第六章　解表药

一、最佳选择题：1. D　2. E　3. A　4. B　5. D

二、配伍选择题：6. D　7. C　8. A

三、多项选择题：9. ABCE　10. BD

第七章　清热药

一、最佳选择题：1. A　2. B　3. D　4. B　5. D

二、配伍选择题：6. C　7. B　8. D

三、多项选择题：9. ABDE　10. ABCDE

第八章　泻下药

一、最佳选择题：1. B　2. C　3. A　4. D　5. A

二、配伍选择题：6. E　7. C　 8. A

三、多项选择题：9. AC　10. BCDE

第九章　祛风湿药

一、最佳选择题：1. A　2. C　3. B　 4. A　5. E　6. E　7. E

二、配伍选择题：8. B　9. C

三、多项选择题：10. ABCD　11. BCE　12. BCD　13. ACE

第十章　化湿药

一、最佳选择题：1. B　2. A　3. C　 4. A　5. C

二、配伍选择题：6. C　7. B　8. A　9. D

三、多项选择题：10. ABCD　11. BCD　12. CDE

第十一章　利水渗湿药

一、最佳选择题：1. A　2. A　3. C　4. A

二、配伍选择题：5. B　6. D　7. E　8. A

三、多项选择题：9. BD　10. ACE

第十二章　温里药

一、最佳选择题：1. C　2. B　3. B

二、配伍选择题：4. A　5. C　6. E　7. C　8. E　9. A

三、多项选择题：10. ACDE

第十三章　理气药

一、最佳选择题：1. A　2. C　3. A　4. C　5. E

二、配伍选择题：6. B　7. A　8. D

三、多项选择题：9. ABDE　10. ABCE

第十四章　消食药

一、最佳选择题：1. A　2. C　3. D

二、配伍选择题：4. A　5. C　6. D

第十五章　驱虫药

一、最佳选择题：1. C　2. B

二、配伍选择题：3. E　4. B

三、多项选择题：5. AB

第十六章　止血药

一、最佳选择题：1. C　2. B　3. D　4. E　5. D　6. A　7. C

二、配伍选择题：8. A　9. B　10. C

第十七章　活血化瘀药

一、最佳选择题：1. B　2. A　3. A　4. B　 5. B

二、配伍选择题：6. C　7. E　8. A

三、多项选择题：9. BCE　10. ACD

第十八章　化痰止咳平喘药

一、最佳选择题：1. A　2. B　3. A　4. C　5. E

二、配伍选择题：6. B　7. D　8. A

三、多项选择题：9. ABE　10. BCD

第十九章　安神药

一、最佳选择题：1. C　2. B　3. A　4. D　5. C

二、配伍选择题：6. A　7. C　8. E

三、多项选择题：9. BC　10. ABCD

第二十章　平肝息风药

一、最佳选择题：1. C　2. E　3. D　4. C　5. D

二、配伍选择题：6. A　7. E　8. D

三、多项选择题：9. ACDE　10. BDE

第二十一章　开窍药

一、最佳选择题：1. B　2. E

二、配伍选择题：3. A　4. D　5. A　6. C

三、多项选择题：7. ABCD　8. ACDE

第二十二章　补益药

一、最佳选择题：1. D　2. C

二、配伍选择题：3. D　4. E　5. B　6. C　7. A　8. E

三、多项选择题：9. ABCDE　10. ABCD

第二十三章　收涩药

一、最佳选择题：1. E　2. D　3. B　4. D　5. B　6. E　7. C　8. E　9. C　10. E

二、配伍选择题：11. A　12. B　13. C　14. E

三、多项选择题：15. ACD　16. ABCDE

四、判断题：17. F　18. T　19. F　20. F

第二十四章　涌吐药

一、最佳选择题：1. B　2. C　3. B

二、配伍选择题：4. C　5. D　6. B

三、多项选择题：7. ABCD

四、判断题：8. F　9. F　10. T

第二十五章　杀虫止痒药

最佳选择题：1. C　2. C　3. C　4. D　5. E

第二十六章　拔毒生肌药

一、最佳选择题：1. E　2. B　3. A　4. E　5. B

二、配伍选择题：6. D　7. C　8. B　9. A

参考文献

[1] 国家药典委员会．中华人民共和国药典 2015 年版一部［M］．北京：中国医药科技出版社，2015.

[2] 张廷模．临床中药学［M］．北京：中国中医药出版社，2004.

[3] 马维平．实用中药［M］．南京：江苏教育出版社，2012.

[4] 陈信云．中药学［M］．北京：中国医药科技出版社，2008.

[5] 李铁男．中药方剂学［M］．北京：人民卫生出版社，2005.

[6] 杨丽．中药学［M］．北京：人民卫生出版社，2005.

[7] 张廷模，肖丹．中药学专业知识（一）［M］．北京：中国医药科技出版社，2014.

[8] 王建，傅超美．中药学专业知识（一）［M］．北京：中国医药科技出版社，2013.

[9] 国家食品药品监督管理局．2014 年国家执业药师资格考试大纲［M］．北京：中国医药科技出版社，2014.

[10] 王满恩．中医药基础［M］．北京：化学工业出版社，2004.

[11] 雷载全．中药学［M］．上海：上海科学技术出版社，1995.

[12] 高学敏．中药学［M］．北京：中国中医药出版社，2002.

[13] 严振，谢光远．实用中药［M］．北京：人民卫生出版社，2009.

[14] 赵越．中药基础与应用［M］．北京：人民卫生出版社，2004.